复旦卓越·医学职业教育教材

卫生技术与护理专业系列创新教材

总主编 沈小平

新编精神科护理学

主 编 施忠英 陶凤瑛

编 者（以姓氏笔画为序）

任雪英 浙江省绍兴市第七人民医院
李小平 广州医科大学卫生职业技术学院
汪庆玲 上海医药高等专科学校
陈 光 上海思博职业技术学院
赵秀荷 上海市公共卫生学校
赵 缨 复旦大学护理学院
施忠英 上海交通大学医学院附属精神卫生中心
徐 云 上海交通大学护理学院
陶凤瑛 上海交通大学医学院附属精神卫生中心
盛梅青 上海交通大学医学院附属精神卫生中心
董 萍 上海交通大学医学院附属精神卫生中心
蒋 颖 上海健康职业技术学院

复旦大学出版社

高等职业技术教育创新教材系列丛书
编委会

名誉顾问：胡亚美　中国工程院院士、北京儿童医院名誉院长
主　　任：沈小平　上海市海外名师、美籍华裔医学专家、国家外国专家局科教文卫专家、上海思博职业技术学院卫生技术与护理学院院长、全国医学高职高专教育研究会护理教育分会常务理事、上海市护理学会理事

编　　委（以姓氏笔画为序）：

马志华	上海思博职业技术学院	周文琴	上海中医药大学附属龙华医院
王　娟	上海思博职业技术学院	张　敏	上海市第二人民医院
王　香	上海思博职业技术学院	张玉侠	复旦大学附属儿科医院
王美筠	上海市病案管理专业委员会	张惠铭	上海思博职业技术学院
叶　萌	上海思博职业技术学院	张雅丽	上海中医药大学附属曙光医院
石　琴	上海思博职业技术学院	张　洁	上海中医药大学附属中医医院
卢根娣	第二军医大学附属长征医院	施　雁	同济大学附属第十人民医院
刘远慧[加拿大]	上海思博职业技术学院	赵爱平	上海交通大学医学院附属仁济医院
刘慧珠	上海交通大学附属第一人民医院	郭荣珍	上海市第一人民医院分院
朱瑞雯	上海交通大学附属第六人民医院	龚　梅	上海交通大学附属儿童医院
许方蕾	同济大学附属同济医院	钱培芬	上海交通大学医学院附属瑞金医院
许燕玲	上海交通大学附属第六人民医院	徐建鸣	复旦大学附属中山医院
李　斌	上海思博职业技术学院	顾建芳	复旦大学附属华山医院南汇分院
李天雅	上海市静安区中心医院	唐庆蓉	上海思博职业技术学院
李国栋	上海思博职业技术学院	黄　平	上海中医药大学附属岳阳医院
孙克莎	上海市精神卫生中心分院	黄　群	上海交通大学附属中国福利会国际和平妇幼保健院
沈小平[美]	上海思博职业技术学院		
沈爱琴	复旦大学附属眼耳鼻喉科医院	曹新妹	上海市精神卫生中心
沈惠德	上海思博职业技术学院	蒋　红	复旦大学附属华山医院
陆箴琦	复旦大学附属肿瘤医院	程　云	复旦大学附属华东医院
陈淑英	上海思博职业技术学院	彭幼清	同济大学附属东方医院
陈光忠	上海思博职业技术学院	潘惟萍	同济大学附属第一妇婴保健院
陈海燕	上海交通大学医学院附属新华医院	戴琳峰	上海市闸北区中心医院
闵雅莲	上海市中西医结合医院	戴慰萍	复旦大学附属华东医院

总序

·新编精神科护理学·

本人在医学教育领域学习、工作了40年,其中在长春白求恩医科大学12年,上海交通大学附属第六人民医院3年,美国俄亥俄州立大学医学院15年,直至回国创办上海思博职业技术学院卫生技术与护理学院已10年有余。从国内的南方到北方,从东方的中国又到西方的美国,多年来在医学院校的学习工作经历使我深深感到,相关医学类如护理专业的教材编写工作是如此重要。为此,组织编写一批实用性、应用性较强的高等职业技术教育创新系列教材的想法逐渐产生,并开始尝试付诸行动。当本人主编的《多元文化与护理》和《护理信息学》两本书作为高等职业技术教育创新教材先后由人民卫生出版社正式出版发行后,又欣然接受邀请,主编复旦大学出版社护理专业系列创新教材。为使本教材更加与国内外护理的研究与实践接轨,我们邀请了许多活跃在著名院校护理教学第一线和教学医院临床第一线的专家教授共同合作,开始了系列教材的编写工作。

精神科护理学是建立在护理学基础上,研究对精神疾病患者实施科学护理的一门学科。本课程是护理专业课程设置中的一门专业课,是临床护理的主干课程之一,也是全国护士执业资格考试的一门必考课程。因此,编写一本与国际接轨的实用性较强的适合高职高专护理专业学生和现代化医院护士需求的精神科护理学教材,愈显其重要和迫切。

本书的编写得到了上海思博职业技术学院和兄弟院校广大教师,以及各教学实习医院有关专家学者的大力支持和帮助,特别是复旦大学出版社的鼓励和帮助,在此一并表示衷心的感谢!鉴于我院建院历史较短,师资队伍教学经验水平有限,加之本人才疏学浅,系列教材一定存在许多不足之处,恳请读者批评指正。

沈小平

2014年6月于上海

前 言

·新编精神科护理学·

随着我国社会和经济的飞速发展，社会竞争不断加剧，心理压力持续增加，精神疾病的发病率也逐年增长，精神卫生问题已成为我国重大的公共卫生问题和突出的社会问题。因此，如何满足人们不断增长的对精神卫生知识的需求，以及更好地为精神疾病患者提供高效优质的护理服务已成为当务之急。在此背景下，为护理专业的学生提供真正适合的精神科护理教材至关重要。

本书是卫生技术与护理专业系列创新教材之一。此次编写从我国护理教育和临床实际需求出发，在把国内已公认的有关精神科护理最基础和最核心的内容介绍给学生的同时，更注重实用性和操作性，进一步反映护理学专业特色和对人的整体护理观。本书主要适合作为高职高专院校护理类专业教材，也可作为护士辅导用书。

全书共分十五章，第一章绪论在简要介绍精神医学和精神科护理发展的同时，增加了护士伦理准则和新颁布的《精神卫生法》中与护理相关的内容；第二章精神疾病的基本知识介绍了精神疾病的病因学、诊断学和症状学；第三章精神科护理基本技能介绍精神科特色的基础护理、安全护理和约束护理等，主要包括精神科特色的基本护理和病房安全管理技能；第四章以整体护理形式编写了精神疾病患者常见危机状态的防范和处理；第五章至第十三章详细介绍临床各种常见的精神疾病，包括器质性精神障碍、精神活性物质所致精神障碍、精神分裂症、心境障碍、神经症性障碍、应激相关障碍、心理因素相关生理障碍、人格障碍、儿童及青少年精神障碍，对需重点掌握的各种疾病的临床表现都列举了典型案例，便于学生进一步加深理解和认识；第十四章介绍精神疾病的治疗与护理，扩展了改良电抽搐治疗过程的相关知识，使此治疗不再显得神秘莫测；第十五章简要介绍精神疾病的家庭和社区护理，使精神疾病的预防和护理有一个较为完整的延续过程。在本书结尾部分列出了每个章节的思考题，题型与护士注册和执业资格考试试题类似，并给出了答案以供参考。因此，本书不仅适合在校学生、临床护理工作者，也可作为护生岗前二证考试的辅导图书。

本书的编者们都是具有丰富教学及临床经验的护理专家，相信学习本书的读者会从中得到收获和启发。书中难免会有不妥或不足之处，恳请广大读者提出宝贵意见。

主 编
2014 年 12 月

目 录
·新编精神科护理学·

第一章 绪论 ··· 1
 第一节 精神医学相关概念及发展概况 ····························· 1
  一、精神医学相关概念 ··· 1
  二、精神医学发展概况 ··· 1
 第二节 精神科护理学发展概况 ······································· 3
 第三节 精神科护理工作任务和人员素质要求 ··················· 4
  一、精神科护理工作的任务 ······································ 4
  二、精神科护理人员的素质要求 ······························· 4
 第四节 精神科护理相关伦理和法律问题 ·························· 5
  一、护士伦理准则 ··· 5
  二、精神科护理相关法律问题 ··································· 6

第二章 精神疾病的基本知识 ·· 9
 第一节 精神疾病的病因与分类 ······································· 9
  一、精神疾病的病因 ·· 9
  二、精神疾病的分类 ·· 10
 第二节 精神疾病的症状学 ·· 11
  一、认知障碍 ·· 11
  二、情感障碍 ·· 20
  三、意志和行为障碍 ·· 21

第三章 精神科护理基本技能 ·· 24
 第一节 护患关系与护患沟通 ··· 24
  一、护患关系 ·· 24
  二、护患沟通 ·· 26
 第二节 精神科基础护理 ··· 28
  一、饮食护理 ·· 28
  二、排泄护理 ·· 29
  三、睡眠护理 ·· 29
  四、沐浴护理 ·· 30
 第三节 精神科一般护理 ··· 30

　　　　一、入院和出院护理 …………………………………… 30
　　　　二、环境及物品的安全管理 …………………………… 31
　　　　三、测量体温的安全护理 ……………………………… 31
　　　　四、药物治疗的安全护理 ……………………………… 32
　　　　五、探视护理 …………………………………………… 32
　　　　六、护送患者的护理 …………………………………… 33
　　　　七、精神科约束护理 …………………………………… 33
　　第四节　精神疾病的观察与记录 …………………………… 34
　　　　一、精神疾病的观察 …………………………………… 34
　　　　二、护理记录 …………………………………………… 36
　　第五节　精神科患者的管理 ………………………………… 38
　　　　一、开放管理 …………………………………………… 38
　　　　二、封闭管理 …………………………………………… 39
　　第六节　精神科分级护理 …………………………………… 39

第四章　精神病患者常见危机状态的防范与护理 …………… 41
　　第一节　暴力行为的防范与护理 …………………………… 41
　　　　一、护理评估 …………………………………………… 41
　　　　二、护理诊断 …………………………………………… 43
　　　　三、护理目标 …………………………………………… 43
　　　　四、护理措施 …………………………………………… 43
　　　　五、护理评价 …………………………………………… 44
　　第二节　自杀行为的防范与护理 …………………………… 44
　　　　一、护理评估 …………………………………………… 45
　　　　二、护理诊断 …………………………………………… 47
　　　　三、护理目标 …………………………………………… 47
　　　　四、护理措施 …………………………………………… 47
　　　　五、护理评价 …………………………………………… 48
　　第三节　出走行为的防范与护理 …………………………… 48
　　　　一、护理评估 …………………………………………… 48
　　　　二、护理诊断 …………………………………………… 49
　　　　三、护理目标 …………………………………………… 49
　　　　四、护理措施 …………………………………………… 49
　　　　五、护理评价 …………………………………………… 50
　　第四节　噎食及吞食异物的防范与护理 …………………… 50
　　　　一、噎食的防范与护理 ………………………………… 50
　　　　二、吞食异物的防范与护理 …………………………… 52

第五章　器质性精神障碍患者的护理 ········· 54
第一节　概述 ········· 54
第二节　常见综合征 ········· 54
一、谵妄 ········· 54
二、痴呆 ········· 56
三、遗忘综合征 ········· 58
第三节　脑器质性精神障碍患者的护理 ········· 59
一、阿尔茨海默病 ········· 59
二、血管性痴呆 ········· 61
三、颅内感染所致精神障碍——麻痹性痴呆 ········· 63
四、癫痫所致精神障碍 ········· 65
第四节　躯体疾病所致精神障碍患者的护理 ········· 66
一、病因与发病机制 ········· 67
二、共同临床特征 ········· 67
三、临床表现 ········· 67
四、治疗原则与预防 ········· 69
第五节　器质性精神障碍患者的护理 ········· 69
一、护理评估 ········· 69
二、护理诊断 ········· 70
三、护理目标 ········· 71
四、护理措施 ········· 71
五、护理评价 ········· 74

第六章　精神活性物质所致精神障碍患者的护理 ········· 75
第一节　概述 ········· 75
一、基本概念 ········· 75
二、精神活性物质的分类 ········· 76
第二节　病因与发病机制 ········· 76
一、生物学因素 ········· 76
二、心理因素 ········· 77
三、社会文化因素 ········· 77
四、药物本身因素 ········· 77
第三节　临床表现 ········· 77
一、酒精所致精神障碍 ········· 77
二、阿片类物质所致精神障碍 ········· 79
三、中枢神经系统兴奋剂所致精神障碍 ········· 80
四、镇静催眠、抗焦虑药所致精神障碍 ········· 81
五、烟草所致精神障碍 ········· 81
第四节　治疗与预防 ········· 82

　　　　　一、治疗 …………………………………………………… 82
　　　　　二、预防 …………………………………………………… 82
　　第五节　精神活性物质所致精神障碍患者的护理 …………………… 82
　　　　　一、护理评估 ……………………………………………… 82
　　　　　二、护理诊断 ……………………………………………… 83
　　　　　三、护理目标 ……………………………………………… 84
　　　　　四、护理措施 ……………………………………………… 84
　　　　　五、护理评价 ……………………………………………… 87

第七章　精神分裂症患者的护理 ……………………………………………… 88
　　第一节　概述 …………………………………………………………… 88
　　第二节　病因与发病机制 ……………………………………………… 88
　　　　　一、遗传因素 ……………………………………………… 89
　　　　　二、神经生化方面异常 …………………………………… 89
　　　　　三、神经影像学和脑结构异常 …………………………… 89
　　　　　四、子宫内感染与产伤 …………………………………… 90
　　　　　五、心理-社会因素 ……………………………………… 90
　　第三节　临床表现 ……………………………………………………… 90
　　　　　一、常见的精神症状 ……………………………………… 90
　　　　　二、常见的临床类型 ……………………………………… 93
　　第四节　诊断 …………………………………………………………… 96
　　第五节　治疗与预后 …………………………………………………… 97
　　　　　一、治疗 …………………………………………………… 97
　　　　　二、预后 …………………………………………………… 98
　　第六节　精神分裂症患者的护理 ……………………………………… 98
　　　　　一、护理评估 ……………………………………………… 98
　　　　　二、护理诊断 ……………………………………………… 99
　　　　　三、护理目标 ……………………………………………… 99
　　　　　四、护理措施 ……………………………………………… 99
　　　　　五、护理评价 ……………………………………………… 104

第八章　心境障碍患者的护理 ………………………………………………… 105
　　第一节　概述 …………………………………………………………… 105
　　第二节　病因与发病机制 ……………………………………………… 106
　　　　　一、遗传因素 ……………………………………………… 106
　　　　　二、神经生化因素 ………………………………………… 106
　　　　　三、神经内分泌因素 ……………………………………… 106
　　　　　四、脑电生理学 …………………………………………… 106
　　　　　五、脑神经影像学 ………………………………………… 106

    六、心理-社会因素 ………………………………………………… 107
  第三节 临床表现 …………………………………………………………… 107
    一、抑郁发作 ……………………………………………………… 107
    二、躁狂发作 ……………………………………………………… 108
    三、环性心境障碍 ………………………………………………… 109
    四、恶劣心境 ……………………………………………………… 110
  第四节 诊断 ………………………………………………………………… 110
    一、抑郁发作的诊断标准 ………………………………………… 110
    二、躁狂发作的诊断标准 ………………………………………… 111
    三、环性心境的诊断标准 ………………………………………… 111
    四、恶劣心境的诊断标准 ………………………………………… 111
  第五节 治疗与预防 ………………………………………………………… 112
    一、药物治疗 ……………………………………………………… 112
    二、改良电抽搐治疗 ……………………………………………… 113
    三、经颅磁刺激 …………………………………………………… 113
    四、心理治疗 ……………………………………………………… 113
    五、预防复发 ……………………………………………………… 113
  第六节 心境障碍患者的护理 ……………………………………………… 113
    一、护理评估 ……………………………………………………… 113
    二、护理诊断 ……………………………………………………… 114
    三、护理目标 ……………………………………………………… 115
    四、护理措施 ……………………………………………………… 115
    五、护理评价 ……………………………………………………… 118

第九章 神经症性障碍患者的护理 …………………………………………… 119
  第一节 概述 ………………………………………………………………… 119
  第二节 病因与发病机制 …………………………………………………… 120
    一、病因 …………………………………………………………… 120
    二、发病机制 ……………………………………………………… 121
  第三节 临床表现 …………………………………………………………… 121
    一、焦虑性障碍 …………………………………………………… 121
    二、强迫性障碍 …………………………………………………… 123
    三、恐怖性障碍 …………………………………………………… 125
    四、躯体形式障碍 ………………………………………………… 127
    五、其他神经症性障碍 …………………………………………… 129
    六、分离（转换）性障碍 ………………………………………… 130
  第四节 治疗 ………………………………………………………………… 133
    一、心理治疗 ……………………………………………………… 133
    二、药物治疗 ……………………………………………………… 135

第五节　神经症性障碍患者的护理 …… 136
　　一、护理评估 …… 136
　　二、护理诊断 …… 136
　　三、护理目标 …… 136
　　四、护理措施 …… 137
　　五、护理评价 …… 141

第十章　应激相关障碍患者的护理 …… 142
第一节　概述 …… 142
第二节　病因与发病机制 …… 143
　　一、精神应激事件 …… 143
　　二、个体的易感素质 …… 143
　　三、生物遗传学因素 …… 144
第三节　临床表现 …… 144
　　一、ASD …… 144
　　二、PTSD …… 145
　　三、适应障碍 …… 147
第四节　治疗与预后 …… 148
　　一、心理治疗 …… 148
　　二、药物治疗 …… 148
　　三、其他治疗 …… 148
　　四、预后 …… 149
第五节　应激相关障碍患者的护理 …… 149
　　一、护理评估 …… 149
　　二、护理诊断 …… 150
　　三、护理目标 …… 150
　　四、护理措施 …… 151
　　五、护理评价 …… 154

第十一章　心理因素相关生理障碍患者的护理 …… 155
第一节　进食障碍患者的护理 …… 155
　　一、概述 …… 155
　　二、病因与发病机制 …… 155
　　三、临床表现 …… 156
　　四、治疗与预后 …… 158
　　五、进食障碍患者的护理 …… 159
第二节　睡眠障碍患者的护理 …… 163
　　一、概述 …… 163
　　二、病因与发病机制 …… 163

三、临床表现与治疗 …………………………………………………… 164
　　　四、睡眠障碍患者的护理 ……………………………………………… 166

第十二章　人格障碍患者的护理 …………………………………………… 170
第一节　概述 ……………………………………………………………… 170
第二节　病因与发病机制 ………………………………………………… 171
　　　一、生物学因素 ………………………………………………………… 171
　　　二、心理-社会因素 …………………………………………………… 171
第三节　临床表现 ………………………………………………………… 172
　　　一、偏执型人格障碍 …………………………………………………… 172
　　　二、分裂样人格障碍 …………………………………………………… 172
　　　三、社交紊乱型人格障碍 ……………………………………………… 173
　　　四、情绪不稳定型人格障碍 …………………………………………… 173
　　　五、表演型人格障碍 …………………………………………………… 174
　　　六、强迫型人格障碍 …………………………………………………… 174
　　　七、焦虑型人格障碍 …………………………………………………… 175
　　　八、依赖型人格障碍 …………………………………………………… 175
第四节　治疗与预后 ……………………………………………………… 175
　　　一、心理治疗 …………………………………………………………… 175
　　　二、药物治疗 …………………………………………………………… 176
　　　三、社会治疗 …………………………………………………………… 176
　　　四、预后 ………………………………………………………………… 176
第五节　人格障碍患者的护理 …………………………………………… 176
　　　一、护理评估 …………………………………………………………… 176
　　　二、护理诊断 …………………………………………………………… 178
　　　三、护理目标 …………………………………………………………… 178
　　　四、护理措施 …………………………………………………………… 178
　　　五、健康教育 …………………………………………………………… 182
　　　六、护理评价 …………………………………………………………… 182

第十三章　儿童及青少年精神障碍患者的护理 …………………………… 184
第一节　概述 ……………………………………………………………… 184
第二节　注意缺陷与多动障碍患者的护理 ……………………………… 184
　　　一、病因与发病机制 …………………………………………………… 184
　　　二、临床表现 …………………………………………………………… 185
　　　三、治疗与预后 ………………………………………………………… 186
　　　四、ADHD患者的护理 ………………………………………………… 187
第三节　儿童孤独症患者的护理 ………………………………………… 189
　　　一、病因与发病机制 …………………………………………………… 189

二、临床表现 …………………………………………………………… 190
　　三、治疗与预后 ………………………………………………………… 192
　　四、孤独症患者的护理 ………………………………………………… 192
  第四节　儿童青少年期情绪障碍患者的护理 ……………………………… 195
　　一、病因与发病机制 …………………………………………………… 195
　　二、临床表现 …………………………………………………………… 195
　　三、治疗与预后 ………………………………………………………… 196
　　四、儿童青少年期情绪障碍患者的护理 ……………………………… 196
  第五节　品行障碍患者的护理 ……………………………………………… 197
　　一、病因与发病机制 …………………………………………………… 198
　　二、临床表现 …………………………………………………………… 198
　　三、治疗与预后 ………………………………………………………… 199
　　四、品行障碍患者的护理 ……………………………………………… 200

第十四章　精神疾病的治疗与护理 ………………………………………… 202
  第一节　精神疾病的药物治疗与护理 ……………………………………… 202
　　一、抗精神病药物 ……………………………………………………… 202
　　二、抗抑郁药物 ………………………………………………………… 207
　　三、心境稳定剂 ………………………………………………………… 211
　　四、抗焦虑药物 ………………………………………………………… 212
　　五、精神疾病药物治疗的护理 ………………………………………… 214
  第二节　改良电抽搐治疗与护理 …………………………………………… 215
　　一、概述 ………………………………………………………………… 215
　　二、适应证和禁忌证 …………………………………………………… 216
　　三、术前评估 …………………………………………………………… 216
　　四、相关技术 …………………………………………………………… 217
　　五、MECT 的护理 ……………………………………………………… 218
　　六、不良反应与处理 …………………………………………………… 220
  第三节　重复经颅磁刺激治疗与护理 ……………………………………… 220
　　一、概述 ………………………………………………………………… 220
　　二、适应证 ……………………………………………………………… 221
　　三、禁忌证 ……………………………………………………………… 221
　　四、不良反应与处理 …………………………………………………… 221
  第四节　心理治疗与护理 …………………………………………………… 221
　　一、心理治疗的概念 …………………………………………………… 221
　　二、心理治疗的原则 …………………………………………………… 221
　　三、临床常用的心理治疗 ……………………………………………… 222
　　四、心理治疗过程中的护理 …………………………………………… 223
  第五节　康复治疗与护理 …………………………………………………… 224

一、概述 …………………………………………………… 224
　　　二、常用康复治疗的方法及护理 ………………………… 224

第十五章　精神障碍患者的家庭及社区护理 …………………… 226
　第一节　精神障碍患者的家庭护理 ………………………… 226
　　　一、护理评估 ……………………………………………… 226
　　　二、护理目标 ……………………………………………… 227
　　　三、护理措施 ……………………………………………… 227
　第二节　精神障碍患者的社区护理 ………………………… 229
　　　一、概述 …………………………………………………… 229
　　　二、精神障碍患者的社区护理 …………………………… 230

思考题 ………………………………………………………………… 232

思考题参考答案 ……………………………………………………… 269

参考文献 ……………………………………………………………… 271

第一章 绪论

第一节 精神医学相关概念及发展概况

一、精神医学相关概念

1. 精神活动(mental activity) 人的精神活动由大脑调控,记忆、思维、情感、行为等都为大脑的功能。大脑结构与功能正常,产生正常的精神活动;大脑结构与功能异常,则导致精神活动的异常。精神活动也通过大脑调控机制影响躯体的功能状态。

2. 精神卫生(mental health) 即心理卫生,是指维护和促进人们的心理健康,包括预防和矫正各种精神障碍,提高个体承受应激和适应社会的能力以减少心理和行为问题的发生。

3. 精神障碍(mental disorder) 即精神疾病(mental illness),是指在各种生物、心理以及社会环境因素影响下,大脑功能失调或紊乱,以导致认知、情感、意志和行为等精神活动不同程度障碍为临床表现的一组疾病,常需要应用医学方法进行干预。

4. 精神病(psychosis) 是指精神障碍中的一部分即重型精神障碍,主要包括器质性精神障碍、精神活性物质所致精神障碍、精神分裂症、偏执性精神障碍和精神病性抑郁。

5. 精神病学(psychiatry) 是指研究精神障碍的病因、发病机制、临床表现、疾病的发展规律、治疗、预防及康复的一门临床医学。

6. 精神医学(psychological medicine) 是指研究各类精神疾病的病因、发病机制、临床表现、治疗和预防,同时也研究社会-心理因素对人体健康和疾病作用影响的一门临床医学。

二、精神医学发展概况

精神医学史是人类认识精神疾病并与精神疾病作斗争的历史。精神医学作为临床医学的一门分支学科,其发展历史与整个医学发展史一样,受到当时的生产技术水平、社会政治经济状况、基础科学水平、哲学思潮及宗教的影响。精神医学的发展过程反映人们对精神障碍及其规律的认识过程,同时也反映了人们对精神疾病的歧视逐渐改善的过程。

(一) 国外精神医学发展概况

1. 国外精神医学的起源 在文化落后的时代和地区,精神障碍被视为荒诞莫测的古怪现象,精神病患者被视为魔鬼缠身,并因此受到虐待和残害。科技和文明的发展使人们对精神障碍的认识发生了改变。公元前古希腊最伟大的医学家希波克拉底(Hippocrates,公元前460—前377),也被称为精神医学之父。他认为脑是思维活动的器官,提出了精神疾病的体液病理学说。他将各种病态的精神兴奋归类于躁狂症,而将相反的情况称为抑郁症。他认为精神疾病是人脑的产物而非鬼神作祟,在精神疾病治疗上主张等待疾病的自然痊愈,不主张过多地干预疾病。他的这些理论至今仍对现代精神医学有深远的影响。与希波克拉底同时代的哲学家柏拉图(Plato,公元前427—前347)也主张在理想国中,精神病患者应当受到家人和社会很好的照顾,而不应让他们在外游荡,如果家人不这样做,则应处以罚金。公元前5世纪,古希腊和古罗马处于繁荣时期,当时的人们已对某些精神疾病的病因进行了探索。

2. **精神医学的首次革新运动** 18世纪法国大革命以后,皮尼尔(Pinel,1754—1826)是第1位精神病院的院长。他提出要以人道主义的态度对待精神病患者,去掉精神病患者身上的铁链,由此他写下了精神医学史上划时代的一页。到了1814年,希区(Hitch)开始将美国的疗养院改成医院形式,并聘用受过训练的女性照顾精神病患者。在此时期,精神病学的临床与理论研究也逐渐繁荣起来,尤其是19世纪末与20世纪初,一大批卓越的精神病学专家脱颖而出,如德国医学家克雷丕林(Kraepelin,1855—1926)在总结前人观察研究的基础上,通过自己大量的临床实践和病例分析,将内、外科疾病的研究方法运用于精神疾病的分类,创立了"描述性精神医学"。他首次提出了早发性痴呆、躁狂抑郁性精神病等内因性精神病及脑器质性精神病的诊断名称,因而被称为现代精神病学之父。

3. **精神医学的第2次革新运动** 随着现代医学领域的不断发展,在20世纪精神医学的各种学说不断涌现。如1913年,诺格契(Noguchi)在进行性脑麻痹患者脑中发现梅毒螺旋体,提出了精神病的器质性病因论;焦瑞克(Wagrer Jauregg)创造了高热疗法;沙蔻(Sakel)创造了胰岛素昏迷疗法;冯·梅德纳(Von Moduna)创造了药物痉挛治疗和后来的电痉挛治疗等。其中尤为重要的是弗洛伊德(Sigmund Freud,1856—1939)创立了精神心理分析学派,他利用梦的解析和自由联想去了解人类的心理症结,并奠定动力精神医学的基础。弗洛伊德的成就将精神医学带入"心因性病因论"的研究范畴。

4. **精神医学的第3次革新运动** 社区精神卫生运动的开展是精神医学的第3次革新运动。由于生物化学、心理学、社会学、人类学等相关学科的进步和流行病学的调查,使得普通大众了解了社区精神卫生问题的重要性,从而要求改变对精神病患者的治疗方式。在英国,仲斯(Maxwell Jones)提出了"治疗性社区"的观点,强调社会环境对患者治疗的重要性,推行治疗性社区以缩短患者和社区之间的距离。西欧及英美国家先后制定《精神卫生法》,维护患者的权益。期间最重要的是1953年,抗精神病药物的出现使医院门户开放的政策得以实现,并可运用三级预防的观念,使精神疾病的预防、治疗、康复三方面有了突破性进展。

5. **精神医学的第4次革新运动** 由于精神药物的发现,人们研究其药效机制,进而研究神经递质与脑中各受体之间的关系,以及精神病发生的生物学机制,使得精神疾病能以科学和客观的方法进行诊断和治疗。因此,生物精神医学的发展被认为是精神医学的第4次革新。

(二)中国精神医学发展概况

在我国,最早有关精神疾病现象的文字记载见于《尚书·微子》中的"我其发出狂",表明在殷末(约公元前11世纪)已有"狂"这一病名。在古老的医典《黄帝内经》中,就把人的精神活动归之于"心神"的功能，还论述了在剧烈的情感变化下，能引起精神异常，如"怒伤肝、喜伤心、虑伤脾、忧伤肺、惊伤肾"等。到了秦汉时代，历代医学家又先后编纂了著名的医学典著，流传至今的有《难经》、《伤寒论》和《金匮要略》等。在这些著作中，对诸多精神症状做了详细的描述，归类为"狂躁、谵妄、癫、痫"等名称，并概括地论述了这类疾病的病因、发病机制及症状。在此后的1500多年，我国的精神医学基本上是沿着此思路缓慢向前发展的。但从秦汉时代到18世纪末，与同期国外发展缓慢的精神病学相比较，我国的精神病学在世界各国中仍是比较先进的。从19世纪末开始，国外精神病学发展加快，一些教会在我国相继成立了精神病院与收容所，如在广州(1898)、北京(1906)等地。其后在大连(1932)、上海(1935)、长沙(1934)、成都(1944)、南京(1947)等地相继建立了精神病医疗或教学机构，西方精神病学理论也逐渐传入我国。新中国成立后，我国精神病学进入了一个新的历史时期。新中国成立初期，精神疾病的防治工作主要致力于建立新的精神病医院，收容和治疗无家可归或影响社会治安的精神病患者。20世纪60～70年代，全国各地开展了一些精神病防治工作。自20世纪80年代以来，随着我国经济和医药卫生事业的发展，精神病学的临床、教学、科研工作都开始繁荣起来，与国际精神病学界的交流也逐渐增多，逐步走向世界。

第二节 精神科护理学发展概况

精神科护理学是建立在护理学基础上，研究对精神疾病患者实施科学护理的一门学科。它是精神病学的一个重要组成部分，又是护理学的一个分支。

精神科护理学的发展是随着精神医学的进步而逐渐发展起来的。由于人们对精神疾病的认识不足和长期存在的偏见，使得这一学科的发展较其他学科经历了更漫长而艰辛的历程。

在古代，精神病患者被视为魔鬼缠身，常采用禁锢、酷刑、火焚来"驱魔"，使许多精神病患者遭受监禁、捆绑，对患者根本谈不上护理。

直到19世纪中叶南丁格尔在伦敦开设了第一所护士学校，由此开始了专业的护理工作。1873年，美国的琳达·理查兹(Linda Richards)主张对精神障碍患者要与内科疾病患者一样进行同等水平护理，重视患者躯体方面的护理与生活环境的改善。由于她的贡献及影响，确定了精神科护理的基础模式，因此她被称为美国精神科护理的先驱。

1882年在美国马萨诸塞州开设的马克林医院是最早为培训精神科护理人员而开办的护理学校。它开设两年的课程，但是课程中很少有精神科方面的内容，当时精神科护理人员的主要工作依然是照顾患者躯体各项功能，如给药、提供个人卫生服务等。心理护理在当时的课程内容中只是提到要有耐心及亲切地照顾精神上有障碍的患者。

20世纪30～40年代，精神疾病的治疗有了惊人的进步，同时住院患者人数也明显增加，需要更有经验的精神科护理人员负责患者的护理。1954年，苏联医生普普金撰写《精神病护理》一书，书中详细阐述了精神病患者的症状护理与基础护理，强调对患者应保持亲切、体贴、爱护、尊重的态度，并强调废除约束，组织患者的工娱疗活动。从此，精神科护理开始步入新的历程。1963年后，由于社区精神卫生的发展，精神科护理也由院内封闭护理开始向社区、家庭护理和精神科疾病的预防保健及康复迈进。

1977年,随着生物-心理-社会医学模式的提出,现代精神科护理学也逐渐从责任制护理模式发展到生物-心理-社会三方面的整体护理模式,罗伊、奥瑞姆等是这一护理模式的代表人物。这种模式要求护理人员以患者为中心,关注患者整体,而不仅仅是疾病症状,同时更要关注患者社会功能的康复。近年来,临床护理路径模式的出现不仅满足了患者对高效优质护理服务的需求,也节约了医疗护理成本,并已应用于精神科护理。

我国在新中国成立前,精神疾病的治疗和护理未得到重视和发展。由于经济落后,精神病院数量少,设施简陋,精神专业技术力量薄弱。直到新中国成立后,精神科护理事业逐渐受到重视,在一些大中城市相继建立了精神专科医院和护士培训机构,部分地区(如上海、南京等)陆续建立系统的精神障碍防治网。1958年,我国各主要精神病医院实行了开放式和半开放式管理制度;1990年,成立了中华护理学会精神科护理专业委员会,定期举行全国性精神科护理工作的学术交流;随着改革开放的发展,我国精神科护理界与国际护理界的交流日益增多,精神科护理人员的护理理念不断更新,知识层次和业务水平得到迅速提高。护士大专学历已基本普及,高学历、高职称护理人员队伍不断壮大,逐步建立精神专科护士培训基地。护理临床实践及基础研究逐渐与国际接轨,以患者为中心的整体护理模式和临床路径护理模式已应用于精神科护理,并取得了良好的社会效益和经济效益。

第三节 精神科护理工作任务和人员素质要求

一、精神科护理工作的任务

精神科护理学是精神医学不可缺少的一个重要组成部分,主要任务包括以下几个方面:

(1) 研究对精神疾病患者实施科学护理的理论和方法,并及时运用于临床。

(2) 研究和实施接触、观察精神疾病患者的有效途径,通过各项护理工作及护理人员的语言、行为与患者建立良好的护患关系,保证护理措施的有效实施。

(3) 研究和实施对不同类型精神疾病患者各种治疗的护理,确保医疗任务的顺利实施。

(4) 研究和实施如何维护患者的权利与尊严,使其得到应有的尊重与合适的治疗,培养和训练患者的生活能力、社会交往能力,在疾病好转后能及时重返社会。

(5) 研究与实施如何密切观察有关精神方面的病情变化,详细记录,协助诊断,防止意外事件的发生;为医疗、教学、科研、法律和劳动鉴定等积累重要资料。

(6) 研究与实施给患者及其家庭和所在社区开展精神卫生宣传教育工作,对精神疾病患者做到防治结合、医院与社区结合,为患者回归社会作出贡献。

二、精神科护理人员的素质要求

由于精神疾病患者的特殊性,从事精神科专业的护理人员应具备良好的素质,才能在精神科护理中更好地发挥作用。

1. **应具有良好的医护职业道德和同情心** 精神科护理人员应该充分认识到精神科护理工作的价值,充分理解精神疾病患者及其家属所承受的痛苦和负担,正确认识精神疾病患者的病态表现,理解并接纳患者的病态行为,学会自我调控情绪,具有忍耐和奉献的精神,尊重患者的人格和权力,维护患者的权益和尊严,想方设法为患者解除痛苦,努力帮助患者获得与正常人一样的生活待遇和受尊重的权力。

2. **具有扎实的社会、心理、生物医学知识** 精神疾病的病因和表现往往不同于一般的躯体疾病,其发病、发展和预后不但有一定的生物学基础,而且与社会-心理因素密切相关。

许多治疗与护理过程都需要心理学、社会学的知识与技巧。护士与精神病患者刚开始沟通交流时往往并不是那么顺畅,有时会存在一定的难度,而且患者的背景又各不相同,因此护士必须具有较丰富的医学和精神病学专业理论和临床经验,同时应具备心理学和社会学等方面的知识。此外,精神科护士如有广泛的兴趣和爱好,如了解或擅长音乐、舞蹈、绘画、诗歌、体育运动等,既可陶冶自己的情操,也有利于指导患者开展丰富多彩的工娱疗活动,以促进患者的康复。

3. **具有强烈的专业献身精神** 精神科护理人员常面临患者暴力行为的风险及一些行为所带来的困扰,所以应具有献身专业、热爱自己本职工作的精神,还要有全心全意为人民服务的精神和意愿,充分理解患者的痛苦,真正帮助患者恢复健康,提高其生活质量。

4. **具有慎独的精神** 护士工作的独立性强,经常要单独值班和处理患者的各种问题,尤其面对的是精神疾病患者,所以护士要自觉地遵守操作规程,坚持原则,实事求是,一丝不苟地执行规章制度。

5. **具有积极而又稳定的情绪** 在与患者及其家属进行交流的过程中护理人员的情绪对患者及其家属具有重要的影响。护士积极的情绪、和蔼可亲的表情和语言,不仅能够调节病房和治疗环境的氛围,而且对患者激动或抑郁的情绪有安抚作用,有利于增强患者的安全感。这要求护士能较好地调节自己的情绪,做到急而不慌、纠缠不怒、悲喜有节。

6. **具有敏锐的观察力** 由于精神疾病的特殊性,需要护士应具有敏锐的观察力,这对患者病情的观察、判断患者的需求、评价治疗和护理的效果,以及预料可能发生的问题,都具有非常重要的意义。护士要善于从患者的言语、表情、行为、姿势和眼神等预知患者的心理活动状况,从而防止意外事件的发生。

第四节 精神科护理相关伦理和法律问题

学习和掌握精神科护理相关伦理和法律内容对提高精神科医务人员的道德修养和规范职业行为具有重要意义。

一、护士伦理准则

伦理(ethics)是指个人或团体的价值观念或行为标准。"伦"指人与人之间的关系,"理"指道德、准则。伦理学最基本的原则是:尊重、有益、公正。《国际护士伦理准则》历经数次修订和确认,于2005年完成最新修订版,内容介绍如下:

> 护士的基本任务:促进健康,预防疾病,维护健康,减轻痛苦。全人类都需要护理,护理从本质上说就是尊重人的生命、尊严和权利。不论种族、国籍、信仰、肤色、年龄、性

别、政治或社会地位,一律不受限制。护士为个人、家庭和社区提供健康服务,并与有关团体进行协作。

(一) 前言

护士需履行4项基本职责:促进健康,预防疾病,维护健康和减轻痛苦。

护理固有的本质是尊重人的权利,包括尊重人的文化、尊重人的生命、尊重人的选择、尊重人的尊严。护理对人的尊重,不论年龄、肤色、信仰、种族、文化、伤残、性别、国籍、政治、种族或社会地位,一律平等对待。

护士为个人、家庭和社区提供健康服务,并与有关团体进行协作。

(二) 准则

国际护士会《国际护士伦理准则》规定的护士行为标准包括4个主要部分。

1. **护士与人** 护士的首要任务是对需要护理的人负责;护士提供护理服务,要尊重个人、家庭和社区所持有的权利、价值观、风俗习惯和精神信仰;护士应当保证接受护理服务的患者能够获得与治疗和护理相关的信息;护士应当对患者出于信任所提供的个人信息予以守密;护士应当承担社会责任并采取主动的支持行动,以满足公众特别是弱势人群的健康需要;护士还应当承担保护自然环境免受破坏、污染、恶化的社会责任。

2. **护士与护理实践** 护士在护理实践中履行职责,并通过持续学习保证专业能力;护士有责任保持自身的健康水平以使提供护理服务的能力免受干扰;护士在接受或者代行一项工作时,必须对自身的能力水平作出判断,量力而行;护士在任何时候都应当保持个人的行为标准,以反映职业的崇高并增进公众的信任;护士在护理实践中,应当在保证安全、尊重人的尊严和权利的前提下运用新的科学方法和技术。

3. **护士与专业发展** 护士在以高标准从事临床护理实践、管理、研究和教育等方面承担着重要责任;护士在发展核心专业知识体系方面应当发挥积极作用;护士通过参加专业组织,应当参与建立和保持一个安全、社会和经济公平的工作环境。

4. **护士与合作者** 护士在护理工作和其他工作方面,应与共事的医务人员保持合作的关系;护士有责任采取适当的保卫措施,以保护个人、家庭和社区免受威胁。

二、精神科护理相关法律问题

在精神科护理中,因精神疾病患者时常对自己的行为缺乏自控和判断能力,因此会遇到许多与法律相关的问题。《中华人民共和国精神卫生法》(以下简称《精神卫生法》)于2013年5月1日起正式实施,对广大医务工作者进一步提高认识、统一思想、更新观念,更好地依法执业、服务患者具有重要的现实意义。

(一) 关于自愿或强制医疗

《精神卫生法》第二十八、二十九、三十条规定:精神障碍患者的住院治疗实行自愿原则。但是诊断结论及病情评估表明,严重精神障碍患者并有下列情形之一的,应对其实施住院治疗:①已经发生伤害自身的行为,或者有伤害自身的风险;②已经发生危害他人安全的行为,或者有危害他人安全的风险。如患者本人没有能力办理住院手续,由其监护人办理住院手续;如患者是属于查找不到监护人的流浪乞讨人员,由送诊的有关部门办理住院手续。对于危害自身的患者,则完全由监护人决定是否住院,其他单位或个人无权干涉。对于危害他人的患者,如果医学诊断必须住院,监护人应当同意;如果不同意,可以申请再次诊断和鉴定;如果再次诊断和鉴定维持原诊断意见,则监护人应当同意非自愿住院治疗;如果监护人不履行职责,则由"公安机关协助医疗机构采取措施对患者实施住院治疗",并可能追究监护人的法律责任。自愿住院治疗的精神障碍患者可以随时要求出院,医疗机构应当同意;对于非自愿住院治疗的患者只要不再符合非自愿住院治疗的标准,即应出院或转入自愿住院治疗。

(二)精神障碍患者的人格尊严和安全

《精神卫生法》第四、五、九、四十一条规定:精神障碍患者的人格尊严、人身和财产安全不受侵犯;其教育、劳动、医疗以及从国家和社会获得物质帮助等方面的合法权益受到法律保护。有关单位和个人应当对精神障碍患者的姓名、肖像、住址、工作单位、暴力资料以及其他可能推断出其身份的信息以予保密;但是,依法履行职责需要公开的除外。任何组织或个人不得歧视、侮辱、虐待精神障碍患者,不得非法限制精神障碍患者的人身自由。医疗机构不得强迫患者从事生产劳动,新闻报道和文学艺术作品等不得含有歧视、侮辱精神障碍患者的内容。精神障碍患者的监护人应当履行监护职责,维护患者的合法权益,禁止对患者实施家庭暴力及遗弃患者。

(三)关于知情同意

知情同意是指在医务人员为患者提供足够医疗信息的基础上,由患者自主作出医疗决定同意或拒绝。知情同意是医学伦理学的一项重要基本原则,也是人类最重要的基本权利,即个人自决权的重要体现。《精神卫生法》第三十九条规定:医疗机构及其医务人员应遵循精神障碍诊断标准和治疗规范,制订治疗方案,并向精神障碍患者或者其监护人告知治疗方案和治疗方法、目的以及可能产生的后果。非自愿住院患者对其治疗同样具有知情权。但非自愿住院是否需要患者亲自签署知情同意书,要因人而异,当患者缺乏知情同意能力时,应由其监护人签署知情同意书。精神科患者知情同意能力的评定标准应包括4个方面:①患者能否理解自己的病情及医生所建议的治疗方案;②能否推断做出选择的利益和风险;③能否评价自身的病情及选择的后果;④能否表达自己的选择。

(四)关于通讯和会客

根据《精神卫生法》第四十六条规定:医疗机构及其医务人员应当尊重住院精神障碍患者的通讯和会见探访者等权利。除在急性发病期或者为了避免妨碍治疗可以暂时性限制外,不得限制患者的通讯和会客探访者等权利。住院期间患者是否可以使用移动电话则值得商榷,因为在非自愿住院的环境里,移动电话可能会被患者作为攻击的工具,也不便于管理。因此,非自愿住院患者不宜使用移动电话,但应在病房配备安全可靠的电话通信系统方便患者使用,也可避免给患者带来潜在的安全风险。

(五)关于约束和隔离

根据《精神卫生法》第四十条规定:精神障碍患者在医疗机构内发生或将要发生伤害自身、危害他人安全、扰乱医疗秩序的行为,医疗机构及其医务人员在没有其他可替代措施的情况下,可以实施约束、隔离等保护性医疗措施。实施保护性医疗措施应当遵循诊断标准和治疗规范,并在实施后告知患者的监护人。禁止利用约束、隔离等保护性医疗措施惩罚患者。在临床实际操作中,患者入院时都有监护人签署患者保护性约束知情同意书。一般情况下,护士根据医嘱执行约束,在紧急情况下护士可先实施约束,但需立即通知医生在3小时内补开医嘱。

(施忠英)

第二章 精神疾病的基本知识

第一节 精神疾病的病因与分类

一、精神疾病的病因

在现代医学崛起之前,不论国内还是国外,精神疾病常常被以"中邪"或"着魔"来解释。随着现代医学的发展,人类对于精神疾病的认识有了很大的提高,同时就精神疾病的发病原因作了深入的研究,并提出了许多假说。然而,尽管这些假说对人类了解精神疾病、治疗精神疾病有重要的指导意义,但是,对精神疾病的病因至今尚无统一的结论。目前的研究认为,精神疾病是由多种致病因素共同作用所致。

(一) 生物学因素

1. **遗传因素** 通过家系法、双生子法和寄养子法的研究表明,遗传因素在某些精神疾病中起着重要作用,如精神分裂症、情感性精神障碍、某些类型的精神发育迟滞等,常有明显的遗传倾向。然而,精神疾病的遗传方式、遗传途径等均无肯定的结论,而某些精神障碍患者并无家族遗传史。因此,目前认为遗传因素并非是精神疾病发病的唯一原因,遗传作用的表现是形成容易罹患精神疾病的个体素质,是否会发病则还受到包括社会-心理因素在内的各种其他因素的影响。

2. **躯体因素** 一方面是指个体的身体素质,包括体型、体力、营养状况、对精力消耗的耐受能力、对损伤的恢复和代偿能力、对疾病的抵抗能力等,都会影响各种精神疾病的发病率和临床表现。另一方面是指器质性疾病,如急、慢性感染和颅内感染,或者颅脑外伤、中毒以及其他躯体疾病,一旦影响了脑功能或发生脑器质性病变,均可导致精神障碍。

(二) 社会-心理因素

1. **心理素质** 主要包括个体的气质、性格,以及认知、价值观、对外界事物的情感态度、行为方式等。如具有敏感、脆弱、多疑、孤僻、内向心理素质的人,在外界致病因素的影响下,更容易发生精神障碍。

2. **社会因素** 指社会制度、社会生活条件、医疗水平、经济状况等。社会环境的改变,如社会动荡、社会重大变革、移民等,均可增加个体的精神压力,容易诱发精神疾病。

3. **精神应激因素** 精神应激通常是指生活中某些事件引起个体精神紧张和难以应付,

以致造成心理压力。如地震、火灾、战争、失业、失恋、突然丧失亲人等,均有可能引起精神疾病。

总之,生物学因素和社会-心理因素,在精神疾病的发生中共同起着关键性作用,多数精神疾病的发生是多种因素共同作用的结果。

二、精神疾病的分类

精神疾病的分类是将各种精神活动的异常表现,按照统一的标准加以归类的过程。精神疾病的分类方法较多,常按病因、病理改变、解剖部位、症状特点等进行分类。目前,国际上常用的分类有《国际疾病分类》第10版(ICD-10)以及美国《精神障碍诊断与统计手册》第4版(DSM-Ⅳ)。

(一) ICD-10

在 ICD-10 中,精神障碍的分类编码为 F00~F99,主要类别为:

F00-F09　器质性(包括症状性)精神障碍
F10-F19　使用精神活性物质所致的精神和行为障碍
F20-F29　精神分裂症、分裂型及妄想性障碍
F30-F39　心境(情感性)障碍
F40-F49　神经症性、应激性及躯体形式障碍
F50-F59　伴有生理障碍及躯体因素的行为综合征
F60-F69　成人的人格和行为障碍
F70-F79　精神发育迟滞
F80-F89　心理发育障碍
F90-F98　通常发生于儿童及少年期的行为及精神障碍
F99　　　待分类的精神障碍

(二) DSM-Ⅳ

DSM-Ⅳ将精神障碍分为十七大类:

1. 通常在儿童和少年期首次诊断的障碍
2. 谵妄、痴呆、遗忘及其他认知障碍
3. 由躯体情况引起、未在他处提及的精神障碍
4. 与成瘾物质使用有关的障碍
5. 精神分裂症及其他精神病性障碍
6. 心境障碍
7. 焦虑障碍
8. 躯体形式障碍
9. 做作性障碍
10. 分离性障碍
11. 性及性身份障碍
12. 进食障碍
13. 睡眠障碍

14. 未在他处分类的冲动控制障碍
15. 适应障碍
16. 人格障碍
17. 可能成为临床注意焦点的其他情况

第二节 精神疾病的症状学

精神症状是指异常的精神活动,是大脑功能障碍的表现,并通过个体的各种外显行为如言谈、书写、表情、动作等表现出来。目前,对精神障碍的发病机制还没有更深入的认识,精神障碍的诊断和分类主要是依据精神症状的特点来进行的。因此,正确识别精神症状是诊断和治疗精神障碍、观察和判断疾病转归的重要依据。精神症状一般具有以下特点:①症状不受患者意识控制,一旦出现,难以通过转移注意力使其消失;②症状的内容及表现形式与客观环境不相符;③症状给患者带来不同程度的痛苦体验及社会功能的损害。

人的精神活动不但复杂,而且个体差异大,准确判断某一种精神活动正常与否,必须整体综合考虑,一般应从3个方面进行对比分析:①纵向比较,即与个体以往一贯的表现相比较,其精神状态的改变是否明显;②横向比较,即与处在相同文化背景中的大多数人相比较,其精神状态是否有明显的差别,持续的时间是否超出了一般限度;③应根据个体的心理背景和当时的处境进行具体分析和判断。

人的正常精神(心理)活动分为认知、情感和意志行为等过程。人的精神活动是一种复杂的互相联系的现象,是协调统一的过程。临床上精神障碍的表现常常以综合征形式出现,为了便于对精神症状进行描述,以下按精神活动的各个心理过程分别叙述。

一、认知障碍

认知过程由感知觉、思维、注意、记忆、智能、定向力、意识和自知力共同组成。常见的认知障碍如下。

(一) 感知觉障碍

感觉和知觉是大脑对客观事物的反映。感觉(sensation)是指大脑通过感觉器官对客观事物个别属性的直接反映,如形状、颜色、声音、气味、冷热、软硬等。知觉(perception)是指客观事物的各种不同属性在大脑中的综合反映,并以既往的经验为基础所形成的整体印象。如看见一棵树,树的颜色、形状、大小都是一种感觉,而借助以往的经验得出是一棵树,并且知道是什么树,这是知觉。

1. 感觉障碍(disorders of sensation)

(1) 感觉过敏(hyperesthesia):是指感觉阈值降低,表现为个体对外界一般强度的刺激感受性增高。如对一般声响、阳光照射或皮肤轻触等感到难以忍受或疼痛。多见于神经症、癔症等。

(2) 感觉迟钝(hypoesthesia):是指对外界一般刺激的感受性降低,感觉阈值增高。患者对强烈的刺激感觉轻微或完全不能感知[后者称为感觉缺失(anesthesia)],见于抑郁状态、木僵状态和意识障碍。感觉缺失见于癔症,称为转换性症状(conversion symptom),如失明、失聪等。

（3）内感性不适(cenesthopathia)：是指躯体内部产生的性质难以描述、定位不具体的不舒适感和（或）难以忍受的异样感觉。如牵扯、挤压、瘙痒、游走、虫爬等特殊感觉。多见于精神分裂症、抑郁状态、神经症等。

2. 知觉障碍(disturbance of perception)

（1）错觉(illusion)：是指对客观事物歪曲的知觉。正常人也可在感觉条件差、疲惫、注意力不集中或恐惧、紧张、期盼等情况下出现生理性错觉，但在条件改善或解释后，能很快意识到错误，并能够及时纠正，如"杯弓蛇影"、"草木皆兵"等情况。病理性错觉常在意识障碍时出现，带有恐怖色彩，多见于器质性精神障碍的谵妄状态，如谵妄患者将输液管（皮条）看成一条蛇等。

（2）幻觉(hallucination)：是指没有现实刺激作用于感觉器官时出现知觉体验，是一种虚幻的知觉。一般而言，意识清晰时出现的幻觉属于精神疾病性症状，是精神病患者最常见的症状之一，常与妄想合并存在。

幻觉的种类繁多，按其所涉及的感觉器官可分为：①听幻觉(auditory hallucination)：又称幻听，是最常见的一种幻觉。患者可听到单调的或复杂的声音。幻听内容多种多样，如幻听的内容为言语交谈，称为言语性幻听。言语性幻听最多见，常具有诊断意义。如果言语内容是评论患者的言行，称为评论性听幻觉；如果言语内容为命令患者做事，称为命令性听幻觉；如果有两个或两个以上的声音在争论，其内容与患者无关，称为争论性听幻觉。言语性听幻觉多见于精神分裂症。②视幻觉(visual hallucination)：又称幻视，内容也十分多样，可以是单调的光、色，也可以是复杂的图像，如人物、景象、场面等，具有形象清晰、鲜明和具体的特点，但有时也可比较模糊，常与其他幻觉一起出现。常见于谵妄状态、中毒、癫痫、精神分裂症等。③嗅幻觉(olfactory hallucination)：又称幻嗅，指患者闻到一股令人不愉快的气味，如腐臭味、烧焦味、粪便味等，常与妄想及其他幻觉同时出现。常见于精神分裂症。④味幻觉(gustatory hallucination)：又称幻味，指患者尝到食物中有某些特殊的或令人讨厌的味道，如金属味、药味、焦煳味等，因而拒食。见于精神分裂症。⑤触幻觉(tactile hallucination)：又称幻触，指患者感到皮肤或黏膜上有异样的体验，如虫爬感、针刺感、麻木感、通电感等。如有性器官接触感，则称为性幻触。多见于精神分裂症。⑥内脏性幻觉(hallucination of viscera sensation)：也称本体幻觉，指患者感到自己的某一内脏扭转、穿孔、膨胀、破裂，或有昆虫在体内游走等，其形式异常复杂，内容也很荒谬。常与疑病妄想、虚无妄想、被害妄想伴随出现。多见于精神分裂症、抑郁症。

按幻觉体验的来源，幻觉亦可分为真性幻觉和假性幻觉。真性幻觉(genuine hallucination)是指患者体验到的幻觉是通过感觉器官获得的，如同外界客观事物一样，存在于外部客观空间，患者常主诉是自己亲眼看到、亲耳听到的，形象鲜明。假性幻觉(pseudo hallucination)，是指患者体验到的幻觉形象不够鲜明、不够完整，产生于患者的主观空间，而非通过感觉器官获得。

除上述幻觉外，临床上还可见到一些特殊类型的幻觉，如思维化声和读心症（患者感到心里想什么，就听到什么）。如果听到的声音来自客观世界，称为读心症；如果听到的声音来自患者的主观世界，称为思维化声。

按幻觉产生的条件可分为功能性幻觉、反射性幻觉、心因性幻觉和催眠相幻觉：①功能性幻觉(functional hallucination):是指患者感受现实刺激的同时,同一感觉器官出现的幻觉,正常知觉与幻觉并存。比如患者在听到脚步声的同时听到议论自己的声音。客观刺激和幻觉同时为患者所感受,此现象多见于精神分裂症和心因性精神障碍。②反射性幻觉(reflex hallucination):是指患者的某一感觉器官感受到现实刺激时,他(她)的另一个感觉器官产生幻觉。如听到广播声音的同时,就看到播音员的人像站在面前等。见于精神分裂症。③心因性幻觉(psychogenic hallucination):是指在强烈心理因素影响下出现的幻觉,幻觉内容与心理因素有密切联系,见于心因性精神障碍、癔症。④催眠相幻觉也称为入睡前幻觉(hypnagogic hallucination):是指发生在催眠时相的幻觉。幻觉发生在将睡未睡时称为入睡前幻觉;幻觉发生在将醒未醒时称为醒前幻觉。催眠相幻觉一般没有病理学意义。

3. **感知综合障碍(psychosensory disturbance)** 感知综合障碍是指患者对客观事物的本质属性和整体能够正确感知,但对某些个别属性如大小、形状、颜色、距离等产生错误的知觉体验。常见的感知综合障碍表现如下。

(1) 视物变形症(metamorphopsia):患者认为某客观事物的个别属性如形状、大小、颜色等发生了改变。看到物体的形象比实际增大称为视物显大症,如患者看到自己的父亲变成了巨人,头顶着房顶;看到的物体形象比实际缩小称为视物显小症,如一成年男性患者感到自己睡的床只有童床大小,认为容纳不下自己的身体而坐着睡觉。

(2) 空间感知综合障碍:患者感到周围事物的距离发生改变,不能准确判断,如汽车实际已经很近,但患者却感觉离自己还很远。

(3) 时间感知综合障碍:患者对时间的快慢出现不正确的知觉体验,如感到时间变"慢"、变"快"、"凝固"或"不规则",多见于颞叶癫痫、精神分裂症。

(4) 非真实感(derealization):又称为现实解体,患者觉得周围事物和环境发生了变化,变得不真实、不清晰,如"水中月"、"镜中花",缺乏真实感。多见于神经症、精神分裂症。

(5) 自我感知综合障碍:患者感到自己体型发生明显的改变,如脸长了、额部高了、头开裂了,又称为自身变形症。可见于精神分裂症、癫痫性精神障碍。

(二)思维障碍

思维(thinking)是人脑对客观事物间接和概括的反映,是认识过程的高级阶段,是人类精神活动的重要特征。思维在感觉和知觉的基础上产生,并借助语言和文字来表达。思维包括分析、综合、抽象、概括、判断、推理等过程。正常人的思维具有以下特征:①目的性:指思维是以一定目标指向,有意识进行的;②连贯性:指思维过程中,前后概念相互衔接、互相联系;③逻辑性:指思维过程有一定道理,合乎逻辑规律,为人们所理解,并可相互交流;④实际性:思维以感觉、知觉为基础而产生,并结合现实问题去思考,具有客观事物的真实性;⑤实践性:思维的正确与否能够在实践中得以检验和验证。

思维障碍的表现形式较多,临床上一般分为思维形式障碍和思维内容障碍。

1. **思维形式障碍** 思维形式障碍包括思维联想障碍和思维逻辑障碍,常见表现如下。

(1) 思维奔逸(flight of ideas):是指联想速度加快,大量概念不断涌现。患者表现为口若悬河,滔滔不绝,一个主题未完,又转入另一话题;一般内容丰富生动,与周围现实相关而不荒谬,但不深刻,给人以信口开河之感。有时患者自己都感到联想太快而超过口头表达的速度,以致语言断续不成句,亦可出现音联、意联,或伴有随境转移。常见于躁狂症。

(2) 思维散漫(loosening of associations):是指思维的目的性、连贯性和逻辑性障碍,特点是整个思维活动缺乏贯穿始终的目的性,没有明确的主题。表现为联想松弛,内容散漫,虽然单个语句在结构和文法上正确,但是整段叙述没有中心内容,上下文缺乏一定的逻辑关系,以致听者不知所云,难以交谈。严重者可发展为思维破裂,甚至不能组成完整的句子,只是语词的简单堆积。多见于精神分裂症。

(3) 思维迟缓(retardation of thinking):又称思维抑制,联想速度减慢、数量的减少和联想困难。患者常常感到思路阻塞,表现为言语缓慢,应答迟钝,吞吞吐吐,语量少,语音低。或表现为思维活动局限于某一方面或在某一概念上反复纠缠不清,又称思维黏滞。思维迟缓多为病理性的,是抑郁症的典型症状,也见于精神分裂症。

(4) 思维贫乏(poverty of thinking):是指联想数量的减少,概念短缺。表现为思维内容空洞贫乏,言语单调。患者在思维过程中常感到力不从心,有"脑子空空的,没什么可想"的体验。缺少主动语言,多为被动的"是"或者"不是"的简单回答。多见于精神分裂症、抑郁症和脑器质性精神障碍。

(5) 思维中断(thought blocking):又称思维阻滞,指在无意识障碍、无外界刺激干扰的情况下,联想过程突然停滞或中断。表现为言语突然停顿,片刻后谈话恢复,但继之新的话题内容。多见于精神分裂症。

(6) 病理性赘述(circumstantiality):是指联想虽不失去基本的线索和目的,但是联想过程迂回曲折,夹杂了大量不必要的、琐碎的枝节。患者表现为过分详述或纠缠于不必要的细节,抓不住重点,降低了主题的清晰度。常见于癫痫、器质性精神障碍。

(7) 被洞悉感(experience of being revealed):又称内心被洞悉或思维被揭露。患者坚信自己的思维未经过言语或其他方式表达出来,但周围人都知道了,甚至是满城风雨。但是通过什么方式被人知道的,患者不一定能叙述清楚。思维被播散(thought broadcasting)与被洞悉感基本上是同一概念,患者感到自己的思想在向周围传播,人人皆知。

(8) 思维插入(thought insertion):患者认为自己大脑中的某些想法不属于自己,是他人通过某种方法强加于自己的,并为他人控制和利用。多见于精神分裂症。

(9) 强迫观念(obsession):又称强迫性思维,是指在患者脑中反复、持续出现的内容,明知没有必要,但又无法摆脱,因而使患者十分痛苦。常见于强迫症。强迫观念按其表现形式可分为:①强迫性穷思竭虑(obsessional rumination):患者对日常事件或现象的原因进行反复思考,明知毫无意义,却难以控制,如反复思考"先有鸡蛋,还是先有鸡?"等。②强迫疑虑(obsessional doubt):又称强迫怀疑,患者对自己的行动是否正确,产生不必要的疑虑,以致反复不断地进行检查。如出门后怀疑门或煤气闸门没有关好等。③强迫意向(obsessional impulse):又称强迫冲动,患者感到内心有某种强烈的冲动要做某种事情,但从不付诸行动,因此使患者感到十分紧张和担心。如某人见到电插座就想去触电,站在阳台上就想往下跳等。④强迫回忆(obsessional reminiscence):患者对往事、经历反复回忆。

(10) 语词新作(neologism):是指用自创的符号、图形、文字和语言来表达一种常人不易理解的概念或把现有的符号、图形、文字和语言赋予特殊离奇的概念,常表现为概念的融合、浓缩和无关概念的拼凑。多见于精神分裂症。

(11) 病理性象征性思维(pathological symbolic thinking):是指用无关的、不被共同理解的具体概念来代替某一抽象概念,不经患者本人解释,别人无法理解。一般象征性思维相对固定,一旦被患者认定即不再改变。常见于精神分裂症。

(12) 逻辑倒错性思维(paralogism thinking):是指思维联想过程中的逻辑障碍,其特点是推理过程荒谬,缺乏逻辑依据,甚至因果倒置,违反常理,令人无法理解。如一位患者说:"因为电脑感染了病毒,所以我要死了。"可见于精神分裂症和偏执狂。

2. 思维内容障碍　妄想(delusion)是一种病态的信念,其内容与客观事实不相符,但患者坚信不疑,难以通过摆事实、讲道理予以纠正,也不能以患者的文化水平及社会背景来解释。妄想属于精神病性症状,一般具有以下特征:①妄想内容与客观事实不相符,没有客观现实基础,但患者坚信不疑;②妄想具有自我关联性,其内容常与个人切身利害有关;③妄想具有个人特性,其内容是个人所独有的,不同于文化或亚文化群体的某些共同信念;④妄想的内容可因文化背景和个人经历而有所差异,但与其所受的教育水平不一致。

妄想按起源可分为原发性妄想和继发性妄想。原发性妄想是指突然产生、内容不可理解、找不到任何心理过程原因的妄想。继发性妄想是指继发于其他心理过程障碍的妄想,如幻听基础上产生的被害妄想。妄想如按结构分类,可分为系统性妄想和非系统性妄想,前者内容前后连贯、结构严密、逻辑性较强、接近现实;后者则结构松散、杂乱无章、内容较为荒谬。目前,常用的是按妄想的内容进行分类,常见分类如下:

(1) 被害妄想(delusion of persecution):又称迫害妄想,是常见的妄想之一。患者坚信自身或家人受到威胁或迫害,如患者感到被人监视、跟踪、窃听、诽谤、毒害等。被害妄想常与幻觉同时存在,在妄想的支配下,患者可有拒食、自杀、攻击等行为。常见于精神分裂症。

(2) 关系妄想(delusion of reference):又称牵连妄想,患者无端地将环境中与己无关的事物同自己相联系。如认为电影中某个角色的台词是在影射他(她)。关系妄想常与其他内容的妄想同时存在。

(3) 罪恶妄想(delusion of guilt and worthlessness):又称自罪妄想,患者将过去的缺点错误无限夸大,认为自己对不起家人,并坚信自己罪孽深重,死有余辜。常伴有自伤和自杀等行为。常见于抑郁症和精神分裂症。

(4) 嫉妒妄想(delusion of jealousy):患者毫无事实依据地坚信自己的配偶对自己不忠,另有新欢。常有跟踪、监视以求证实,甚至对配偶或"第三者"采取攻击行为。常见于精神分裂症、偏执性精神病等。

(5) 夸大妄想(grandiose delusion):患者自以为是地对自己的出身、地位、能力、财富或权利等方面给予脱离事实的过高评价。夸大妄想多发生于情绪高涨的情况下,常见于躁狂症,也见于精神分裂症。

(6) 钟情妄想(delusion of love):患者坚信自己受到某位异性的钟爱,因而反复追求,即使多次遭到拒绝,仍纠缠不休,认为是对自己的考验。患者所钟情的对象可以是其认识的人,也可以是名人,甚至是电影或电视剧里的某个角色。常见于精神分裂症。

(7) 疑病妄想(hypochondriacal delusion):患者毫无根据地深信自己患了某种严重的疾病或不治之症,因而到处求医,即使是反复多次的详细检查和医学验证也无法改变患者的认识。多见于精神分裂症、老年期精神障碍。

(8) 影响妄想(delusion of physical influence):又称物理影响妄想或被控制感,患者坚信自己的言行以及精神活动都受到某种物理外力的控制,如电波、仪器、激光、计算机等,因而不能自主。影响妄想是诊断精神分裂症的重要依据。

(三) 注意障碍

注意(attention)是指个体的精神活动在一段时间内集中指向某一客观事物的过程。注意一般可分为：①主动注意，也称随意注意，是指对既定目标主动指向及集中的精神活动，与个体的思想、心境、兴趣和经验等有关，如学生集中注意力听讲；②被动注意，又称不随意注意，是指由外界刺激被动引起的指向及集中的精神活动，如听见突然的巨响，人们会转头望去。通常所说的注意是指主动注意。常见的注意障碍如下：

1. 注意增强(hyperprosexia)　是指在某些精神病状态下，对一定的对象过分注意，或特别容易为某种事物所吸引，或特别注意某些事物，即使是细枝末节也不轻易放过。多见于疑病症、躁狂症或有妄想观念的患者。

2. 注意减弱(aprosexia)　是指主动注意和被动注意的兴奋性均减弱，注意的主动性、持久性、稳定性显著下降，患者的注意力很难较持久地集中于某一事物。多见于抑郁症、神经症、精神分裂症、多动与注意缺陷障碍等。

3. 注意狭窄(narrowing of attention)　是指注意的范围显著缩小，主动注意明显减弱，被动注意更弱。当注意指向或集中于某一事物时，不能再注意其他事物或事物的其他方面。多见于有智能障碍、意识障碍的患者。正常人对事物缺乏兴趣或疲劳时也会出现注意范围缩小。

4. 随境转移(distractability)　是指被动注意显著增强，注意稳定性降低，易随外界环境的变化而不断转换注意对象，并伴随谈话主题不停变换。主要见于躁狂症，是躁狂症的主要症状之一。

(四) 记忆障碍

记忆(memory)是指一种在感知觉和思维基础上建立起来的精神活动，是以往事物和经验在人脑中的重现。记忆包括识记、保存(保持)、再现(回忆)3 个基本过程。识记是反复感知的事物和经验留下痕迹的过程；保存(保持)是使这些痕迹免于消失的过程；再现(回忆)是痕迹的重新活跃或复现。正常人的记忆和遗忘是分不开的。根据 Ribot 定律，越是新近识记的事物越是遗忘得快，遗忘的发展总是由近事记忆逐渐发展到远事记忆；同时，遗忘有时具有一定程度的选择性，与个体的情感、爱好、注意等密切相关。

在识记、保存、再现 3 个记忆基本过程中出现减弱、抑制和破坏，不能重现痕迹，称为记忆障碍。常见的记忆障碍如下：

1. 记忆增强(hypermnesia)　是指病理性的记忆增强，常表现为对某事件发生的所有细节都能回忆，且这些事件常为病前不能回忆或是不重要的。常见于偏执性精神障碍、躁狂症。

2. 记忆减退(hypomnesia)　是指对过去感知过的事物不能保持和再认。轻者表现为近事记忆减退，发展到严重时远事记忆也减退。多见于神经衰弱、脑动脉硬化等脑器质性损害的患者。

3. 遗忘(amnesia)　是指对以往感知过的事物部分或完全不能回忆，它不是记忆的普遍性减退，而是对某一特定时间内的经历或某一特定事件记忆的丧失。根据遗忘所涉及的时间阶段，一般可分为顺行性遗忘、逆行性遗忘、进行性遗忘和界限性遗忘。

(1) 顺行性遗忘(anterograde amnesia)：是指患者不能回忆疾病发生后一段时间内的经历，严重者对疾病发生之后的任何外界事物都一过即忘，但对疾病前的远事则保持着较好的记忆痕迹。见于急性器质性脑病,如高热谵妄、脑外伤等。

(2) 逆行性遗忘(retrograde amnesia):是指患者不能回忆疾病发生前某一阶段的经历。多见于脑外伤、脑震荡、急性意识障碍等,遗忘阶段的长短往往与脑损伤的严重程度呈正比。

(3) 进行性遗忘(progressive amnesia):主要表现是再认和回忆过程障碍日渐严重,多见于老年痴呆,患者除表现为遗忘日趋严重,且由近事遗忘发展到远事遗忘。

(4) 界限性遗忘(circumscribed amnesia):又称心因性遗忘,是指在严重而强烈的创伤性情感体验下,对生活中某一特定阶段的经历完全不能回忆。遗忘的内容多与痛苦体验相关,具有高度选择性,而与此无关的记忆则保持相对完好。多见于癔症、应激障碍。

4. 错构(paramnesia) 是指一种记忆的错误,即对过去曾经历的事件在地点、时间、情节等方面出现错误回忆,或张冠李戴,或将经历远事近移。多见于脑部器质性障碍。

5. 虚构(confabulation) 是指患者在严重记忆损害的基础上以想象的、未曾经历的事件来填补记忆的空白。其内容生动、多变,并带有荒诞的色彩,常瞬间即忘,且易受暗示的影响。虚构是器质性脑部疾病的特征之一。当虚构与近事遗忘、定向障碍同时出现时称为柯萨可夫综合征(Korsakov syndrome),又称遗忘综合征。多见于慢性酒精中毒精神障碍、脑外伤等。

6. 似曾相识感或旧事如新感 似曾相识感是指对新事物有似曾感知过的体验或熟悉感。旧事如新感是指在感受早已熟悉的事物或环境时,有一种初次见面的陌生感。这些都是回忆和再认障碍,常见于癫痫患者,也可见于正常人,但正常人会自我纠正。

(五) 智能障碍

智能(intelligence)又称智力,是指人们认识客观事物并运用知识解决实际问题的能力,也就是人们正确认识事物、合理思考、有目的地行动,以有效应付环境的全部能力。智能不是一个简单的心理过程,它涉及感知、记忆、注意、思维等一系列认知过程,并通过理解力、计算力、分析能力、创造力等表现出来。这种能力是先天素质(遗传素质)、后天实践(社会实践和教育环境)共同作用的结果。

临床上,通常根据解决实际问题的能力,即运用词汇、数字、符号、图形和非语言性材料构成概念的能力,来评估个体的智能水平。目前常用的是 Wechsler 智力测验,所得的结果用数字表示,称为智商(intelligence quotient,IQ)。正常人群的 IQ 呈正态曲线分布,多数人的智商值在 90~110,IQ 在 130 以上者属超常智能,IQ 在 70 以下者则属智能缺陷。

智能障碍可分为精神发育迟滞与痴呆两大类。

1. 精神发育迟滞(mental retardation) 是指先天性或在围产期和脑发育成熟以前(18岁以前),由于各种致病因素导致大脑发育不良或受阻,使智能发育停留在某一阶段,低于正常同龄人水平。根据《国际疾病分类》第 10 版(ICD-10)中《国际精神障碍分类》,精神发育迟滞又分为以下等级:

(1) 轻度(IQ 50~70):个人的生活能够自理,能从事家务劳动。语言的理解力和使用能力有不同程度的延迟,但能掌握大部分日常会话用语。抽象思维能力缺乏、概括水平低下。大多数患者在接受训练后,能从事非技术性的手工。大多数患者躯体发育无异常,少数患者在精神因素作用下可出现行为障碍或精神病样发作。

(2) 中度(IQ 35~49):语言的理解和使用能力发展迟缓,只具备简单会话能力,甚至不会使用语言而只理解简单指令。在接受专门的教育训练后,患者可获得从事简单劳动的能力,但动作笨拙,生活自理能力差,很难达到完全独立生活的程度。情感不稳定,幼稚,易兴奋,较暴躁,可有攻击行为。部分患者有躯体方面异常,如个子矮小、面容特殊,容易被发现有智力低下。

(3) 重度(IQ 20~34):一切日常生活需他人照顾,不知危险与防御。言语明显障碍,不会讲话,只能发出个别单音,不能理解别人的言语。运动功能明显受限,不能进行生产劳动。常伴有癫痫及先天畸形,容易感染疾病。

(4) 极重度(IQ<20):成人智龄在3岁以下。不会说话和走路,严重者不识亲人,不能接受教育和训练。大多数伴有先天畸形、神经系统异常体征和癫痫。

2. 痴呆(dementia) 是指智能一度获得发展或大脑发育成熟之后,由于疾病的损害,如感染、中毒、外伤、神经退行性病变等而导致智能部分或全部退化,个体后天所获得的部分或全部知识丧失的现象。痴呆是在脑器质性病变的基础上发生的智能不可逆的损害,往往无意识障碍,主要表现为智能的显著下降,根据智能损害的严重程度,可分为轻、中、重度痴呆,并可伴有行为异常等其他精神障碍。

临床上,还可见在强烈的精神创伤之后产生的一种类似于痴呆的表现,而大脑组织结构无器质性损害,称为假性痴呆。最常见的类型包括:①童样痴呆(puerilism):以行为幼稚、模拟幼儿的语言行为特点,如咿呀学语、吸吮手指、见人叫叔叔、阿姨,进食、大小便要人照料等,多见于癔症;②甘塞综合征(Ganser syndrome):也称心因性假性痴呆,主要表现为对简单问题给予近似而错误的回答,或简单的事情不会做而复杂的事情会做。

(六) 定向力障碍

定向力(orientation)是指个体对时间、地点、周围人物以及自身状态的认识能力。前者称为对周围环境的定向力,后者称为自我定向力。对环境或自身状况的认识能力丧失或认识错误称为定向力障碍。

定向力障碍是意识障碍的一个重要标志,因而在脑器质性精神障碍中较多见。但有定向力障碍者不一定有意识障碍。例如,酒精中毒性脑病患者可以出现定向力障碍,而没有意识障碍。双重定向是精神分裂症的特征性表现之一,即对周围环境的时间、地点、人物出现双重体验,其中一种体验是正确的,而另外一种体验与妄想有关,是妄想性的判断或解释。如患者认为其自身同时处于医院和监狱两个不同的地点。

(七) 意识障碍

意识(consciousness)是人类所特有的反映客观现实的最高级形式,在哲学、社会学、政治学、生理学、医学中各有其含义。在医学上,意识是指个体对客观环境及自身的认识和反应能力。意识障碍是指意识清晰度下降和意识范围改变,根据其概念,可分为周围环境意识障碍和自我意识障碍。

1. 周围环境意识障碍 包括对周围环境的清晰度、意识范围、意识内容的变化。

(1) 嗜睡(drowsiness):是指意识的清晰度水平轻微降低,患者在安静环境下多处于睡眠状态,但易被刺激唤醒,清醒后能作简单交流或做一些简单的动作,刺激一旦消失,患者即刻又入睡,吞咽反射、瞳孔对光反射、角膜反射等生理反射均存在。

(2) 意识混浊(clouding of consciousness):是指意识的清晰度受损,患者表现似醒非醒,对外界刺激的阈值明显增高,需强烈刺激才能引起反应,但反应迟钝,回答问题简单、语音低、语速慢,注意、记忆、理解均存在困难,可有时间、地点、人物的定向障碍,吞咽反射、瞳孔对光反射、角膜反射尚存在。

(3) 昏睡(sopor):是指意识的清晰度水平明显降低,环境意识及自我意识均丧失,只在强烈的疼痛刺激下,方可引起防御反射,如压眶反射。可见深反射亢进、手足震颤及不自主运动,角膜反射减弱,吞咽反射和瞳孔对光反射存在。

(4) 昏迷(coma):是指意识完全丧失,对任何刺激均无反应,随意运动消失,吞咽反射、角膜反射、咳嗽反射、括约肌反射、腱反射消失,甚至瞳孔对光反射等生理反射均可消失,并可引出病理性反射。

(5) 朦胧状态(twilight state):是指意识范围缩小或狭窄,同时伴有意识清晰度水平的降低。患者的意识活动集中在较狭窄、孤立的范围内,对此范围内的各种刺激能够感知和认识,并能做出相应反应,而对一定范围以外的事物无法正确感知、判断,可出现定向力障碍,有片断的幻觉、错觉、妄想及攻击行为。朦胧状态一般呈发作性,常突然发生,突然终止,持续时间为数分钟至数天,好转后常不能回忆。多见于癫痫性精神障碍和癔症,也可见于反应性精神病、颅脑损伤等。

(6) 谵妄状态(delirium):是指意识水平下降的同时,有记忆障碍和时间、地点定向障碍,常伴有幻觉、错觉、情绪和行为的障碍。患者的意识水平明显呈昼轻夜重的波动,幻觉和错觉多数为视幻觉和视错觉,内容多为恐怖性的,因而常伴随紧张不安、恐惧等情绪反应。行为缺乏目的性,可在幻觉和妄想的支配下出现逃避或冲动伤人行为。自我和周围定向障碍。意识恢复后常常部分或全部遗忘。谵妄状态常由感染、中毒、躯体疾病引起。

(7) 梦样状态(oneiroid state):是指意识清晰度降低,有梦境样体验及幻想性体验。患者表现似做梦一般,完全沉湎于幻想之中,与外界环境丧失联系,但外表好像清醒。梦样状态可持续数日或月月之久。睡眠剥夺或过度疲劳均可引起梦样状态,精神分裂症、某些药物如致幻剂也可引起梦样状态。

2. 自我意识障碍 自我意识(self-consciousness),或称自我体验,是指个体对自身精神状况和躯体状况的认识。自我意识障碍在临床上的表现多种多样,常见有人格解体、人格转换、双重人格等。

(1) 人格解体(depersonalization):是指患者感到自己有特殊的改变,甚至自己已不存在了。有些患者感到世界正在变得不真实,或不复存在,称为现实解体或非现实感。有些患者感到自己丧失了与他人的情感共鸣,不能产生正常的情绪或感受。多见于抑郁症,也见于精神分裂症和神经症。

(2) 人格转换(transformation of personality):是指患者否认原来的自身,自称是另一个人或某种鬼、神,甚至是某种动物,但无相应的行为和言语的转变。多见于癔症。

(3) 双重人格(double personality):是指患者不同的时间体验到两种完全不同的心理活动,有着两种截然不同的精神生活,是自我统一性的障碍。除了自我以外,患者感到还有一个"我"存在。常见于精神分裂症和癔症。

(八) 自知力障碍

自知力(insight)又称内省力,是指患者对其自身精神状态的认识和判断能力。精神障碍患者大多有程度不等的自知力缺损,在疾病发展或转归的不同阶段,自知力完整程度也有所不同。因此,自知力的完整与否是判断精神障碍严重程度的标准之一,也是病情变化的敏感指标。判断患者有无自知力的4条标准：①患者意识到出现别人认为异常的现象；②患者自己认识到这些现象是异常的；③患者认识到这些异常是自己的精神疾病所致；④患者意识到治疗是必须的。

有自知力的患者，能够主动配合治疗，依从性好，这对巩固疗效、防止复发有极其重要的意义。而自知力缺乏的患者往往不配合治疗，拒绝服药，不愿就医，常导致复发。

二、情感障碍

情感(affect)和情绪(emotion)都是指个体对客观事物和环境所产生的内心体验和态度。广义上，情感和情绪两者相互包容，因而在日常生活中，人们往往将情感和情绪互相通用。然而，在心理学中，情绪是较初级的内心体验，主要与机体的生理活动相联系，伴有明显的自主神经反应，持续时间较短，其稳定性带有情境性；情感则是与社会心理活动相联系的高级内心体验，持续时间较长，既有情境性，又有稳固性和长期性。心境(mood)是指影响个体内心体验和行为的持久的情绪状态。在临床上，患者的情绪障碍和情感障碍常常同时出现，因而也就不再细分。常见的情感障碍有情感性质的改变、情感波动性的改变和情感协调性的改变。

(一) 情感性质的改变

正常人在一定的处境下可表现出相应的情感反应，但是，如果个体的情感反应不能依其处境及心境背景来解释时即出现精神症状。情感性质障碍是指患者的精神活动中占据明显优势地位的病理性情绪状态，其强度和持续时间与客观环境的刺激不相适应。情感性质的改变表现为情感高涨、情感低落、焦虑和恐惧。

1. 情感高涨(elation) 是指患者的情感异常高涨，是一种病态的喜悦。在连续的一段时间中，表现为语音高亢、表情丰富、动作明显增多、自我感觉良好、夸大色彩明显，常伴有联想奔逸。因其内心体验往往与周围环境协调一致，故具有一定的感染力和可理解性。常见于躁狂症。若患者自得其乐，表现出不易被理解的情感高涨状态，则称为欣快，多见于脑器质性疾病或酒醉状态。

2. 情感低落(depression) 是指患者的情绪在连续一段时间中持续保持异常低落和抑郁状态，其情绪反应与所处环境不相称，表现为终日愁眉苦脸、唉声叹气、言语行动减少等，甚至对一切悲观失望、自信心丧失、对任何事物毫无兴趣，严重者可出现自杀念头或行为。多见于抑郁状态。

3. 焦虑(anxiety) 焦虑可以是人体的一种正常的情绪反应。适当的焦虑有利于提高机体的警觉水平，应对应激。病理性焦虑是指在缺乏相应客观因素的情况下，出现持久的、无目的、无明确对象的担心和害怕，并影响日常生活。患者常表现为惶惶不可终日、如临大难，感到无法应对、无所适从，常伴有自主神经功能失调症状和运动性不安，可与情绪低落相伴发生。多见于焦虑性神经症和抑郁症。严重的急性焦虑发作称为惊恐发作，患者常体验到濒死感、失控感，伴有呼吸困难、心跳加快等自主神经功能紊乱症状，一般发作持续数分钟至数小时。

4. 恐惧(phobia) 是指面临不利的或危险的处境时出现的情绪反应。可表现为紧张、害怕，伴有明显的自主神经功能紊乱症状，如心悸、出汗、四肢发抖、呼吸困难，甚至大小便失禁等。作为异常的精神活动时，恐惧一般具有以下特点：①对一定的、容易识别的、目前无危险的情境或物体持续地出现明显的恐惧;②恐惧对象存在于个体之外,而非对自身的恐惧;③患者自觉痛苦,并出现回避反应,以致影响正常的社会功能。常见于恐怖症,也可见于幻觉、错觉和妄想。

(二) 情感波动性的改变

情感波动性障碍是指情感的始动功能失调,表现为易激惹、情感不稳定、情感淡漠、病理性激情等。

1. 易激惹(irritability)　是指极小的刺激即可产生过于强烈的情感反应,耐受性降低,多表现为易激动、易怒,甚至大发雷霆、与人争吵不休;也可表现为易悲或易喜等。一般持续时间较短。常见于疲劳状态、人格障碍和躁狂症等。

2. 情感不稳定(emotional instability)　是指患者的情感变化大,常在无明确外界诱因的情况下从一个极端波动到另一个极端,哭笑喜怒无常,并可夹杂一些古怪动作。常见于脑器质性精神障碍。

3. 情感淡漠(apathy indifference)　是指患者对客观事物和自身情况漠不关心,缺乏相应的内心体验,面部表情呆板,即使是对与己密切相关的人或事都无动于衷,处于无情感状态。常见于精神分裂症。

4. 病理性激情(pathological passion)　是指一种骤然发生的、强烈而短暂的情感爆发状态。发作时,患者不能自控,常伴有十分强烈的冲动和破坏、伤人行为;患者不能意识到自己行为的后果,有意识模糊,发作后也不能完全回忆。多见于器质性精神障碍、癫痫、精神分裂症等。

(三) 情感协调性的改变

1. 情感倒错(parathymia)　是指患者的内心体验与所处的处境不相协调。如对令人悲痛的事情反而感到高兴愉快,甚至面带笑容地描述自己极为不幸的遭遇,多见于精神分裂症。

2. 情感幼稚(emotional infantility)　是指成人的情感反应如同小孩,幼稚善变,缺乏理性的控制力,反应迅速而强烈,不能节制、不会掩饰,多见于癔症或痴呆患者。

3. 情感矛盾(affective ambivalence)　是指同一时间出现两种截然相反、相互矛盾的情感体验。如对同一事物产生又喜又厌的情感体验,对同一人既爱又恨的态度,患者并未意识到两者是相互矛盾的,也不能判断哪种态度是对的。多见于精神分裂症。

三、意志和行为障碍

(一) 意志障碍

意志(will)是人们自觉地确定目标,并支配自己的行动去克服困难、实现目标的心理过程。意志与认识过程、情感活动和行为密切相关,是认识过程进一步发展的结果,而情感活动则是意志、行动的动力或阻力。只有具备了以下3个特征,意志活动才具有现实意义:①指向性:动机是激励人们去行动的内因,是推动意志行为的力量;②目的性:有明确的目的,意志行为的毅力才越坚定;③自觉性:为实现既定目标,果断、积极地付诸行动。常见的意志障碍如下:

1. 意志增强(hyperbulia)　是指意志活动增多。患者往往在病态的情感或妄想的支配下,持续顽固性的行为。多见于精神分裂症等。

2. **意志减弱**(hypobulia) 是指意志活动明显减少。患者表现为对确定目标和实现目标的动力明显减弱，缺乏主动性和进取性，以致工作、学习困难，做事不能坚持。常见于抑郁状态的患者，此类患者并非没有意志要求，而是由于情绪低落，总感到自己做不了，或觉得没意义而不想去做。

3. **意志缺乏**(abulia) 是指意志要求显著减退或消失。患者表现为对任何事物缺乏动机和要求，严重者本能要求也缺失，生活处于被动状态，随遇而安，处处需要别人的督促和管理，对工作、学习无责任心，行为孤僻、退缩，常伴有情感淡漠和思维贫乏。多见于精神分裂症的衰退期和痴呆。

4. **意向倒错**(parabulia) 是指意向要求与常情相悖或为常人所不允许，表现为让人难以理解的行为。如"异食癖"的患者吃常人不能吃、不敢吃或厌恶的东西，如大小便、烟头、草木等。多见于精神分裂症青春型和偏执型。

5. **易暗示性**(suggestibility) 是指思想和行为易受他人言行的影响，缺乏主观意向，往往不加分析思考，盲目服从，易受暗示支配。常见于癔症。

6. **矛盾意向**(ambivalence) 是指对同一事物同时产生两种对立的、相互矛盾的意志活动和情感，但患者毫无察觉，也未感到不妥。如遇朋友，一面想去握手，一面却把手马上缩回来。这是诊断精神分裂症的重要症状之一。

(二) 动作与行为障碍

简单的随意和不随意运动称为动作，为达到一定目的有动机地进行的复杂随意运动称为行为，它是一系列动作的有机组合。精神病患者由于认知、情感或意志障碍，以致动作、行为出现异常，称为动作行为障碍，或称为精神运动性障碍。临床上常见的动作与行为障碍有精神运动性兴奋、精神运动性抑制及某些特殊症状。

1. **精神运动性兴奋** 精神运动性兴奋的突出表现是动作和行为的明显增多，根据动作行为与精神活动及环境的协调性，可将精神运动性兴奋分为协调性兴奋和非协调性兴奋。

(1) 协调性兴奋(coherent excitement)：是指患者动作和行为的增加与其思维、情感活动保持一致，并与其所处环境密切相关。因而，其行为有一定的目的性，可被理解。多见于躁狂症。

(2) 非协调性兴奋(incoherent excitement)：指患者动作和行为的增加与其思维、情感活动不统一，与外界环境不相协调。表现为动作单调、杂乱无章、无目的性，令人难以理解，多见于精神分裂症紧张型和青春型。

2. **精神运动性抑制** 是指患者的整个精神活动受到抑制，表现为动作和行为的明显减少。精神运动性抑制有木僵、蜡样屈曲、缄默症和违拗症等。

(1) 木僵(stupor)：是指患者的动作和行为明显减少或完全抑制，并可长时间保持一种固定的姿势。患者无意识障碍，肌肉张力增高，肢体被动运动时阻力增加，木僵可持续数小时至数天。严重的木僵称为僵住，患者的典型表现为不言、不语、不动、不食，面部表情固定，大小便潴留，保持固定姿势，对刺激缺乏反应。轻度木僵称为亚木僵，表现为问之不答、唤之不动、表情呆滞，但在无人时能自行进食及解大小便。严重的木僵常见于精神分裂症紧张型，称为紧张性木僵(catatonic stupor)；突然严重的精神刺激可引起心因性木僵(psychogenic stupor)；严重抑郁症患者可出现抑郁性木僵(depressive stupor)。

(2) 蜡样屈曲(waxy flexibility)：是指患者在木僵的状态下，身体各部位可任人摆布，即使是极不舒适的位置也可保持相当长的时间,像蜡塑的一样。蜡样屈曲是一种被动服从,患者意识清楚,事后能够回忆。当患者躺在床上,把他(她)的枕头抽去,头部仍可悬空维持,称为空气枕头。常见于精神分裂症。

(3) 违拗症(negativism):是指患者对于要求其所做的动作没有反应,不但不执行,而且加以抗拒或表现完全相反的动作。患者做出与对方要求相反的动作称为主动性违拗;拒绝别人的要求,不去执行称为被动性违拗。违拗常见于精神分裂症紧张型。

(4) 缄默症(mutism):是指患者缄默不语,不回答问题,有时以手势示意或纸笔表达。见于精神分裂症紧张型和癔症。

3. 某些特殊症状

(1) 刻板言动(stereotyped speech and act):是指患者机械地、无目的、无意义地重复同一简单的言语或动作,可自发产生,也可因提示而引起。常见于精神分裂症。

(2) 持续言动(perseveration):是指患者对一个有目的而已完成的言语或动作进行毫无意义的重复。多见于器质性精神障碍。

(3) 模仿言动(echolalia and echopraxia):是指患者机械地对别人的言语和动作做毫无意义、无目的性的模仿。常见于器质性精神障碍、精神分裂症。

(4) 强迫动作(compulsion):是指患者明知不必要,却不由自主地重复某种固定的行为或仪式性动作。患者明知其不合理,但非其意志所能控制,无法摆脱,因而感到十分痛苦。强迫动作常为强迫观念的继发症状和外在表现,常见的强迫动作有强迫性洗手、强迫性计数、强迫性检查等。最常见于强迫症,也可见于精神分裂症。

(蒋 颖)

第三章 精神科护理基本技能

第一节 护患关系与护患沟通

随着现代医学模式的转变，患者及其家属维权意识的提高，人们越来越重视护患关系的重要作用，良好的护患关系是保证护理工作顺利进行的前提与关键，对减少护患纠纷的发生、提高护理质量、加快患者康复、树立医疗卫生部门的良好口碑至关重要。

一、护患关系

（一）护患关系概述

护患关系（nurse-patient relationship）是指护士在特定的环境中（工作场所）运用专业知识的技能，有目的、有计划地与患者接触沟通所形成的一种治疗性关系。正确处理护患关系，护士与患者和谐相处，对患者疾病的转归、提高护理工作效率等，都有十分重要的现实意义。护患关系的特点如下：

（1）护患关系是以治疗为目的的专业性、帮助性关系：护患关系是以解决服务对象在患病期间所遇到的生理、社会、精神等方面的问题，以满足服务对象需要为主要目的的一种专业性人际关系。这种关系中的所有活动是以专业活动为中心，以保证服务对象的健康为目的。

（2）护患关系是一种工作关系：护患关系是护理工作的需要，护士与服务对象之间的人际交往是一种职业行为。不管面对何种身份、性别、年龄、职业、素质的服务对象，不管护士与服务对象之间有无相互的人际吸引基础，出于工作的需要，护士都应与服务对象建立及保持良好的护患关系。因此，要求护士对所有的服务对象应一视同仁，设身处地为服务对象着想，并真诚地给予帮助，以满足服务对象的健康需要。

由于护患关系是一种工作关系，护患双方应避免过度的情感卷入。因为：①护患关系中双方过多的感情卷入，会导致服务对象及护士感情上的高度互动，一旦服务对象或护士出现情绪变化，会导致对方产生相应的情绪变化，不仅会影响护士的正常工作情绪，也会使服务对象的情绪产生不良变化而影响健康；②护患之间过度的情感卷入，必然导致出现其他的非工作关系，如友谊、爱情、功利等关系；③过度的情感卷入，会花费护士大量的时间及精力去满足与护理无关的服务对象需要，这会影响护士的工作效率，甚至个人生活。

(3) 护患关系是一种以服务对象为中心的关系：护患关系的中心为服务对象的健康及安全。一切护理活动及护患交往都必须以解决服务对象的护理问题为目的，以服务对象的健康为宗旨。护患关系的评价也应以对服务对象的作用及影响为标准。

(4) 护患关系是一种互动关系：护患关系要达到双方对健康知识产生共识，就必须有双方的互动。虽然在建立护患关系时双方都有各自的知识、感觉、态度、社会文化背景、健康与疾病等方面的特殊经验，但随着双方围绕服务对象康复的相互接触、相互影响等互动过程，护患双方会出现一定程度的改变及发展。

(5) 护患关系是一种治疗关系：在日常生活中，良好的人际关系能使人心情舒畅，有利于身体健康。因此，良好的护患关系能有效地消除或减轻服务对象来自于疾病、诊疗护理、环境及人际关系多方面的压力，有利于促进服务对象的康复。

(6) 护患关系是一种短暂性的人际关系：护患关系是服务对象在接受护理服务过程中存在的一种人际关系，一旦护理服务结束，一般这种人际关系就会随之结束。

(二) 护患关系的发展阶段

护患关系的建立，从患者入院即已开始，整个过程可分为3个阶段，即初期、工作期和解除期。3个阶段既独立又有重叠，贯穿患者住院的整个过程。

1. 初期　此期的主要任务：①确立相互了解信任的工作基础；②确定患者寻求医疗帮助的原因及对医院的期望；③做好入院评估，制订护理计划。

开始时护患双方因陌生而成为关系建立的阻力。此时护士应主动提供患者关心的信息，如环境的介绍、病房的相关规则、护士自己的角色与职责及其他与医疗有关的人员等，以争取患者的信任，消除陌生感。

2. 工作期　此期的主要任务是应用护理程序解决患者的各种身心问题：①和患者一起制订治疗目标；②讨论患者潜在的需求和功能失调的原因；③鼓励患者学习新的行为模式，贯彻自我护理。

在本期中，随着彼此的了解加深及信任关系的建立，护士可以有针对性地提出问题，可以深入地讨论患者的感受、期望，帮助其恢复自信，巩固治疗。在此期间，护士所表现出来的态度、责任心、工作能力等是获得患者信任的关键，也是护患关系的特色。

3. 结束期　此期的主要任务是：①建立分离事实，共同探讨分离的感觉；②再次评估患者的健康状态，制订出院计划。

护患关系不可能无限制地持续下去，在结束期应让患者认清预期计划。结束期患者应具备的条件包括症状或问题缓解，社会功能改善，自知力增强。护士要做好出院指导，让患者渐渐地适应分离。

(三) 护患关系的基本模式

1976年，美国学者萨斯和荷伦德提出了3种医患关系模式，这种模式同样也适用于护患关系。

1. 主动—被动型（active-passive model）　这种模式突出护士的主导作用，通常以"保护者"的形象出现在患者面前，为患者提供必要的支持与帮助，而患者则完全处于被动服从地位，一切听任护士的处置和安排。临床常见于护士处理急性传染病、严重外伤、全身麻醉手术后、精神疾病患者以及呼吸循环骤停的复苏抢救等紧急情况时与患者所构成的护患关系。

此模式的特点是:为患者做什么。在此模式中护士的责任感、敬业精神和高尚医德就显得尤为重要,因为护士的工作态度和状态决定了患者的生命安危。

2. 指导—合作型(guidance-cooperation model)　这是目前临床护理工作中最常见的护患关系模式。这种模式中的护士具有相当的主导地位和一定强度的权威性,护士通常以"指导者"的形象出现在患者面前,为患者提供必要的指导和咨询,患者则根据自己对护士的信任程度有选择地接受护士的指导并合作。这种关系模式见于护士与重病初愈恢复期患者、手术及创伤恢复期患者等所构成的护患关系。此类患者意识清晰,但疾病较急较重,他们对疾病知识的了解又甚少。该模式的特点是:告诉患者做什么。

3. 共同参与型(multi-participation model)　这是需要推广和重视的模式。这种模式中的护士与患者在建立平等关系的基础上,共同发挥各自的主动性,护士通常以"同盟者"的形象出现在患者面前,为患者提供合理的建议和方案,患者在自己的疾病治疗过程有较强的参与意识和行为。这种关系犹如成年人之间的关系,都有决定权,都有主动性。适用于护士与各类慢性病患者、心身疾病患者等所构成的护患关系。此模式的特征是:帮助患者自疗。

(四) 建立良好护患关系的要素

1. 尊重患者　护患关系应当在平等、尊重的基础上建立相互信任的合作伙伴关系。不能因患者症状而嘲笑甚至愚弄患者,不能表现出轻视的态度。当进行治疗或谈话之前要先征得患者同意,要及时改进和采纳患者意见或提出的方案。应向患者介绍或说明其治疗及护理情况,尊重患者的知情权,以取得患者合作。

2. 正确认识精神疾病　受到精神症状的影响,有些患者无法顺利地进行沟通,甚至有的患者带有暴力倾向,护士必须理解患者的行为。

3. 熟悉、掌握患者的情况　护士除了要熟悉患者的姓名、宗教信仰、文化程度、兴趣爱好、个性特征、生活习惯、婚姻家庭、经济状况等外,还需掌握患者的精神症状、发病经过、诊断、治疗、护理要点和特殊注意事项等。

4. 理解患者的感受,从患者的角度考虑问题　护士要设身处地为患者着想,根据患者的言谈举止判断患者的思想、感受及需要尽可能满足的合理要求,理解并体会患者的内心痛苦。

5. 护士良好的自身修养　护士在护患关系中处于主导地位,因此应该加强自身修养,树立良好的形象,做到服装整洁,仪表大方,举止从容,精神饱满。同时护士应具有高度的预见性和敏锐的观察力,及时发现并解决问题,掌握疾病的症状及发展规律,做好防范及应对措施。

二、护患沟通

沟通(communication)是指人与人之间的信息(message)交流过程,是人类社会交往的基本形式。沟通也是为了一个设定的目标,把信息、思想和情感在个人或群体间传递,并且达成协议的过程。沟通的要素包括沟通的内容、沟通的方法、沟通的动作。就其影响力来说,沟通的内容占7%,影响最小;沟通的动作占55%,影响最大;沟通的方法占38%,居于两者之间。沟通的形式有语言和非语言(肢体语言)两种,语言更擅长沟通的是信息,肢体语言更擅长沟通的是人与人之间的思想和情感。语言沟通包括口头语言、书面语言、图片或者图形。肢体语言包括动作、表情、眼神、声音、语调等。

护患沟通是指以患者为中心,护士帮助患者身心调适,使患者从疾病的状态向健康方向发展,能应对应激和调整适应,并与他人和睦相处的技巧。在精神科护理中,由于精神疾病患者不能正确反映客观现实,其行为不能为正常人所理解,因此学会运用沟通技巧与患者进行有效的交流,是精神科护士必须掌握的技能。

(一) 护患沟通的基本技巧

1. **共情** 共情又称"同理心",是一个心理学概念,指的是深入到别人的内心,站在对方的角度来认识其思想,体验其情感,并产生共鸣。用通俗的话讲,就是"换位思考"、"将心比心"。这是护士的基本职业素质。同情心是共情的一部分,但远远不是共情。同情是一种情绪的表达,而共情是全方位地站在对方的角度来理解其思想、感情、行为,从而指导自己的认知、感情和行为的过程。共情在护患关系中发挥作用,可以分为几个层次:①护士换位思考和体验,感受和理解患者的情感和需求;②护士通过言语和行为,表达对患者的感受和理解;③患者感受到护士的理解,并产生积极的反馈;④护患双方产生思想和情感的共鸣,表现为行为上的密切配合和默契。

2. **非言语沟通** 包括表情、眼神、身体姿势、手势、手的接触及语音、语调、语速。目光交流是任何沟通都不可缺少的技巧。表情、姿态、语调等,综合表现出来就反映了态度。患者对护士的态度所传达的信息的敏感程度甚至超过对言语信息的理解程度。一般来说,护士的手与患者身体的接触要多于医生,清洁温暖的手给患者很好的感觉。患者悲痛时,无声的抚触是最好的安慰;患者紧张害怕时,握住他(她)的手是最好的安全保证。

3. **观察** 观察是沟通的开始,也是判断护理风险的开始。有经验的护士从看见患者的第一眼就能正确判断出他(她)的情绪状态、护理难度等,从而及时调整自己的心态,采取最合理有效而安全的护理沟通方式。

观察的内容包括患者的表情、眼神、姿势、说话与交流方式、穿着服饰、意识和一般躯体、精神状态等。每一项观察的结果对于护理及沟通都有实际的意义。另外还要注意对患者家属和陪护者的观察,善于发现家庭—社会—心理因素,这对于建立良好的护患关系、预防护理风险具有重要的意义。

4. **倾听** 希望他人倾听是人性的需求,耐心地倾听是建立信任的最简单有效的方法,也是了解患者的心理状态和需求的最直接途径。倾听并不像想象的那样花费时间,多数患者在沟通中,每次停顿前需要护士倾听的时间很少超过 3 分钟。而且当患者感到自己总是有机会充分表达自己思想、意愿、感情时,往往会转而越来越多地听护士说话。反过来,越不给患者机会表达,患者越要说,如果"噎着了",就会在行为上表现出来,不断累积的结果就是护患纠纷。倾听应与观察相结合,即所谓"察言观色"。倾听还要与非言语交流相结合,恰当地反应和反馈,如变换表情和眼神,点头并发出"嗯、嗯"声等。

5. **说话** 说话首先在语音、语调上要给人以温暖的感觉。语言内容应简洁易懂,尽量不用专业术语,就像日常生活中心情舒畅地与朋友聊天一样。切忌使用生冷硬的伤人语言。

(二) 护患沟通的原则

1. **以患者为中心** 护患关系的建立是以促进患者健康为目的,一切针对患者的临床护理决定和行为,都应当以患者的利益为中心,最大限度地保护患者的利益。

2. **做到保密、尊重、有益不伤害、公平公正** 在工作中无论是患者主动向护士披露的,还是护士无意中发现的,护士都应当秉承保密原则。由于中国传统文化对于"隐私"的理解偏于狭义(多集中在个人生活私密方面),对于生病及其医疗过程的有关事情通常不认为是"隐私",因而不注意保密。随着社会的发展和患者法律意识的增强,相关的法律纠纷日渐增多。护士一定要改变以往对于隐私的狭义理解,将患者的诊断、治疗过程与其他生活方面的隐私同样看待,恪守保密原则,不在医疗护理范围之外进行扩散。"不伤害"是不容逾越的医学伦理的底线,任何行为都不可对患者的身体和心理造成伤害。"公平公正"是指无论患者身份高低、贫贱富贵,都应当公平公正地受到关注。

(三) 与不同精神症状患者的沟通要点

(1) 对妄想患者,护士要启发患者述说,以便了解患者病情。沟通时要以听为主,对患者所述之事不予肯定也不做否定,更不要与其争辩,以免加重患者的症状,甚至被牵入为妄想对象。

(2) 对有攻击行为的患者,应避免与患者单独共处一室,不要站在患者正面,而应站在患者的两侧。与其沟通时,要采用平和的语气,避免激惹性语言。

(3) 与消极、抑郁的患者沟通,护士要诱导患者述说内心的痛苦,多给予安慰和鼓励性语言,启发患者回顾快乐的往事,以改善患者的不良情绪。

(4) 遇躁狂患者口若悬河、滔滔不绝时,护士要适时中断谈话,以减少患者的体能消耗和情绪波动。

第二节 精神科基础护理

一、饮食护理

饮食安全是精神障碍患者的护理重点。由于精神症状和药物的不良反应,会引发饮食安全问题,轻则影响治疗,重则危及生命。因此,精神障碍患者的饮食安全应贯穿医疗护理全过程。

1. 精神障碍住院患者饮食安全影响因素 包括:①住院患者受精神症状影响导致拒食、暴饮暴食、少食、异食;②集体进餐时患者受幻觉妄想支配突然冲动伤人;③鼻饲时,因患者不配合易发生意外;④药物的不良反应可致患者噎食、窒息;⑤饮食不洁可导致腹泻甚至食物中毒等意外。

2. 护理

(1) 餐具的管理和饮食的选择:①餐具的管理:应每人一套餐具,餐具以简单、安全、不易损坏并易清洗和消毒为宜,由工作人员统一管理,用后及时收回,就餐前后应各清点餐具一次,以防患者收藏而作为自杀或伤人的工具;②饮食的选择:饮食的种类要按医嘱执行,但饮食的调配既要能增进患者的食欲,又要注意营养价值,同时要照顾个别患者的生活习俗和民族特点。

(2) 进餐前的护理:①就餐前用消毒液擦拭桌面,督促患者洗手;②安排固定座位,普通患者采用集体进餐,便于查对和观察,特殊患者采取不同的护理措施,如医嘱禁食的患者要做好解释和说服工作,必要时采取相对的隔离。

(3) 进餐时的护理

1) 在进餐过程中,护士应维持进餐秩序,观察患者进食量、进食速度,防止患者抢食、倒食、藏食,用餐具伤人或自伤,巡查有无遗漏或逃避进餐的患者,并要提醒患者,细嚼慢咽,谨防呛食、窒息。

2) 不要让患者将吃剩的菜、点心(馒头、花卷、包子)等带回病室,防止发生进食意外。

3) 对咀嚼无力、吞咽困难的患者给予软食或无牙饮食,酌情为患者剔去食物中的骨头,进餐时切勿催促,必要时专人照顾,严防意外。

4) 对抢食、暴食患者,安排单独进餐,劝其放慢进食速度,以免狼吞虎咽发生噎食窒息,并适当限制进食量,以防因过饱而发生急性胃扩张等意外。

5) 给卧床患者喂食时,应将患者的床头稍抬高并让其头偏向一侧,避免大口及快速喂饭,防止窒息的发生。

6) 对拒食患者,应针对不同原因,设法使之进食。如:①对被害妄想、疑心饭菜有毒者,可让其在适当的范围内挑选饭菜,或由他人先试尝,或与他人交换食物,适当满足其要求,以解除疑虑,促使进食;②对有罪恶妄想,自认罪大恶极、低人一等,不配吃好的饭菜而拒绝进食的患者,可将饭菜拌杂,使患者误认为是他人的残汤剩饭而促使进食;③对有疑病妄想、牵连观念、忧郁不欢、消极自杀、否认有病而不肯进食的患者,应耐心劝导、解释、鼓励,亦可邀请其他患者协同劝说;④对由于被幻听吸引注意力而不肯进食的患者,可在其耳旁以较大声音劝导提醒,或播放音乐,以干扰幻听而促使进食;⑤对阵发性行为紊乱、躁动不安而不肯进食的患者,应视具体情况,不受进餐时间的限制,待其病情平稳后,再劝食或喂食。

7) 对欲吞食异物的患者要重点观察,必要时予以隔离(此类患者外出检查、活动时需专人看护,防食不洁食物、杂物、危险物品等)。

8) 对院外送食的患者,要做好家属的宣教工作,确保携带的食品安全、卫生,并劝导患者进食要适量。

二、排泄护理

在精神障碍患者中,部分患者由于受疾病的影响,常不能自理大小便,如随地便溺,或受药物的影响,出现尿潴留、便秘等情况,故护士必须每天观察或询问患者的排泄情况,发现异常立即通报医生及时处理。

(1) 对随地便溺(如痴呆)患者,要注意摸索患者的排便规律,同时加强督促与训练,定时给便盆或督促患者去厕所。

(2) 对三天无大便者,应请示医生,执行医嘱给予适宜的缓泻剂或进行灌肠。做好健康教育,鼓励患者多饮水、多活动、多吃新鲜蔬菜和水果,养成定时排便的生活习惯。

(3) 发现患者尿潴留时,应明确排除躯体疾患后给予诱导排尿;让患者听流水声、用温热水冲洗会阴、用热毛巾或热水袋热敷或按摩下腹部等,诱导排尿无效时遵医嘱实施导尿术。

三、睡眠护理

睡眠是休息的一种形式,睡眠和觉醒是维持生命活动所必需的生理现象。对精神障碍患者来说,睡眠的好坏常常预示病情的好转、波动或恶化,良好的睡眠可促进患者的病情恢复,而严重的失眠可使患者焦虑、烦躁、痛苦,甚至可发生意外。由此可见,睡眠护理在精神科尤为重要。

1. 创造良好的睡眠环境 室内整洁、空气新鲜、光线柔和、温度适宜、环境安静,并妥善安置躁动患者,以免影响他人睡眠。

2. 评估患者发生睡眠障碍的原因 如患者兴奋、躁动、焦虑、紧张、恐惧或躯体的不适,对气候、环境的不习惯,睡前服用兴奋剂等。

3. 根据患者睡眠障碍的原因进行护理 如新入院患者,由于对环境的陌生、害怕或对治疗反感、恐惧而导致失眠,护士要给予必要的解释和耐心的劝慰;对易早醒者,晚餐后要鼓励患者参与一些适宜的活动;对入睡困难者,睡前禁忌服用易引起兴奋的药物、浓茶或饮料,避免紧张、激动、兴奋的娱乐活动;对有主观失眠的患者可在其入睡后用笔在其手臂上做记号,待患者睡醒后善意地告诉他(她),以证明他(她)确实睡得较好,帮助患者解除因失眠引起的焦虑情绪。

4. 督促患者养成良好的睡眠习惯 劝说患者遵守作息制度,白天除午休1~2小时外,尽量参加各种活动。

5. 严密观察和记录患者的睡眠情况和睡眠表现 观察患者的睡眠姿势、呼吸声等评判其是否入睡。发现患者头蒙被睡觉要轻轻地将被子揭开,防患者伪装入睡,另外头蒙被睡也不利于病情的观察;对过度兴奋、焦虑等患者要及时按医嘱予以药物治疗辅助其入睡,同时要观察患者服药后入睡时间、睡眠程度,并做好记录。

四、沐浴护理

精神障碍患者因受精神症状的影响,会出现不讲个人卫生,失去料理生活能力,或精神药物治疗的不良反应,可导致部分患者的皮脂腺分泌亢进,容易发生囊肿或其他皮肤感染,因此做好患者的个人卫生护理非常重要。

1. 沐浴环境和设施要安全 如铺设防滑地面、安装扶把手、光线或照明要充足等,防止滑倒等意外事件的发生。

2. 沐浴水温要适宜 水温应控制在38~42℃(有条件的要提供恒温水),沐浴前工作人员应事先调好水温,同时要嘱咐患者在沐浴过程中不要擅自调节水温,以免发生烫伤。

3. 沐浴前的准备工作 工作人员应备好清洁的衣服和用物,保持浴室适宜的温度,并评估患者的病情和生活料理能力,配置合适人力,提供适宜的帮助和护理,必要时应专人看护。

4. 沐浴时的护理 定时督促患者沐浴。患者单独沐浴时,应密切观察患者的动态(沐浴时间不宜过长),发现异常情况及时处理,防自杀、自伤的发生。如无人陪护或全封闭管理的患者应定时开放沐浴时间。

第三节 精神科一般护理

一、入院和出院护理

(一)入院护理

由于精神科收治患者的特殊性,因此对新入院患者,除按一般的护理常规外,应做好以下护理:①护理风险评估,主要包括暴力行为风险评估、自伤自杀行为风险评估、出走行为风险评估,并在住院病员信息一览表上显示风险等级标识。②检查有无带入危险物品(绳索、剪刀等），携带入室的个人衣服上应写上患者的姓名。贵重物品和钱款不宜携带入室，特殊情况必须有2名护士登记与签收，家属来院时及时交还家属带回并签名。③新患者入住病室后，测体温（宜腋下测量），并用手扶持体温表直至测量体温结束。④向护送人员了解患者的主要病情，解答和告知家属患者入院后的相关事宜，如探视时间及注意事项等，记录联系人姓名及联系方式，并注明与患者的关系。⑤合理安置患者。新入院患者应安置于相对独立的区域，24小时专人看护，深入全面地掌握患者的病情，确保患者的安全。

（二）出院护理

患者出院时，护士应遵医嘱常规办理出院手续，同时要做好以下护理：①把患者的私人物品交予家属或患者清点并签收。②根据患者的病情向患者及家属做好出院宣教和相关注意事项的告知。如情绪悲观、有病耻感的患者，应加强心理支持，帮助患者正确认识和对待病态行为，理解和对待个人、家庭及社会关系，鼓励患者定期门诊随访。③告知家属药物保管及服用方法。结合患者的自知力、自我管理能力情况，做好患者服药的监护，切勿擅自停药或减量，同时要做好药物的保管和监护，严防患者擅自服用药物而发生意外情况。

二、环境及物品的安全管理

精神障碍患者由于受精神症状的支配，会发生自杀、自伤、伤人和毁物等意外情况，严重时会危及生命。因此，为了确保患者的安全及为患者提供安全的治疗护理环境，做好病房的环境及物品安全管理具有十分重要的意义。安全护理的内容涉及较广，以下主要介绍环境与物品的安全管理。

1. **环境的安全护理** 精神科病房的环境除了考虑美观舒适外，还要考虑安全和方便医疗护理工作。室内陈设应简单、方便、适用，色彩宜柔和，房间门宜设观察窗，便于观察患者的活动；窗户敞开的宽度不宜太宽，以成人的一拳大小为宜，玻璃宜用防暴玻璃以防患者冲动时造成损伤；墙壁上应无铁钉、绳索等危险物品；患者使用的桌椅以稳、重为好，以防止患者冲动时作为冲动工具而伤人伤己。做好病区各种设备的维护，如电器设备、消火栓、门窗玻璃、锁、床等物品需定期检查，如有损坏及时修理，保证安全。

2. **物品的安全管理** ①病区内的物品应妥善放置，危险物品如钥匙、刀剪、指甲剪、消毒剂、注射器、体温计、保护带等，必须定量、定点放置，每班认真清点与交接，如有遗失，要立即报告并寻找。②患者入院时，接诊护士应仔细检查危险物品，如发现刀、剪、火柴、打火机等，应全部交还家属带回或登记保管；患者外出治疗、检查、活动或会客结束返回病区时应行安全检查，严防将危险品带入病区。③各类医疗器械、药品等带入房间时，不得随手放置，要注意看护，用完后清点用物，避免将器械、药品等危险品遗留在房间内或患者身上。④患者使用针线等物品时，必须在护士的监护下使用，禁止将利器如刀、剪刀等交给患者使用。⑤工作人员进出护士站、医生办公室、治疗室、抢救室、值班室、配膳室、病区时，应随手关闭门锁，严防患者擅自获取药品及其他危险物品或出走等意外事件的发生。⑥每周定期检查床单位及患者身边有无危险物品，发现问题及时处理。

三、测量体温的安全护理

精神障碍患者由于疾病的特殊性，在给患者测量体温时，除了遵守常规的操作规程外还须注意以下几点：

（1）测量体温前，按患者实数准备体温计数量（非接触式电子体温计除外）。

（2）测量体温时，患者均坐于自己的床位（或固定的座位）上，使每位测量体温的患者在工作人员的视野内，以便发现异常情况能及时处置。

（3）测量体温完毕后，必须立即清点体温计数目，发现缺少，及时追查并报告护士长，以免体温计遗留于患者处而造成意外发生。

（4）对新入院、不合作、有消极和吞服异物史患者及一级患者等，需用电子体温计、肛表或腋下测量，以防患者咬碎体温计吞服。

（5）若患者咬碎或吞服体温计，立即通知医生，并遵医嘱处置。①给患者即刻服下250～500 ml牛奶或2只鸡蛋蛋清，也可口服液状石蜡60 ml，以阻止或减少水银吸收；②给患者服大量韭菜等粗纤维食物，使水银被包裹，并增加肠蠕动，促进水银排出；③做好交班和记录，观察大便情况。

四、药物治疗的安全护理

药物治疗是精神科疾病治疗的主要途径，而且要维持数年，甚至需终身服药，拒绝服药或自行停药常可导致疾病复发，但精神科患者由于各种因素经常会拒绝服药。

1. **患者藏药的常见原因**　①疾病因素，否认自己有病或受幻觉妄想的指使；②害怕药物反应，如静坐不能、吞咽困难等；③社会-心理因素，有的患者认为药物会使记忆减退、影响生育、体态发胖等。

2. **藏药的方式**　在精神科，患者的藏药方式多种多样，如藏于舌下、两颊或唇齿之间；有的患者在假装服下之时巧妙地将药滑入指缝、衣袖或口袋内，然后丢弃；还有的患者将药服下后即躲到僻静地方，用手指等刺激咽喉部将药物吐出。

患者的藏药行为不仅影响临床诊治效果，而且有可能引起医疗纠纷，因此护理人员必须认真做好发药护理工作。

3. **护理**　精神科护士除了遵守发药常规外，还需做到以下几点：

（1）严格执行"三查八对一注意"（三查：操作前、操作中、操作后检查；八对：核对床号、姓名、药名、浓度、剂量、方法、时间、面容；一注意：注意用药前的过敏史、配伍禁忌和用药后的反应）。

（2）发药前，先组织患者按固定位置坐好，减少患者来回走动，避免造成漏服或错服。

（3）发药时必须有2～3位工作人员参加（发药、检查服药情况、倒水），先发合作者，再发不合作者。发药中要做到发药到患者手或嘴，并要确认患者把药服下才可发下一位患者。对有藏药企图或行为者要严格检查，对有引吐行为的患者服药后要在护士视线内停留10～15分钟，以防吐药。

（4）发药期间，护士必须看护好药盘（车），做到药盘（车）不脱离工作人员手，避免患者自行取药或抢夺药物等意外事件的发生。

（5）做好健康宣教。根据不同情况，正确指导患者服药，说明按医嘱用药的重要性，讲解具体服药方法和预防或减少药物的不良反应，增强患者对药物治疗的信心。

五、探视护理

众所周知，亲人探视对患病住院的患者是一种强有力的心理支持，精神科的治疗因其周期长且大部分是封闭式管理，患者与社会是呈半隔离状态，患者对社会和家庭的了解大部分是通过探视来获得,因而探视就显得十分重要。但由于精神疾病的特殊性,家属探视的影响具有两面性,如果处理不恰当会影响患者的病情,甚至会威胁患者生命。因此,做好探视护理也是精神科护理中一个重要组成部分。为了使探视对患者的治疗、康复起到积极作用,在探视护理中应注意以下几点:

(1) 探视时要有专职工作人员接待,探视人应在规定地点探视患者(卧床患者或危重患者例外)。

(2) 接待探视家属时,应耐心宣传探视制度,并嘱咐家属看护好患者,防止患者借机出走或发生意外。

(3) 建议探视者在与患者交谈时,注意谈话内容,避免过激言语,多给予安抚、劝慰、理解,提供物质和心理支持。

(4) 告知探视者有关注意事项:①不要将利器、玻璃瓷器、酒类、易燃物品等带入病区或擅自交予患者,携带的物品如衣物、食品等其他任何物件,应交予工作人员登记并代为保管;②未经病房工作人员同意,不能交任何东西给其他患者,也不得为其他患者带出书信、物品或代打电话等;③不要随意带病员离开病房,如需在医院内散步,需取得工作人员的同意方可带出病房。

(5) 患者探视结束必须做好清点人数和安全检查(患者和环境)工作。

(6) 患者受病情影响,必要时根据医嘱可暂停患者探视,特别治疗期间可暂缓探视。

(7) 在探视过程中,要观察患者的情绪变化,当患者出现自杀、自伤或伤害他人行为时,要立刻制止并终止探视,同时做好交接班与记录。

六、护送患者的护理

由于住院不安心、药物引起的步态不稳等因素,精神障碍患者可发生出走、跌倒等不良事件,故当患者外出检查、活动时,要根据病情评估风险,做好相应的护理。

(1) 护送患者外出检查、活动时,护士要根据病情评估风险,安排相应的护送人员,并要在相关检查单上注明风险标识,做好口头交班。

(2) 患者离开病房时要穿病号服,避免患者乔装成家属发生出走事件,并检查患者的鞋袜是否合脚,降低患者跌倒的风险,冬天要做好保暖工作。

(3) 患者进出病房时护士要清点人数,将外出人数记录于记事板并做好交接班。护送途中工作人员思想要高度集中,不得与其他工作人员闲聊,做到前后呼应,患者必须在工作人员的视野内,特别是在分岔路口、转弯等处要站好岗位,密切注意患者的动态。

(4) 患者在外出途中若要去厕所,工作人员必须陪同前往并等候,视线不离开患者,防止患者从窗户逃脱或跳楼自杀等情况发生。

(5) 对有严重出走企图或不合作者需1~2名工作人员专门护送,不要与其他患者一起护送,以免在护送途中患者发生出走后,因无人力看护其他患者,而再次发生意外事件。

七、精神科约束护理

约束是精神科治疗的辅助措施之一。因医疗需要或为防止发生意外,需对住院治疗的精神障碍患者暂时采取约束性安全措施。《精神卫生法》第四十条中规定,精神障碍患者在医疗机构内发生或者将要发生伤害自身、危害他人安全、扰乱医疗秩序的行为,医疗机构及其医务人员在没有其他可替代措施的情况下,可以实施约束、隔离等约束性医疗措施。实施约束性医疗措施应当遵循诊断标准和治疗规范,并在实施后告知患者的监护人。禁止利用约束、隔离等约束性医疗措施惩罚精神障碍患者。实施约束治疗,必须遵照医嘱、按约束操作常规执行。如遇到突发事件(如冲动、自伤、伤人等)需采取紧急约束措施时,须在约束后3小时内由医生开具医嘱。

(一)约束时的护理

(1)约束与非约束患者不能安置于同一室。若无条件,约束患者必须在护理人员视野内。因被约束的患者行为受限制,应避免其遭受其他患者的侵害。

(2)约束患者(约束于床上)应脱去外衣,床单位要干燥、整洁。

(3)约束的体位要舒适,肢体处于功能位。

(4)约束的松紧度要适宜,以伸入1~2个手指为宜。打结必须为固定结,结头要隐蔽,以不让患者看到、摸到为妥。

(5)肩部约束时腋下要加棉垫或衣裤,以免损伤臂丛神经。

(二)约束后的护理

(1)做好约束登记,包括约束的原因、时间、约束带数、操作者等。

(2)加强巡视,密切观察约束局部的松紧度和皮肤情况,观察肢体的血液循环,严防臂丛神经受压产生意外事件或患者自行解除约束带当作自缢工具,每次巡视的间隔时间不得超过30分钟。

(3)关心患者的冷暖,做好大小便等生活护理,防止压疮的发生。

(4)患者入睡后视病情可请示医生,执行医嘱解除部分约束部位。

(5)约束时间不宜过长,若需长时间约束应1~2小时松解一次,注意体位的变换。

(6)约束患者须床边交接班,做好约束护理记录。

第四节 精神疾病的观察与记录

一、精神疾病的观察

临床护理观察是临床护理工作的重要组成部分。临床护理观察是指护士在临床护理工作中运用感觉器官,有计划、有目的地观察某个患者、某种现象或事物的知觉体验。护理观察的目的是掌握患者的动态,获得即时信息,以利于及时处理患者的病情变化。精神活动正常的患者,对自己的不适可以有确切的主诉,或通过影像学等技术协助医疗诊断。但精神障碍患者的许多临床资料,却要由护理观察来获取。因此,临床护理观察将直接关系到患者生命的安危,也直接反映护士的职业责任感和工作责任心,同时也是衡量护士业务水平和解决实际问题及体现工作能力的重要考核内容。

护理观察的范围很广,如按"不同原因"作为重点可把临床护理观察划分为以下几个方面:①疾病原因所致——病情观察;②创伤原因所致——伤情护理观察;③心理原因所致——心理护理观察;④药物治疗原因所致——药物治疗护理观察;⑤生活饮食原因所致——生活护理观察;⑥患者不安全原因所致——患者安全护理观察。上述列举的护理观察范围,对护士判断是什么原因所致的变化情况及所需要的处理,具有临床实际应用意义。

(一)观察的原则

1. **客观性** 观察的资料要反映患者的真实情况。若不是护士自己亲眼所见,而是患者的室友或其家属反映的,则应该做进一步的了解、核实后方可下结论。不可随意加入自己的主观猜测,去判断患者的病情,以免误导医生的诊断与治疗。如看见患者自言自语,就说"患者存在幻听",而实际经了解发现,患者只是想到了一件曾经自认为有趣的事,情不自禁地随口说说而已。

2. **针对性** 掌握患者的个体情况,要有针对性地进行观察,尤其是对精神障碍发病期、危重、有病情波动、年老体弱、接受特殊治疗等患者,应及早觉察病情的轻微变化,以控制病情进展。特别是对患者突发性的病情演变,护士观察要及时,在第一时间发现和报告,为抢救赢得时机,挽回患者的生命。

3. **整体性** 从医疗和护理的角度考虑,观察患者的病情,在时间上要有一个连续过程,在内容上应该是多方位的。观察的信息越全面,越有临床价值。

4. **隐蔽性** 观察要在患者不知不觉的情况下进行,否则患者会掩饰自己的症状。尤其是抑郁症患者,为达到消极的意图,对医务人员关注自己的言行特别敏感。观察该类患者就要善于运用观察技巧。比如,护士因怕患者如厕时自杀,想探听动静,询问时最好不要直达问题,诸如"你在干什么?"或"你想干吗?"等,让患者感到被监控而更压抑,也不宜尾随其后,而是要采用关心的语气与方法,用"你有什么事吗?"或"有什么需要我帮助的吗?"等托词,进行仔细观察。

(二)观察的内容

1. **一般情况** 主要是指患者的衣、食、睡、行及个人卫生的自理状况。如饮食、睡眠、排泄是否正常,有无主动性意志要求和参与活动等。

2. **精神症状** 依据症状学内容在知觉、思维、情感、记忆、行为、意志和意识等各方面,观察患者精神障碍的表现及严重程度。

3. **躯体状况** 观察患者的健康、营养状况,各类实验室检查指标是否异常,是否伴有躯体其他系统的疾病和症状等。

4. **治疗情况** 观察患者对治疗的依从性,接受治疗的效果,有无出现药物过敏、不适或不良反应等。

5. **心理状况** 通过观察患者的言谈举止、表情流露和行为变化情况,并对患者大脑反映客观现实的过程作出心理状态的判断,获悉患者的心理反应、需求和亟待解决的心理问题。

6. **社会功能** 包括观察患者的学习、人际交往、劳作和日常生活的能力。

(三)观察的方法

临床护理观察的基本方法,有直接观察法与间接观察法。

1. **直接观察法** 是指通过护士的感觉器官与患者直接接触观察患者情况或经过与患者的面谈,从其表象(语言、情绪、动作)和内心(思维、心理动态)等了解病情。

2. **间接观察法** 通过患者的亲朋好友、同事及病友了解患者的情况,或从患者的书信、日记、绘画、手工作品中分析、整合有关患者病情的信息。

二、护理记录

护理记录属于专业性记叙。所谓记叙,是把护理活动中对患者的主诉、临床表现或病情变化的发生、发展、处理过程运用文字形式表述出来。它是记录和反映患者病情动态的书面文件,也是医疗文件的一个组成部分,不仅可作为科研的资料,而且在解决医疗纠纷时,还要作为法律依据。故一直以来,各医疗机构对所在部门病史书写的规范和质量都极为重视,从不同角度不断制订和完善相关的标准及要求。

1. 护理记录的要求

(1) 准确客观的内容:护理记录,首先是反映对客观病情观察的内容,这是护理记录的最根本因素。一切护理记录的内容都是来自客观现实,但又是客观病情在护士头脑中反映的产物。因此,护理记录的内容不能由护士凭空臆造,它只能是护士临床实践的记录。

(2) 真实的书面语言:记录离不开一定的表现形式,书面语言是一切记录的承担者。语言,包括口头语言和书面语言,人的口头语言是自然形成的产物,而书面语言则是经过了加工提炼的一种比较精粹、比较高级的形态语言。因此,恰当的书面语言,乃是写好护理记录的又一个重要因素。表述记录内容的准确与否,取决于书面语言描述的质量,只有按照语法规范加工、提炼过的语言,才是真正的书面语言,才能准确地反映客观内容的面貌和本质。

(3) 鲜明地突出重点:所谓鲜明地突出重点,即护士在反映客观内容或说明问题时,通过护理记录表达出来的内容,一定要明确、清楚。因为在护理实践中,有时存在许许多多的问题,在记录时,应根据这些问题因人、因事、因时的不同,有针对性地从实际出发,选择重点内容书写记录。

(4) 精简详略得当:护理记录的篇幅要求短小。在短小的篇幅里把患者的主诉、临床表现和处理过程紧紧结合在一起,以最小篇幅记录最大的客观内容,这就要以一当十,以小见大,语言精练,结构紧凑,详略得当。所谓详略得当,即在书写时必须安排好哪些内容应该详细记录,能于细微处突出重点,哪些内容应该省略书写。

书写护理记录除了上述要求外,还要注意记录的时效性和完整性。时效性强调护理病史的即刻记录(发现病情变化和处理完毕后做及时记录),因抢救不能及时记录的病例,应在抢救完毕后6小时内补上记录。记录时间以24小时制表示,并要具体到分钟。完整性是指在全面、细致地记录病史的基础上,避免遗漏、缺项、字迹潦草、涂改、断续等情况。

2. 护理记录的形式　护理记录的形式有记叙式与表格式。记叙式是指将记录的内容以整段的形式叙述。表格式是指将病史记录需要涉及的内容预先归类、划分,设计为表格形式,记录时选择所要表达的内容,逐项予以打"√"。

3. 护理记录的种类与记录内容　精神科常用的护理记录种类主要有以下几种:①护理入院评估单:记录内容包括一般资料、简要病史、精神症状、躯体疾病、心理社会情况、日常生活与自理能力等。②护理记录单:分一般护理记录单和病危(重)护理记录单。一般护理记录单记录患者某一时段病情变化和护理要点,内容包括患者的主诉、主要病情、饮食、睡眠、治疗及护理要点等,如果是突发意外事件,还应包括事件发生的时间、发生了什么事、事件的处理经过及事件的结果(患者情况)等。病危(重)护理记录单,记录患者的生命体征、出入水量、实施的治疗护理、简要病情和护理要点等。③护士观察量表,是以量表的方式作为观察病情、评估病情的一种护理记录方法,即把精神科患者在日常中的情绪、言行或精神症状的表现列项制成表格。如护士用住院患者观察量表(nurses' observation scale for inpatient evaluation,NOSIE),由 Honigteld G 等于1965年编制。该量表有30项和80项两种版本,本章节介绍的是30项版本(表3-1)。此版本在临床使用较普遍。

表3-1 护士用住院患者观察量表(NOSIE)

条目	得分	条目	得分
1. 肮脏	0 1 2 3 4	16. 进食狼藉	0 1 2 3 4
2. 不耐烦	0 1 2 3 4	17. 与人攀谈	0 1 2 3 4
3. 哭泣	0 1 2 3 4	18. 自觉抑郁沮丧	0 1 2 3 4
4. 对周围活动感兴趣	0 1 2 3 4	19. 谈论个人爱好	0 1 2 3 4
5. 不督促就一直坐	0 1 2 3 4	20. 看到不存在的东西	0 1 2 3 4
6. 容易生气	0 1 2 3 4	21. 提醒后才做事	0 1 2 3 4
7. 听到不存在的声音	0 1 2 3 4	22. 不督促便一直睡着	0 1 2 3 4
8. 衣着保持整洁	0 1 2 3 4	23. 自觉一无是处	0 1 2 3 4
9. 对人友好	0 1 2 3 4	24. 不太遵守医院规定	0 1 2 3 4
10. 不如意便心烦	0 1 2 3 4	25. 难以完成简单任务	0 1 2 3 4
11. 拒绝做日常事务	0 1 2 3 4	26. 自言自语	0 1 2 3 4
12. 易激动发牢骚	0 1 2 3 4	27. 行动缓慢	0 1 2 3 4
13. 忘记事情	0 1 2 3 4	28. 无故发笑	0 1 2 3 4
14. 问而不答	0 1 2 3 4	29. 容易发火	0 1 2 3 4
15. 对好笑的事发笑	0 1 2 3 4	30. 保持自身整洁	0 1 2 3 4
病情总估计:		备注:	

(1) 项目和评定标准:在NOSIE中,每项为一描述性短语,如肮脏、对周围活动感兴趣、自觉一无是处等。该量表为频度量表,按照具体现象或症状的出现频度,分为0~4分的5级评分法:

0分:无;

1分:有时是或有时有;

2分:较常发生;

3分:经常发生;

4分:几乎总是如此。

(2) 适用范围:用于住院的成年精神障碍患者,特别是慢性精神障碍患者,包括老年性痴呆患者。

(3) 结果分析:NOSIE的结果可以归纳为因子分、总积极因素分、总消极因素分和病情总估计(总分)。

NOSIE的因子分计算方法如下:

1) 社会能力[20-(13、14、21、24、25项组分和)]×2;

2) 社会兴趣(4、9、15、17、19项组分和)×2;

3) 个人整洁[8+(8、30项组分和)-(1、16项组分和)]×2;

4) 激惹(2、6、10、11、12、29项组分和)×2;
5) 精神病表现(7、20、26、28项组分和)×2;
6) 迟缓(5、22、27项组分和)×2;
7) 抑郁(3、18、23项组分和)×2。如为2名评估员评估,只需在因子分计算时,将两者的评分相加便可。总消极因素:(4)、(5)、(6)、(7)项因子分之和;总积极因素:(1)、(2)、(3)项因子分之和;病情总估计:(128+总积极因素-总消极因素)。

(4) 评定注意事项

1) 应由经量表评估训练的且最好是患者所在病室的护士任评估员。
2) 每位患者由两名评估员(护士)观察评分,记分时,两名评估员分数相加。如只有一名评估员,应将评分乘以2。
3) 根据患者近3天(或1周)的情况,对30项进行评分。
4) NOSIE主要是通过护士的观察与交谈来进行评定。
5) 应根据患者症状存在与否及存在的频度与强度进行评估。

第五节 精神科患者的管理

一、开放管理

随着医学模式的转变及精神卫生事业的发展,对住院精神障碍患者的管理,也由封闭管理向开放管理转变,目前开放管理已成为国内精神科病房管理的发展趋势。开放管理包括全开放管理和半开放管理。全开放管理类同于综合性医院的管理,是指患者在住院期间可以自己或在家属的陪护下自由出入病房,不强制患者穿医院提供的统一服装,可穿戴自己喜爱的衣物;患者自行支配经济和上街购物,不限定所带物品。半开放管理是指每天在规定的时间内患者自行参加医院内的各种康复训练、治疗、检查、散步等自由活动,周末外出探亲或上街购物等。

1. 护理对象 自愿入院患者、有家属陪护的患者和经过治疗精神症状已缓解、病情稳定或康复期待出院的患者(后两者需由家属/监护人提出申请)。

2. 护理要求 ①在病区醒目位置设置图文标识,以温馨提示的方式告知患者及家属病房开放管理或半开放管理的相关制度、注意事项等,同时要以书面形式告知患者及家属开放管理或半开放管理存在的相关风险等,签署各种知情协议书并随病历归档,如《开放/半开放病区住院患者知情同意书》等,让患者及家属了解住院期间应承担的责任和义务。②责任护士须每天对每位患者进行评估,掌握患者的病情。评估患者院外、院内自由活动及各项治疗的情况,根据评估结果,及时修正相应的护理措施(病情变化不适合开放者应考虑暂停开放)。③强化管理制度。由于病房的开放式或半开放式管理,患者住院期间有很大的自主性,给病房的安全管理带来很大困难,因此必须制订完整的管理制度,主要包括患者住院知情同意书、陪护管理制度、药品及个人物品的管理制度、患者外出的管理制度等。④定期举办精神疾病知识讲座,对患者及家属进行安全教育,指导患者及家属如何正确面对压力、紧张、无助感,保持乐观情绪、正确处理生活中的不良事件。

二、封闭管理

封闭管理是指患者入院后由病房工作人员统一管理,穿医院统一的病员服,患者所有的外出检查和治疗等活动均必须由工作人员陪同,病房随手关门,患者不能自由出入病房,限制携带物品,饮食由医院食堂统一配送。

(1) 护理对象为新入院(非自愿)及病情未稳定的患者,监护人不同意开放管理的患者。

(2) 制订病房住院患者的作息制度,除特殊情况外,要求患者遵守病房的作息制度,配合医护人员完成各项治疗和护理。

(3) 患者外出检查、治疗、活动时,要有工作人员护送,进出病房时应清点患者人数及进行安全检查,以防患者将危险物品带入病房用作自杀、自伤工具。

(4) 组织患者开展工娱疗活动和康复训练,内容可多种多样,如生活技能训练、社交技能训练等,提高患者的人际沟通能力,达到减缓衰退、回归社会的目的。

(5) 适时开展健康教育,增进患者对疾病的了解,增加其对治疗的依从性,增强战胜疾病的信心。

(6) 定期组织患者户外活动,开展适宜的集体活动,丰富患者的住院生活。满足患者的合理需求,使患者安心住院,积极配合治疗。

(7) 做好陪护者的管理,嘱其遵守医院的相关制度;定期召开座谈会,给陪护者讲解精神科住院安全管理的要求及疾病相关知识,取得陪护者的配合,确保患者的安全。

第六节　精神科分级护理

精神科分级护理是根据患者病情的轻重缓急和对自身、他人、周围环境安全的影响程度分为特级护理及一、二、三级护理。

1. **特级护理**

(1) 护理指征:伴有严重躯体疾病、病情危重、随时发生病情变化需要进行抢救的患者;重症监护患者;有极严重的自杀、自伤危险者;受伤或自杀未遂后果严重、生命体征不稳定的患者。

(2) 护理要求:①专人护理,严密观察病情变化和生命体征,做好护理记录;②根据医嘱,正确实施治疗和护理;③对有意识障碍、躁动不安患者应采用防护措施,确保患者的安全;④正确实施口腔护理、压疮的预防和护理、保持各种导管的通畅;⑤保持患者的舒适和功能体位;⑥实施床旁交接班。

2. **一级护理**

(1) 护理指征:入院3天或1周内的患者(非自愿);兴奋躁动、行为紊乱者;木僵、拒食者;自伤、自杀者;冲动伤人者;有擅自出走行为者;伴有严重躯体疾病者;生活不能自理者;生活部分自理但病情随时可能发生变化者。

(2) 护理要求:①患者应安置于Ⅰ级护理病室内,严密观察病情,发现病情变化及时汇报医生,活动不能离开护士视野;②对随时会发生自伤、自杀、冲动行为者,遵医嘱予以约束保护,必要时请家属陪护;③对伴有严重躯体疾病患者,根据不同疾病采取相应的护理措施;④督促或协助患者做好个人卫生护理,确保患者仪容整洁;⑤认真做好基础护理,保持各种导管通畅,确保患者安全;⑥做好患者饮食、治疗及各种检查前的准备护理,满足患者的身心需要;⑦做好护理记录与交接班工作。

3．二级护理

(1) 护理指征:凡精神症状不危害自己和他人者;未见严重消极者;伴有一般躯体疾患、生活能自理者;经治疗病情好转但仍需观察的一级患者。

(2) 护理要求:①安置在一般病室内,严格执行巡视制度并做好记录;②密切观察病情及治疗后的反应,做好安全护理;③可在病区内自由活动,在工作人员陪同下可到室外活动;④视病情督促和协助其生活料理,确保患者仪表整洁;⑤做好检查、治疗、特殊饮食的指导工作;⑥同情、关心、尊重、理解患者,对不同疾病开展有针对性的心理护理和健康宣教;⑦组织患者开展各项集体活动,鼓励患者参加各项工娱疗活动。

4．三级护理

(1) 护理指征:症状缓解、病情稳定者;康复待出院者;神经症患者。

(2) 护理要求:①安置在一般病室内,以开放管理为主,患者的生活物品自行管理;②定时巡视病情,观察病情,掌握患者的病情及心理活动;③正确执行医嘱,落实各项护理措施;④加强心理护理、康复指导及出院宣教等;⑤鼓励患者参加各种有针对性的工娱疗活动,促进其社会功能的恢复。

(陶凤瑛)

第四章 精神病患者常见危机状态的防范与护理

精神科危机状态的防范与护理是精神科护理中非常重要的一部分。精神病患者常常由于精神症状的影响或在严重的精神刺激下,突然发病或病情突然加重,出现暴力行为、自杀行为、出走行为、噎食行为等危及自身或他人生命或财物安全的危机状态,精神科护理人员必须认真准确实施各项风险评估,有效预防危机事件的发生,并且一旦有危机事件发生时应立即做出有效处理。

第一节 暴力行为的防范与护理

暴力行为(violent behavior)是指故意造成财物或他人身心伤害的行为,攻击对象可以是自己、他人或物体。暴力行为是精神科最常见的危急事件,精神病患者攻击行为的反复出现对患者自身、医护人员和患者家属均造成一定的经济损失和身心创伤。因此,有效地识别攻击行为的危险因素,及时进行准确评估,对高危患者进行强化干预以减少和预防攻击行为的临床护理实践是精神科临床护理工作的重要内容。

住院精神病患者的暴力行为多发生在急性期。据报道,入院1周内发生暴力行为的占50.79%;1~2周内发生暴力行为的占32.98%;2周后发生暴力行为的占16.23%。

精神病患者暴力行为的表现形式常见有口头攻击和肢体攻击。口头攻击有谩骂、威胁等;肢体攻击有打人、吐口水、破坏物品等。男性患者的暴力行为多为伤人、毁物、谩骂、威胁;女性患者的暴力行为多为抓人、踢人、抓对方头发等。

一、护理评估

(一)暴力行为发生的原因及危险因素评估

1. **精神疾病** 暴力行为与疾病诊断有明显关联,我国第一届全国司法精神病学学术会议(1987)调查显示:在1214例杀伤案件中,精神分裂症占84.6%,癫痫性精神障碍占7%,癔症占2.2%,反应性精神障碍占1.9%,精神发育迟滞占1.7%,其他精神障碍占2.9%。

(1)精神分裂症:精神分裂症患者暴力行为的发生率最高。患者的暴力行为多是在妄想或幻觉影响下发生的,其中以被害妄想最多见。此外,精神运动性兴奋,在要求未得到满足以及药物的严重不良反应影响下也会使患者产生暴力行为。有违拗症的患者容易对护理人员的管理及身边的生活琐事产生反抗和敌对,从而发生暴力行为。还有部分患者觉得家属或亲友嫌弃自己,从而对他们产生敌对态度,甚至暴力行为。

(2) 心境障碍:躁狂症患者在急性躁狂状态下可发生严重的暴力行为。此时患者的激惹性增高,如果要求没有得到及时满足,意见被否定,活动受到限制与约束,甚至护理人员要求其服药等常规事件均可引起其暴怒,从而引起伤人毁物。躁狂症患者也可能由于性欲增强而发生性攻击行为。抑郁症患者虽然以自杀常见,但还可以出现间接自杀,即通过杀人来寻求外部惩罚,以达到结束自己生命的目的。抑郁症患者还可出现怜悯杀亲,即害怕自己的罪连累到亲人或自己死后子女无人照顾可怜而杀死亲人,然后再自杀,故又称为扩大性自杀。

(3) 器质性精神障碍:无论急性还是慢性器质性精神障碍患者均可发生暴力行为,但这种暴力行为具有突发性、紊乱性和波动性特点。其中癫痫性精神障碍患者可在意识模糊时出现暴力行为。癫痫性人格改变的患者也容易出现暴力行为。

(4) 精神活性物质滥用:很多精神活性物质都可使患者过度兴奋、激动和多疑,容易诱发暴力行为。酒精依赖者发生暴力行为较正常人高10倍以上。原因是精神活性物质滥用使患者对冲动失去控制力或判断能力而容易发生暴力行为。

(5) 精神发育迟滞:患者通常对事物的判断和理解较为幼稚,对外界应对技巧不足,冲动控制能力差,可出现暴力行为。患者的攻击通常缺乏计划性,且难以预料,攻击对象更多指向物体。

(6) 人格障碍:反社会型人格障碍发生暴力攻击的控制力差。边缘型人格障碍也易发生暴力行为,但其攻击对象更倾向于自身。

(7) 偏执性精神病:患者可能对其妄想的人采取攻击行为。

2. 心理学特征

(1) 心理发展:早期的心理发育或生活经历与暴力行为密切相关,它会影响个体是否会选择非暴力应对方式的能力。

(2) 性格特征:不同的性格特征的患者发生攻击行为的可能性不同。个体受到挫折或受到精神症状控制时,是采用暴力行为还是退缩、压抑等方式来应对,与个体的性格、应对方式有关。习惯以暴力行为来应对挫折的个体最易发生暴力行为。大量临床研究资料表明,过去有过暴力行为,尤其是最近发生过暴力行为的患者很可能再次发生暴力行为。

(3) 诱发因素:社会环境、文化等因素会影响精神病患者暴力行为的发生,如当患者聚集在一起、过分拥挤、缺乏隐私或处于被动时,容易发生暴力事件;强行入院和封闭式管理环境也容易引起患者的怨恨和反感,促使暴力行为的发生。另外,临床工作人员也可能由于工作态度和自身行为对患者的影响,而有意或无意地引发患者的暴力行为。如歧视或挑逗患者、管理经验不足、与患者的人际距离掌握不准确、护士的沟通交流不当、患者的合理需要未得到满足等,均可能对患者的情绪产生消极影响。

(4) 人口学特征:患者的年龄、性别、婚姻状况、文化程度、经济状况、工作、暴力行为的历史与攻击行为密切相关。年轻、男性、单身、失业、有暴力行为史者更容易再次发生暴力行为。

(二) 暴力行为发生的征兆评估

当精神病患者出现下列情况时,应视为暴力行为的先兆,护理人员应高度警惕。

1. **行为方面** 患者表现为活动量增加(如踱步、不能静坐、握拳或用拳击物),下颚紧绷,呼吸增快,突然停止动作,敌视医务人员,拒绝治疗护理及不遵守规定、制度等。

2. **语言方面** 患者表现为威胁真实或想象的对象,强迫他人注意,大声喧哗及妄想性言语等。

3. 情感方面　患者表现为愤怒、敌意,易激惹,异常焦虑或欣快,情感不稳定等。

4. 认知方面　患者表现为思维混乱,精神状态突然改变,定向力缺乏,记忆力损害,幻觉、妄想加重等。

(三) 评估工具

Brset 暴力风险评估量表(BVC)共包含 6 个条目:混乱、易激惹、喧闹、身体威胁、言语威胁、攻击物体,各条目分别计分(无=0 分,有=1 分),得分相加得到总分,最低 0 分,最高 6 分,分值越高暴力风险越大。新患者及病情有波动的患者,护理人员应根据《住院患者暴力行为风险评估单》及时给予暴力风险评估。评分 1~2 分为中等风险;3~4 分高风险;5~6 分为极高风险。护士应根据患者不同的风险程度采取相应的应急措施。

二、护理诊断

出现暴力行为的风险(针对他人)与患者的幻觉、妄想、焦虑、器质性损伤等因素有关。

三、护理目标

1. 短期目标　①患者在住院治疗期间没有伤害他人;②患者能够应用已学技巧控制暴力行为;③患者能够叙述导致暴力行为的原因和感受;④患者表现出语言攻击行为的减少或消失。

2. 长期目标　①患者能够以恰当的方式表达和宣泄情绪;②患者能以健康的应对方式处理所遇到的问题。

四、护理措施

(一) 暴力行为的预防

(1) 对住院患者进行暴力行为风险评估,熟记高风险患者的床号、姓名、病情,加强病情观察,全面准确的评估是防范冲动攻击行为的基础。

(2) 提供安静、舒适的休养环境,避免病床过分拥挤,及时去除噪声和强光刺激,减少环境的不良刺激作用,做好分级护理及病房危险品的管理工作。安全、舒适的住院环境,能使患者减轻陌生感,消除紧张焦虑情绪。

(3) 了解患者的心理需求,及时满足患者的合理要求,避免与患者发生正面冲突,减少诱发因素。建立良好的护患关系是预防医患冲突、避免患者发生暴力行为的有效措施。护理人员要掌握接触患者的技巧,尊重患者的人格,尽量满足患者的合理要求,以减少医源性暴力的发生。

(4) 鼓励患者以适当的方式表达和宣泄情感,如拍打枕头、撕纸等。对有暴力倾向的患者应明确告知行为造成的后果及患者觉得无法自控时如何求助等。根据患者的兴趣、爱好组织适当的娱乐活动,转移分散其冲动意图。

(5) 加强病房的巡视工作,对有冲动倾向的患者应全面掌握其动态表现,严格限制其在视线范围内,力争将暴力行为控制在萌芽状态。大多数患者发生暴力前,语言、行为等方面会出现异常。因此,对这些患者应进行重点看护,加强巡视,及时发现暴力征兆,尽量减轻其对自身及周围人的伤害。

（6）对情绪不稳、激惹性增高的患者，应及时与医生联系处理，有效控制其精神症状。

（二）暴力行为发生时的处理

1. 寻求帮助，言语安抚，控制局面　当患者有攻击他人或破坏物品等暴力行为发生时，首先要呼叫其他工作人员，疏散其他围观患者离开现场。用直接、简单、清楚的语言安抚稳住患者，提醒患者暴力行为的后果，尽快控制紊乱局面。与患者保持1米左右的安全距离，切勿直接正面接触。

2. 巧夺危险品　语言制止无效时，一组人员转移患者注意力，另一组人员乘其不备快速夺下危险物品，行动果断迅速，步调一致。不可用强制方法，以免激惹患者。

3. 约束保护　对患者身体约束的目的是保护患者和其他人的安全，不能作为对患者的惩罚工具。在约束保护患者的同时，应持续与患者对话，以温和的口气告知患者对其身体约束的目的。约束期间加强巡视，注意保护带松紧，观察四肢血液循环情况，定时松解，落实好基础护理、饮食护理，鼓励患者配合治疗护理，病情稳定后根据医嘱及时解除保护。

4. 遵医嘱药物控制情绪，正确及时做好记录

（三）暴力行为发生后的护理措施

暴力行为控制后，要重建患者的心理行为方式，这是对患者暴力行为的长期治疗性处理原则，目前采用较多的是行为重建。

（1）评估暴力行为与激发情境的关系，以及行为发生的时间、地点、原因和表现等。

（2）寻找暴力行为与激发情境间的联系突破点，使两者最终脱钩。

（3）建立新的行为反应方式，包括各种行为治疗及生活技能训练，如人际交流技巧、控制情绪方法，使患者正确评估自己的行为，建立适合个体的行为模式。

（4）药物控制，根据病情调整药物剂量及治疗方案。

（5）根据患者个体文化背景及特长爱好，编排患者日间活动程序，安排其参加工娱疗活动，建立良好的人际交流和应对处理技巧。

五、护理评价

（1）患者是否发生了攻击行为，有无伤害他人或自己。

（2）患者是否能预知失去自制力前的征兆，并立即寻求帮助。

（3）患者是否能以建设性的方式处理自己的愤怒情绪。

（4）患者是否能识别应激源并以有效的方法处理压力。

（5）患者的人际关系是否改善。

第二节　自杀行为的防范与护理

每年的9月10日是世界预防自杀日。据有关报道，我国自杀率为13.9/10万，女性自杀率高于男性25%，农村自杀率是城市的3~5倍，自杀率随年龄增高而增加，春季自杀率高于其他季节。2004年，原卫生部公布的一项数据表明，目前自杀已成为我国人群第五大死因。

在精神病患者中,自杀率远高于普通人群数十倍。自杀是精神科较为常见的危急事件之一,也是精神病患者死亡的最常见原因。精神病患者的自杀行为往往具有突发性、冲动性、隐蔽性特点,危险性大,难以预测和防范。如何有效地预测和防止精神病患者自杀,是精神卫生领域重要的工作内容之一。

根据自杀动机,自杀可分为自杀意念、自杀意图、自杀威胁、自杀未遂和自杀死亡。自杀意念是指有自杀的想法或意向,但无具体的自杀行为。意念强时可有自杀行为,具有一过性或阵发性特点。自杀意图是指由于应激障碍无法解决而形成的行为动机。自杀意图的强弱取决于应激源的性质和强度。如果应激障碍没有解决,自杀意图仍然存在,再次自杀或蓄意自伤的可能性就继续存在。自杀威胁是指口头表达自杀愿望,但无自杀行为,或用不至于导致死亡的自杀行动来表达其真正的目的。自杀未遂是指有自杀的意图,并有相应的自杀行为,但由于被救、手段不坚决或懊悔而自动终止,未造成死亡。自杀死亡又称为完成自杀或成功自杀,是指把已有的自杀意图付诸行动,最终造成死亡。

一、护理评估

(一)自杀行为发生的原因及危险因素评估

1. **精神疾病** 所有精神疾病都会增加自杀的危险性。自杀率较高的精神疾病包括抑郁症、精神分裂症、酒精和药物依赖以及人格障碍。与自杀有关的一些精神症状包括抑郁、妄想、幻觉、睡眠障碍等。

(1)抑郁症:抑郁情绪是自杀者最常见的内心体验,抑郁发作是自杀的一个常见原因。根据中国疾病预防控制中心(CDC)报道,我国每年有28.7万人因自杀死亡,其中40%自杀者可归因于抑郁症。临床研究资料表明,抑郁症患者中自杀死亡率为12%~60%,自杀的精神分裂症患者中70%有中重度抑郁。抑郁症患者的自杀观念和自杀行为往往十分隐蔽且计划周密,难以察觉,且可出现在抑郁症的多个阶段,自杀"成功"率较高。因而,对抑郁发作的患者,需提高警惕,仔细评估有无自杀意念及自杀企图。

(2)精神分裂症:精神分裂症患者可在听幻觉的"命令"下自杀;有迫害内容的幻觉或妄想的患者也可能采取自杀行动,以避免受到残酷的"迫害"。

(3)精神活性物质所致精神障碍:酒精依赖及吸毒患者在24小时内暴饮或吸食毒品,伴有严重的抑郁情绪或有人格障碍,出现酒精性幻觉、妄想、戒断综合征等都可以引发自杀行为。

(4)人格障碍:如反社会型人格障碍、表演型人格障碍伴有冲动和攻击性时,也容易产生自杀行为。

(5)顽固强迫症:具有顽固强迫症的患者,因不能摆脱强迫观念和行为而痛苦不堪,或出现强迫性自杀观念者,自杀风险更大。

(6)癔症:癔症患者会出现自杀姿态,也有自杀死亡者。

2. **其他生物学与社会-心理因素**

(1)个性特征:不良的心理素质和个性特征与自杀有一定的关系。自杀者在认知方面往往倾向于以偏概全的思维方式,面对问题不能对自身和环境作出客观评价,将自己遇到的问题归因于命运、运气等;在情感方面,常常表现为情绪不稳定,表现出神经质倾向;在意志行为方面,患者往往具有冲动性特征,采取冲动性方法解决问题,无法建立稳定的人际关系。

(2)遗传因素:家庭成员有自杀行为史是患者自杀的重要危险因素。近年来越来越多的研究显示,遗传因素在抑郁障碍患者自杀行为中起重要的作用,有自杀阳性家族史的抑郁障碍患者发生自杀的风险明显增高。

（3）心理因素:心理因素或生活事件可引起自杀,其原因是:①感情受到他人的伤害;②希望对上级或某人表达自己的愤怒或受伤的感情;③不会应对痛苦的情感;④为了逃避或解脱某种困境;⑤为了引起他人的注意;⑥生活事件对患者造成的痛苦,如失去亲人或被亲人遗弃、失学、失业、失去财产、失去名誉等。国外统计资料表明,精神分裂症自杀者的最突出生活事件是被告知患者再也不能回家了。上述情况都可能让患者觉得孤立无援,无能为力,而选择以死解脱。

（4）其他因素:无职业、缺少社会支持、严重或慢性的躯体疾病容易使人产生自杀行为。

(二) 自杀行为发生的征兆评估

1. *有自伤或自杀未遂史* 自杀未遂是最强烈也是最普遍的评估要素。一般来说,自杀未遂后第1年风险最高,护理人员应加强防范。

2. *流露死亡意愿* 有研究表明,自杀死亡者中约80%在行动之前以各种形式流露过自杀念头。如与病友或家人谈论死亡与自杀,表示想死的意念,并常常发呆;打听自杀的方法,问一些可疑的问题,如"值夜班的人员多长时间巡视一次"、"这种药要吃多少才会死"、"这窗户离地面多高"或"流血需要多长时间才会死亡"等。

3. *行为异常* 收集自杀工具,将自己与他人隔离,特别是将自己关在隐蔽的地方或反锁于室内。对将自己的事情处理得有条不紊表示出异常的兴趣,与家人交代今后的安排,将自己喜爱的物品赠予他人,并开始分发自己的财产。收集和储藏绳子、玻璃片、刀具或其他可用来自杀的物品。

4. *情感不稳定* 患者对现实的或想象中的事物有负罪感,觉得自己不配生活在世界上,情绪低落,时常哭泣。有些患者在抑郁了较长一段时间后,无任何理由,突然变得很开心。情绪障碍患者"反常性"的情绪好转需引起医务人员重视,因为患者表面上的"平静",正是自杀最危险的时刻。

5. *饮食、睡眠改变* 患者表现为失眠、体重减轻以及害怕夜晚的来临。

(三) 自杀风险的评估

1. *自杀意向* 有自杀意向者尚不一定采取自杀行动,有自杀企图者很有可能采取自杀行动,有自杀计划者则可能一有机会就采取自杀行动。

2. *自杀动机* 个人内心动机(如出现绝望,以自杀求解脱)者自杀的风险性高于人际动机者(如企图通过自杀去影响、报复他人)。

3. *进行中的自杀计划* 如准备刀剪或绳索之类、悄然积存安眠药物、暗中选择自杀场所或选择自杀的时间,均是十分危险的征象。

4. *自杀方法* 自缢、跳楼、撞车、枪击、割血管、触电、服毒等,其中自缢比服毒和撞车自杀更容易实施,更容易致命,更危险。

5. *遗嘱* 事先对后事做好安排,留有遗嘱者很可能立即采取自杀行动。

6. *隐蔽场所或独处* 隐蔽者风险性大,单独一人时更可能采取自杀行动。

7. *自杀的时间* 如选择家人外出或上班时自杀,风险性大;选择夜深人静之时自杀,风险性大;选择医院工作人员交接班时自杀,风险性大。

8. 自杀意志坚决者,风险大　如自杀未遂者为没有死而感到遗憾,表明患者想死的意志坚决。

(四) 评估工具

自杀风险评估量表包括15个条目(赋分):绝望感(+3),近期负性生活事件(+1),被害妄想或有被害内容的幻听(+1),情绪低落/兴趣丧失或愉快感缺乏(+3),人际和社会功能退缩(+1),言语流露自杀意图(+1),计划采取自杀行动(+3),自杀家族史(+1),近期亲人死亡或重要的亲密关系丧失(+3),精神病史(+1),鳏夫/寡妇(+1),自杀未遂史(+3),社会-经济地位低下(+1),饮酒史或酒精滥用(+1)及罹患晚期疾病(+1)。上述15个条目根据加分规则得出总分,分数越高代表自杀的风险越高,评分6～11分为高风险,≥12分为极高风险。护士应根据风险程度采取相应的防范措施。

二、护理诊断

1. 有暴力行为的危险(针对自己)　与患者绝望的情绪、幻听等有关。
2. 无效应对　与患者的社会支持不足、处理事物的技巧缺乏有关。

三、护理目标

1. 短期目标　①患者无自我伤害行为;②患者能够确认及表达自己痛苦的内心体验;③患者人际关系有所改善。
2. 长期目标　①患者不再有自杀意念;②患者对自己有积极的认识,对将来抱有希望;③患者能够掌握良好的应对技巧。

四、护理措施

(一) 自杀行为的预防

(1) 对住院患者进行自杀行为风险评估,熟记高风险患者的床号、姓名、病情,密切观察患者动态变化,防止意外发生。

(2) 做好心理护理,鼓励患者参加工娱疗活动,以转移、分散患者的消极自杀意念,改善情绪。与患者建立良好的护患关系,提供支持性心理护理。鼓励患者表达不良心境、自杀的冲动和想法,使内心活动外在化,可产生疏导效应。训练患者学习新的应对方式,教会患者在无能力应对时如何求助,而不是采取自杀行动。同时,也要向患者表明,医护人员随时准备帮助他,早日治疗好他(她)的疾病,帮助其树立战胜疾病的信心。

(3) 加强危险品管理和家属的安全宣教工作,做好安全检查,尤其是外出返室和会客结束后都应仔细检查有无危险品。

(4) 夜间应加强消极患者的巡视,做好睡眠护理,对入睡困难、早醒的消极患者应密切观察,必要时通知医生及时处理。

(5) 严重消极患者应24小时在工作人员的视野内监护,必要时遵医嘱约束保护,或请家属协助陪护。

(二) 消极行为发生时的处理

自缢是精神科常见的自杀手段,发生时间多为夜晚或凌晨,一旦发生应迅速采取急救措施。

(1) 即刻从其背部向上托起并抱住自缢者,解松或割断套绳,然后将其平卧,快速判断有无呼吸、心跳。如果心跳、呼吸已停止则应果断地将自缢者的下颌用力向上向后托起,打开气道,进行人工呼吸和胸外心脏按压。

(2) 医生到达后,遵医嘱协同做好抢救及护理工作。

(3) 抢救同时应及时通知患者家属来院。

(4) 当班护士应对发现患者自缢的时间、情况、抢救时间、过程、用药等做好及时、正确的护理记录。

五、护理评价

对自杀患者的评价是一个持续的过程,需要不断地重新评价和判断目标是否达到。对患者的护理评价可从以下几个方面来进行:

(1) 患者能否自己述说不会自杀,或出现自杀意念时,能积极地寻求帮助。

(2) 患者的抑郁情绪是否好转,能否建立和保持更为积极的自我概念。

(3) 患者是否学会更多地向他人表达情感的有效方法,人际关系是否改善。

(4) 患者是否有良好的支持系统,感觉被他人接受,有归属感。

第三节 出走行为的防范与护理

对精神病患者而言,出走行为是指患者在住院期间,未经医生批准,擅自离开医院的行为。出走也是精神科的危急事件之一,因此精神科护士必须了解如何对精神病患者的出走行为进行防范和护理。

一、护理评估

(一) 出走的原因及风险因素评估

1. 精神疾病

(1) 精神分裂症:患者存在迫害性幻觉和妄想,为了躲避迫害,会突然离开医院。也有一些精神分裂症患者缺少自知力,认为自己没有疾病,无须治疗而选择出走来躲避就医。

(2) 其他精神疾病:抑郁症患者可因想采取自杀行为而寻找机会离开医院,选择一个特殊的地方来结束自己的生命。躁狂症患者则可能由于情感的高涨和思维的敏捷突然做出决定要实行一个"宏伟"的计划,常因来不及或怕受到阻拦而寻机离开医院。严重精神发育迟滞的患者和严重痴呆患者,可能外出时或到处乱走时走失等。精神活性物质滥用的患者因戒断症状难受而摆脱医院环境出走。

2. 社会-心理因素

(1) 由于处于精神科封闭式管理,患者感到生活单调、受拘束和限制,因处处不自由而出走。

(2) 一些病情好转的患者,因思念亲人,想早日回家,或急于完成某项工作而出走。

(3) 患者对住院和治疗存在恐惧心理而出走,如害怕被约束,对电抽搐治疗有误解等。

(4) 工作人员态度生硬、对患者不耐心等都会使患者产生不满情绪而想离开医院。工作人员责任心不强、离岗或注意力不集中、病房设施损坏未及时修补等可导致患者乘机出走。

(二) 出走的征兆评估

下列项目可以帮助护士评估精神疾病患者出走的危险性,及时发现患者的出走意图。
(1) 患者病史中有出走史。
(2) 患者有明显的幻觉、妄想。
(3) 患者对疾病缺乏认识,不愿住院或被强迫住院。
(4) 患者强烈思念亲人,急于回家。
(5) 患者有寻找出走机会的表现,如经常在病室门口徘徊、东张西望等。
(6) 患者对住院及治疗感到恐惧,不能适应住院环境。

(三) 出走患者的表现

(1) 意识清楚的患者多采用隐蔽的方法,平时积极地创造条件,遇到有机会时便会出走。如与工作人员建立良好关系,取得工作人员的信任;常在门口附近走动,窥探情况,乘工作人员没有防备时出走;观察病房的各项设施,寻找可以出走的途径,如不结实的门窗等。与这些活动相伴随的是患者经常会有焦虑、坐卧不宁、失眠等表现。
(2) 意识不清的患者出走时无目的、无计划,也不讲究方式。他们会不知避讳、旁若无人地从门口出去。一旦出走成功,危险性较大,再寻找比较困难。

(四) 评估工具

住院患者出走行为风险评估单包括6个条目(赋分):曾有出走史(+5),有明显幻觉或妄想(+1),对住院治疗感到恐惧(+1),有寻找出走机会的行为(+2),流露出走意图的言语(+2),无自知力或强制住院(+1)。上述6个条目根据加分规则得出总分,分数越高代表出走的风险越高,评分5~9分为高风险,≥10分为极高风险。护士应根据出走风险评估值采取相应的措施。

二、护理诊断

1. 有走失的风险　与患者的幻觉、妄想、思念亲人或意识障碍等有关。
2. 有受伤的风险　与患者的自我防御能力下降、意识障碍等有关。

三、护理目标

(1) 患者能对自身疾病和住院有正确的认识,表示能安心住院。
(2) 住院期间没有发生出走行为。

四、护理措施

(一) 出走的预防

(1) 对住院患者进行出走行为风险评估,熟记高风险患者的床号、姓名、病情,及时发现出走征兆,采取措施,谨防患者出走。
(2) 平时要鼓励患者多参加集体活动,以分散患者的出走意念。
(3) 对出走意念严重的患者不宜安排出病室活动,应安置在重病室由专人监护或遵医嘱暂时约束保护。

(4) 交接班时,必须清点患者人数,做到班班交接清楚。

(5) 患者进出病房(如洗澡、散步、会客结束等),或户外活动时,密切注意患者动向,经常清点患者人数。

(二) 出走发生后的处理

1. **发现患者出走**　当班者应立即告知门卫关好大门防范患者走出院外,同时报告所在病区护士长(或负责医生),并组织人员在院内寻找。

2. **若判断患者已离开医院**

(1) 立即报告上级部门(护理部、院办),逢节假日报告值班护士长及行政总值班,同时通知患者可能前往的家属及亲戚朋友,请他们协助留人。

(2) 组织病区工作人员在市内有关车站及轮渡处寻找。

(3) 若 24 小时后没有出走患者的信息,则上报当地派出所;若有出走患者的信息,则组织人员派车接回。

五、护理评价

(1) 患者有无出走的想法和计划。

(2) 患者是否能适应医院的环境,对治疗和护理有无焦虑、恐惧。

(3) 患者是否对自身疾病有正确的认识,并表示要安心住院。

第四节　噎食及吞食异物的防范与护理

一、噎食的防范与护理

噎食是指食物堵塞咽喉部或卡在食管的第一狭窄部,甚至误入气管,引起窒息。易堵塞的食物有肉类、芋艿、地瓜、年糕、汤圆、粽子、包子、蛋黄、香蕉、糖果、豆子、花生等。发生噎食时情况危急,及时发现及抢救非常重要。精神病患者发生噎食较正常人多见,原因主要是服用抗精神病药物发生锥体外系不良反应时,出现吞咽肌肉运动的不协调所致。

(一) 护理评估

1. **噎食的原因及风险因素评估**

(1) 药物不良反应:精神病患者因服用抗精神病药物导致锥体外系不良反应,出现吞咽肌肉运动不协调,而使食物误入气管。

(2) 脑器质性改变:患有脑器质性疾病如帕金森综合征的患者,吞咽反射迟钝,易因吞咽困难而噎食。

(3) 癫痫:癫痫患者在进食时抽搐发作可能导致噎食。

(4) 意识不清:患者在意识不清状态下进食可引起噎食。

(5) 精神症状:患者抢食、暴食时容易发生噎食;一些躁狂症患者,由于极度兴奋,食欲亢进,进食时不能自控,大口吞咽或抢食,未经嚼细强行咽下,造成食物团堵塞食管而发生噎食。还有一些患者进食时,由于情绪激动,说话、大笑或受外界刺激均易造成食管痉挛而引起噎食。

(6) 生理因素:一些老年精神病患者牙齿脱落,不能咀嚼食物,加之神经反射功能减退,消化功能降低,唾液分泌减少,以致进干食时食物堵塞咽喉部发生窒息。

2. 噎食的临床表现

(1) 早期表现:大量食物积存于口腔、咽喉前部,阻塞气管,患者面部涨红,并有呛咳反射。由于异物吸入气管时,患者感到极度不适,大部分患者常常有一种特殊的表现,即不由自主地一手呈"V"字状紧贴于颈前部,面露痛苦表情。

(2) 中期表现:食物卡在咽喉部,患者有胸闷、窒息感,食物吐不出,手乱抓,双眼直瞪。

(3) 晚期表现:患者出现满头大汗、面色苍白、口唇发绀、昏倒在地,提示食物已误入气管;重者出现大小便失禁、鼻出血、呼吸停止、全身发绀等。

(二) 护理诊断

1. 吞咽困难 与抗精神病药物不良反应或脑器质性疾病等有关。

2. 窒息风险 与患者进食过急有关。

(三) 护理目标

(1) 患者在住院期间不发生噎食。

(2) 患者知道细嚼慢咽的重要性,能有效防止噎食。

(四) 护理措施

1. 噎食的预防 对噎食的护理应以预防为主,以下措施可以有效防止噎食的发生。

(1) 患者就餐时,严密观察并劝导患者细嚼慢咽,酌情协助,防止噎食,或力争对噎食者早发现、早急救。

(2) 对暴食和抢食患者,安排单独进餐,劝其放慢进食速度,禁止患者将馒头等易致噎食的食物带回病室。

(3) 对年老或药物反应严重、吞咽动作迟缓的患者给予软食或无牙饮食,必要时予以每口少量喂食,专人照顾。

2. 噎食发生后的处理

(1) 发现噎食者,应就地急救,分秒必争,立即有效清除口咽部食物,疏通呼吸道,同时通知医生。具体采取一抠二置的方法:"一抠"是用中指、示指从患者口腔中抠出异物;"二置"是将患者倒置,用掌拍其后背,借助于震动,使食物松动,向喉部移动而掏之。或将患者腹部俯于凳子上,让其上半身悬空,猛压其腹部迫使膈肌上移,压迫肺部,使肺内气体外冲,借助气流将气管内的食物冲出。

(2) 上述操作如重复5~6次无效,应立即用一粗针头在环状软骨上沿正中部位插入气管或行紧急气管切开,暂时恢复通气。

(3) 经上述处理后,呼吸困难可暂时缓解。对食物仍滞留在气管内部者,需请五官科医生会诊处理。

(4) 如心跳、呼吸停止,立即做应急抢救处理,行心肺复苏术。

(五) 护理评价

(1) 各种预防措施是否有效,患者有无噎食发生。

(2) 患者是否认识到缓慢进食、细嚼慢咽的重要性,能否对所摄食物进行选择。
(3) 发生噎食的患者是否得到及时正确的抢救,急救措施是否有效,有无并发症发生。

二、吞食异物的防范与护理

吞食异物是指患者吞下了食物以外的其他物品,如戒指、别针、刀片、体温表、筷子、剪刀等。精神病患者常因受精神症状的支配误服或吞服异物,吞食异物可导致十分严重的后果,需严加防范,及时发现和正确处理。

(一)护理评估

1. **吞食异物的原因及风险因素评估**　精神病患者吞食异物可能由思维障碍引起,也可能是一种冲动行为或者想以此作为自杀的方法。抑郁症和人格障碍患者也可采用吞食异物作为一种自杀手段。

2. **吞食异物的表现**　一旦患者吞食了异物,护士应立即评估患者所吞食异物的种类及时间,从而判断危险程度。吞食异物的危险性视吞食异物的性质而不同,如吞食有锋口的金属或玻璃片可损伤重要器官或血管,从而引起胃肠穿孔或大出血,吞食塑料等可引起中毒,吞食较多的纤维织物可引起肠梗阻。

(二)护理诊断

1. **有受伤的风险**　与患者吞食有锋口的物品有关。
2. **有中毒的风险及便秘等**　与患者吞食金属、塑料等物品有关。

(三)护理目标

(1) 患者住院期间没有吞食异物。
(2) 患者能认识到吞食异物的后果,并改变不良行为。

(四)护理措施

1. **吞食异物的预防**

(1) 对有吞食异物倾向的患者要了解原因,不要斥责患者,要耐心地向其说明吞食异物会导致的不良后果,并帮助患者改变行为方式。
(2) 加强对各类物品尤其是危险物品的管理,患者如果使用剪刀、针线、指甲剪等应该在护士的视野内。

2. **吞食异物后的处理**

(1) 吞食液体异物需立即用温水洗胃,防止异物吸收。
(2) 若异物较小,但有锐利的刀口或尖锋,可让患者卧床休息,并进食含较多纤维的食物如韭菜,以及给予缓泻剂,以利异物排出;同时进行严密观察,尤其需注意患者腹部情况和血压。当发现患者出现急腹症或内出血时,立即手术取出异物。
(3) 若异物较大,不可能从肠道排出,应采用外科手术取出异物。
(4) 若患者咬碎了体温表并吞食了水银,应让患者立即吞食蛋清或牛奶,使蛋白质与汞结合,延缓汞的吸收。
(5) 在不能确认是否吞食异物时,应及时行 X 线检查确定。如 X 线检查结果阴性,仍需密切观察患者的生命体征和病情变化,防患于未然。
(6) 在等待异物自行排出的过程中,要指导患者日常饮食,观察粪便以发现排出的异物。

(五)护理评价

(1) 患者是否吞食异物,以及是否发生了内出血、中毒等危险情况。

(2) 患者是否认识到吞食异物的危险性,从而改变行为方式。

(盛梅青)

第五章 器质性精神障碍患者的护理

第一节 概 述

器质性精神障碍是指由于脑部疾病或躯体疾病引起的精神障碍。由脑部疾病导致的精神障碍称为脑器质性精神障碍,包括脑变性疾病、脑血管病、颅内感染、脑外伤、脑肿瘤、癫痫等所致精神障碍。随着人类寿命的延长,老龄人口逐渐增加,脑器质性精神障碍的发病率也明显增高。由脑以外的躯体疾病引起的精神障碍称为躯体疾病所致的精神障碍。

器质性精神障碍的临床特征与基础疾病之间并不存在特异性关系,即相同的病因在不同人身上可以引起不同的精神症状,不同病因可以引起相同的精神症状。器质性精神障碍的出现和器质性病变的进展存在时间上的联系,而且会随着基础疾病的缓解或改善而好转。

器质性精神障碍的治疗主要是尽可能寻找病因,给予相应的病因治疗。由于脑器质病变患者的脑储备能力普遍降低,体内解毒过程减弱,药物在体内的吸收、分布、代谢和排泄的改变使他们的耐药性降低。有时即使应用小剂量的抗精神病药物便可产生严重的药物不良反应或全身并发症,甚至可危及生命,因而对器质性精神病患者应用抗精神病药物时需比一般患者更谨慎小心,应选择锥体外系不良反应较小的药物。

第二节 常见综合征

一、谵妄

谵妄(delirium)是指一组表现为急性、一过性、广泛性认知障碍,尤以意识障碍为主要特征,同时伴有注意、知觉、思维、记忆、精神运动性行为、情绪和睡眠-觉醒的紊乱。因为它往往发生于急性起病、病程短暂、病变发展迅速的中毒、感染、脑外伤等病变,故又称为急性脑病综合征。谵妄在综合医院最常见,占内、外科患者的5%～15%,老年病房的住院患者中发生率为38.5%,术后达到50%,在ICU病房则高达80%。美国曾对社区人群中谵妄的患病率进行研究发现,55岁以上人群的患病率为1.1%。以下6类患者比较容易发生谵妄综合征:①老年人;②儿童;③心脏手术后患者;④烧伤患者;⑤脑部有损害患者;⑥药物依赖者。

(一) 病因

1. **原发于脑部的疾病** 如感染、肿瘤、外伤、癫痫及脑卒中。
2. **作用于脑部的系统疾病** 尤其是代谢与内分泌疾病、全身性感染、心血管病及结缔组织病。
3. **外源性物质中毒** 即药物、工业、植物或动物来源的中毒。
4. **滥用成瘾物品而产生的戒断现象** 多发生于酒精及镇静催眠药物依赖者。

(二) 临床表现

谵妄常急骤起病,有时可见某些前驱症状,如焦虑不安、恐惧、对声光敏感、失眠、噩梦等。其主要临床表现如下:

1. **意识障碍** 谵妄的基本特征是意识障碍,意识清晰水平的下降或觉醒水平降低,轻者表现为嗜睡、意识模糊等,重者可出现昏迷,一天之内有波动,表现为昼轻夜重。
2. **认知障碍**
   (1) 感知障碍:包括感觉过敏、错觉、幻觉。其中以幻视最多见,内容常带恐怖性,且形象生动逼真。
   (2) 定向障碍:根据谵妄的严重程度从轻到重一般依次为时间—地点—人物—自我定向障碍。
   (3) 思维障碍:注意力松散、凌乱;推理与解决问题的能力受损;常有继发于幻觉或错觉的妄想,这些妄想系统性差,持续时间短,呈片段性,内容常常是被害性质的。
   (4) 记忆障碍:以即刻记忆和近事记忆障碍最明显,患者尤以新近事件难以识记,对病中经过大多不能回忆。
   (5) 注意障碍:在保持注意力方面存在障碍,通常注意力容易转移或难以集中。
3. **情绪障碍** 早期多呈轻度抑郁、焦虑、易怒;病情加重时,情感相对淡漠,有时表现为焦虑、恐惧、激越。
4. **行为障碍** 可表现为抑制、反应迟钝,甚至呈亚木僵状态;多数呈现兴奋,骚动不安。
5. **睡眠-觉醒周期的紊乱** 临床症状常呈昼轻夜重的波动,这也是谵妄的重要特征之一。有些患者的谵妄仅于夜间出现,白天清醒时间缩短,呈现困倦和嗜睡,而夜间则清醒,并出现激动不安。因此,患者正常的睡眠-觉醒周期被打乱,甚至颠倒。

(三) 治疗与预后

1. **病因治疗** 寻找和治疗导致谵妄的基本病因,如迅速解除原有的心力衰竭或呼吸道感染等因素,一旦脑缺氧减轻,急性谵妄便可得到迅速改善。
2. **对症治疗** 针对患者的精神症状给予精神药物治疗,但要注意尽量小剂量、短期治疗,以防止药物加深意识障碍。同时,应根据病情给予输液以维持电解质平衡、营养及供给适当维生素。
3. **支持治疗** 应将患者置于安静、光线充足、陈设简单的房间,最好有亲人陪伴,以减少其焦虑、激动和定向障碍。良好的护理是治疗中的重要环节,应给予安慰、解释、保证和防止意外发生。护理人员应接受识别谵妄早期症状的训练。夜间医护人员对患者的观察尤为重要。

谵妄往往迅速起病,一般可持续数小时至数周,总病程不超过 6 个月,病程每日波动,病情的轻重、波动取决于基础疾病,谵妄缓解后患者对病中的表现全部或大部分遗忘。如病情继续发展,未予控制,则可出现昏迷、死亡或残留遗忘、痴呆。

二、痴呆

痴呆(dementia)是指较严重的、持续的认知障碍。临床上以缓慢出现的智能减退为主要特征,伴有不同程度人格改变,但没有意识障碍。因起病缓慢、病程较长,故又称为慢性脑病综合征(chronic brain syndrome)。

（一）病因

1. **中枢神经系统疾病**　如阿尔茨海默病、额颞痴呆、亨廷顿舞蹈病(Huntington chorea)、帕金森病、多发性硬化和路易体痴呆。

2. **系统疾病**　①内分泌及代谢疾病:甲状腺病、甲状旁腺病、垂体-肾上腺病、低血糖后状态;②肝脏疾病:慢性进行性肝脑病变;③肾脏疾病:慢性尿毒症性脑病、进行性尿毒症性脑病;④心血管疾病:脑低氧或缺氧、血管性痴呆、心律不齐、血管炎性病变;⑤肺脏疾病:肺性脑病。

3. **营养缺乏病**　如维生素 B_{12} 及维生素 B_1 缺乏、叶酸缺乏。

4. **药物与毒素**　如酒精、一氧化碳、重金属。

5. **颅内肿瘤与脑损伤**　如原发性脑肿瘤、转移性脑肿瘤、慢性硬膜下血肿。

6. **感染性疾病**　如 Jakob-Creutzfeldt 病、神经梅毒-全身麻痹症、艾滋病、隐球菌性脑膜炎、结核性与念珠菌性脑膜炎。

7. **其他**　如肝豆状核变性、脑积水性痴呆、类肉瘤病及正常压力脑积水。

（二）临床表现

痴呆大多缓慢起病,其临床表现主要包括认知功能缺损(cognition)、社会生活功能减退(actives of daily living)和精神行为症状(behavior and psychiatric symptoms)3 个方面。这三大临床表现的英文第一个字母分别为 A、B、C,所以临床上也常称为 ABC 症状。

1. **认知功能缺损**

(1)记忆障碍:是痴呆最早出现的症状,最明显的是近事记忆障碍。轻度患者对新近发生的事容易遗忘,如经常失落物品、忘记重要的约会等,工作能力下降,对日常生活有影响但不严重;中度患者近事记忆障碍非常严重,刚做过的事随即就忘,外出找不到回家的路,可出现错构和虚构症,明显影响日常生活;重度痴呆患者近事记忆完全丧失,不认识亲人,不知饥饱,大小便等均需他人照顾。

(2)视空间及定向障碍:由于记忆力障碍,患者的定向力也进行性受累,如常在熟悉环境中迷失方向、找不到厕所在哪儿、走错自己房间等。时间定向差,不知道今天是何年何月何日,不知道现在是上午还是下午。画图试验不能精确临摹简单立体图,韦氏成人智力量表检查的视空间技能分值最低。

(3)抽象思维障碍:患者的理解、分析、判断、计算、概括等认知功能受损与记忆障碍密切相关。首先是计算困难,患者不能进行复杂计算,甚至两位数以内的加减运算也不能完成;患者逐渐出现思维迟钝缓慢,抽象思维能力下降,不能区分事物不同,不能进行分析归纳,看不懂小说和电影,听不懂他人谈话,不能完成或胜任以前熟悉的工作和技能;最后完全丧失生活能力。

(4) 语言障碍：最早表现为找词困难，用词不当，出现病理性赘述，部分患者出现命名性失语；随着病情发展，语法结构也受损，出现语句颠倒，词类用错，与此同时，由于理解能力严重障碍，患者常表现为答非所问，交谈能力下降，以致不能交谈；到疾病晚期，因构音障碍，患者讲话日益不流畅，进而出现模仿语言和重语症；最后患者仅能发出不可理解的声音，终至缄默。

(5) 失认：患者的感觉功能正常，但不能认识或鉴别物体，常与失命名伴随出现。阿尔茨海默病患者可出现特征性自我面容失认，认不出镜中自己，因此感到恐惧，有时还会与镜中的自己"对话"。如果患者对亲人面容失认，则可能导致Capgras综合征（替身综合征）。

(6) 失用：患者的理解和运动功能正常，但不能执行运动。有两种失用即观念性失用，不能正确完成系列动作，如用牙刷梳头、用筷子写字等；观念运动性失用则表现为不能按指令执行可以自发完成的动作，如穿衣时将左右、里外、前后顺序搞错等。

(7) 人格改变：最初的人格改变表现为主动性不足，患者懒散、退缩、活动减少、孤独、自私，对新环境难以适应，对周围环境兴趣减少，对人缺乏热情。以后兴趣越来越窄，对人冷漠，甚至对亲人漠不关心，情绪不稳，易激惹，因小事暴怒，训斥或骂人，言语粗俗。进而缺乏羞耻及伦理感，行为不顾社会规范，不修边幅，拾捡破烂，举止轻浮，本能活动亢进，当众脱光衣服等。

2. 社会生活功能减退　主要表现在痴呆患者由于记忆、思维、判断等能力的衰退而造成日常生活能力明显下降，逐渐需要他人照顾，对他人的依赖不断增强。最初患者可能表现为不能独立理财、购物，逐渐地可能无法完成以前熟悉的活动，如洗衣、下厨、穿衣等，严重者个人生活完全不能自理。

3. 精神行为症状　痴呆患者的主要症状除了认知功能衰退外，90%以上患者还可在病情不同阶段出现各种类型的精神行为症状。常见精神行为症状如下：

(1) 妄想：患者认为物品被偷窃或被藏匿是最常见的妄想。严重者确信有人入室偷窃，并倾听或与偷窃者对话。有些患者由于失认而认为自己的家不属于自己，常要求回家。患者的妄想往往不系统，结构不严密，时有时无。

(2) 幻觉：各种幻觉都可以出现，但以幻视多见。常见的幻视是看见偷窃者或入侵者，看见死去的亲人等。

(3) 情感障碍：约1/3患者伴有抑郁。在痴呆早期可能主要是反应性抑郁。轻度痴呆患者较常见焦虑，患者可能担心自己无法胜任工作和日常生活的料理，还可能担心自己钱财、健康和生命等受到危害。少数可有情绪不稳、易怒、激惹和欣快等情感障碍。痴呆较严重时，情感平淡或淡漠日趋明显。

(4) 攻击行为：包括语言攻击和身体攻击两类。最常见的攻击行为是骂人、违抗或抗拒别人为其料理生活，使得洗澡、穿衣等变得非常困难。其他攻击行为有咬、抓、踢等。

(5) 活动异常：因认知功能下降，可出现多种无目的或重复活动，如反复搬移物品、收拾衣物、将贵重物品收藏在不恰当的地方。有些患者收集垃圾或废物。不少患者出现徘徊症，表现为整天不停漫步或活动减少、呆坐。少数患者有尖叫、拉扯和怪异行为。

(6) 饮食障碍：主要表现为饮食减少，体重减轻。也有一些患者不知饥饱，饮食过多，导致体重增加,还有极少数患者出现异嗜症,吃一些通常不吃的东西。

(7) 生物节律改变:患者表现为正常睡眠节律紊乱或颠倒,通常白天卧床睡觉,晚上吵闹。患者的行为异常在傍晚更明显,称为日落综合征。

(8) 性功能障碍:男性患者常有性功能减退。偶尔,患者可有不恰当的性行为和性攻击。

(三) 治疗及预后

1. **病因治疗** 已明确病因者,应尽早采取措施,去除病因,如抗感染、清除进入体内的毒物、去除颅内占位病变、补充缺乏的维生素和营养物质等。

2. **对症治疗** 抗精神病药物可用于治疗精神病性症状、激越或攻击行为。但由于抗精神病药物可导致迟发性运动障碍,因此要从小剂量开始,缓慢加量,待症状缓解后需逐渐减量或停药。抗抑郁药可用于痴呆伴抑郁的患者,可明显改善痴呆综合征。

3. **支持治疗** 提供充足的营养、适当运动、改善听力等。给患者提供安全、舒适的生活环境,最好是在家里。同时指导家庭成员,给患者提供切实可行的帮助。

慢性脑病综合征起病多缓慢,病情发展较慢,有逐渐加重趋势,病程持久,预后较差,病变常不可逆。

三、遗忘综合征

遗忘综合征(amnestic syndrome)又称科萨科夫综合征(Korsakoff syndrome),是由脑器质性病理改变所导致的一种选择性或局灶性认知功能障碍,患者以近事记忆障碍为主要特征,无意识障碍,智能相对完好。

(一) 病因

引起遗忘综合征的常见原因是下丘脑后部和近中线结构的大脑损伤,但双侧海马结构受损偶尔也可导致遗忘障碍。酒精滥用导致维生素 B_1(硫胺)缺乏是遗忘障碍最常见的病因。其他如心脏停搏所致的缺氧、一氧化碳中毒、血管性疾病、脑炎、第三脑室肿瘤等也可导致遗忘障碍。

(二) 临床表现

临床表现为患者近事记忆障碍,特别是近期接触过的人名、地名和数字最易遗忘,为了弥补这些记忆缺陷,常产生错构和虚构。患者意识清晰,其他认知功能仍可保持完好,常可伴有情感迟钝和缺乏主动性。严重记忆缺损的患者有定向障碍,特别是对时间、地点定向不能辨别。患者学习新知识的能力明显下降,也难以回忆新知识,明显影响社交和职业能力。

(三) 治疗与预后

遗忘综合征的发生与维生素 B_1 缺乏有关,故需及时大量补充维生素 B_1,尽快以 500~1 000 mg 静脉注射,维生素 B_1 的补充必须先于输液,否则可出现症状的恶化。突击静脉注射后,可改为肌内注射和口服,同时补充多种维生素,特别是烟碱。此病由慢性酒精中毒幻觉症及酒精中毒性震颤谵妄等发展而来,只有少数人可逐渐好转,有些人还会有多发性神经炎、肌萎缩和瘫痪等。

第三节 脑器质性精神障碍患者的护理

一、阿尔茨海默病

(一) 概述

老年痴呆按病因分类一般可以分为阿尔茨海默病、血管性痴呆、额颞叶痴呆、路易体痴呆、帕金森痴呆和其他类型痴呆。

阿尔茨海默病(Alzheimer disease,AD)是最常见的老年痴呆,约占全部痴呆患者的50%。AD是一种病因不明的原发性退行性脑变性疾病,多起病于老年期,起病隐匿,进展缓慢,不可逆,临床上以智能损害为主。根据其有无家族史可分为家族性和散发性两类。根据发病年龄,可分为早发型和晚发型。起病在65岁以前者称为早发型痴呆,或称早老性痴呆,多有同病家族史,病变发展较快,常有失语和失用。65岁以后发病者称为晚发型痴呆,多为散发,病变发展较慢。在65岁以上老年人中,AD的发病率约为5%,随年龄增加患病率增加,年龄每增加5岁,AD的患病率增加1倍。80岁以上患病率>20%。

影响AD发病的危险因素是多方面的。已有报道的危险因素有:遗传、增龄、女性、受教育程度低、抑郁症、甲状腺功能减退、脑外伤及社会-心理因素,如重大生活事件、兴趣狭窄等都与AD的发病有关。

(二) 病因与发病机制

AD的病因和发病机制复杂,目前并不十分清楚,通常认为与遗传因素、神经病理学改变、神经生化异常等多种因素有关。现将对目前比较公认的阿尔茨海默病的发病机制概述如下:

1. **遗传因素** 对AD患者相关致病基因的筛查已成为近年来的研究热点。目前已确定与AD相关的基因有4种,分别为淀粉样前体蛋白基因(APP)、早老素-1基因(PS-1)、早老素-2基因(PS-2)及载脂蛋白E基因(ApoE)。其中APP、PS-1、PS-2基因突变与早发家族性AD的发病相关。ApoE基因多态性与晚发AD发病相关。

2. **神经病理学改变** AD患者的尸体解剖肉眼可见患者大脑重量减轻,脑沟增宽,脑回变平,白质和深部灰质体积缩小,大脑皮质萎缩,以额叶、顶叶和颞叶皮质萎缩最为明显。显微镜下可见患者的大脑皮质、海马、杏仁核和丘脑中有大量特征性老年斑。大脑皮质和海马存在大量神经元纤维缠结(NTF),存在NTF的神经元多呈退行性变化。AD患者的软脑膜和皮质血管壁均有淀粉样斑块沉积,严重者可引起血管堵塞。海马部位常可见颗粒样空泡变形及大量的Hirano体,伴有大量神经细胞脱失。老年斑、神经元纤维缠结和颗粒空泡变性是AD患者脑内的特征性改变。

3. **神经生化异常** 生化研究发现,AD患者脑内乙酰胆碱、去甲肾上腺素及5-羟色胺均减少,乙酰胆碱的减少在海马部位最为明显。研究表明,脑内胆碱能系统缺陷在AD的发病中起重要作用。AD患者胆碱能系统缺陷,主要表现为皮质和海马部位的乙酰胆碱转移酶减少,使乙酰胆碱合成减少,突触后烟碱样和毒蕈碱样受体减少,这些改变与患者的记忆障碍有关。除胆碱能不足之外,患者还存在去甲肾上腺素能缺陷,这可能与患者的情感障碍有关,而5-羟色胺系统功能改变可能与患者的抑郁症状和攻击行为有关。

（三）临床表现

AD患者多数隐匿起病,病程发展缓慢。临床主要表现为持续进行性认知功能减退及伴随的社会功能减退和精神行为症状。根据疾病的发展和认知功能缺损严重程度,分为3个阶段,并对应为轻度、中度和重度AD。

轻度痴呆期(第1阶段:1~3年):近事记忆障碍常为本病的首发症状。患者对新近发生的事容易遗忘,学习新知识困难,看书读报后不能回忆其中的内容;时间定向障碍,患者记不清具体的年月日;计算能力减退,很难完成简单的计算;思维迟缓,特别是对新事物表现出茫然的样子;早期患者对认知功能缺损有一定的自知力,因此引起焦虑和抑郁;人格改变往往出现在疾病早期,患者变得主动性不足,活动减少,孤独,对周围环境兴趣减少,对人缺乏应有的热情。此期患者对已熟悉的日常事务基本能完成,个人生活基本能自理。

中度痴呆期(第2阶段:2~10年):随着疾病进展,痴呆程度加重,记忆障碍日益严重。患者表现为用过的物品随手即忘,忘记亲人的姓名,但尚能记住自己的名字;有时因记忆减退而出现错构和虚构;同时远事记忆也出现障碍,不能回忆以前的事情;除时间定向障碍外,地点定向也出现障碍,如找不到自己房间等;言语功能障碍明显,说话语无伦次,内容空洞或赘述;继之出现失认、失用及多种行为和精神症状,其中精神病性症状中最常见的是幻觉和妄想;人格改变方面,兴趣范围越来越窄,对人淡漠,甚至对亲人漠不关心,情绪不稳,易激惹,因小事而暴怒,无缘无故打骂家人;此期患者已不能独立工作及完成家务劳动,甚至穿衣等基本生活料理也需家人协助。

重度痴呆期(第3阶段:8~12年):患者进入全面衰退状态,不知道自己姓名,更不认识亲人。从只能说简单的词汇,到最终完全不能说话,并且随着语言功能丧失,行走能力也逐渐丧失,终日卧床,大小便失禁,生活不能自理。晚期患者可出现原始性反射如强握、吸吮反射等。最明显的神经系统体征是肌张力增高,肢体屈曲。

（四）治疗与预后

由于AD的确切病因至今尚未完全明了,因此还未找到真正有效的治疗方法。目前治疗的目标是改善症状、阻止痴呆的进一步发展,维持残存的脑功能,减少并发症。因此,AD的治疗原则是:改善认知功能和行为障碍,提高日常生活能力,延缓疾病进展。

1. **药物治疗**

（1）改善认知功能的药物治疗

1)胆碱酯酶抑制剂:是一类能与胆碱酯酶结合,并抑制胆碱酯酶活性的药物。这类药物通过抑制大脑中的胆碱酯酶活性,减少其对乙酰胆碱的破坏,使脑组织内乙酰胆碱浓度增加,从而提高患者的记忆力及日常生活能力。目前常用药物有多奈哌齐、加兰他敏、石杉碱甲等。

2)谷氨酸受体调控剂:谷氨酸盐是中枢神经系统主要的兴奋递质。当谷氨酸以病理量释放时,谷氨酸受体调控剂可减少谷氨酸的神经毒性作用,当谷氨酸释放过少时,谷氨酸受体调控剂可改善记忆过程所需谷氨酸的传递,从而改善患者的认知功能。常用药物有盐酸美金刚。

3）脑代谢激活剂：通过促进脑细胞代谢，增强记忆功能。常用药物有茴拉西坦。

4）脑循环改善剂：通过扩张血管，增加脑血流量，提高对脑细胞的供血供氧而改善脑功能。常用药物有银杏叶制剂、尼麦角林等。

（2）痴呆精神行为症状（BPSD）的药物治疗：已有研究表明，服用抗痴呆药物有助于缓解精神行为症状，而且可以延缓精神行为症状的出现。对于 BPSD 严重的患者，可以考虑使用精神药物对症治疗，如痴呆伴发幻觉、妄想等精神病症状时可采用氯氮平、喹硫平等抗精神病药物治疗；对处于焦虑抑郁状态的患者可给予小剂量抗抑郁药如氟西汀、帕罗西汀等治疗；对有明显攻击或激越行为的患者可给予心境稳定剂如碳酸锂、丙戊酸盐等治疗。在用药过程中剂量要小，加药的速度要慢，慎用可以加重认知损害的抗惊厥剂和苯二氮䓬类药物。同时要注意药物的不良反应，特别要引起注意的是精神药物是否会与患者服用的其他药物相互作用，当症状减轻或消失则应适当减药或酌情停药。

2. 心理-社会-行为治疗 主要包括行为治疗、情感治疗、认知治疗、环境治疗等。一般而言，对轻症患者重点应加强心理支持和行为指导，使患者尽可能长期保持生活自理及人际交往能力。鼓励患者参加适当活动和锻炼，并辅以物理治疗、康复治疗、作业治疗、记忆及思维训练。对重症患者应采取经常抚摸患者肢体和头部，让其听一些轻音乐，让亲人在其耳边轻轻说话等方法，以减缓认知功能的衰退。

AD 病程呈进行性，一般经历 5～10 年，罕见有自发缓解或自愈者，常因压疮、骨折、肺部感染等继发躯体疾病或衰竭而死亡。

【典型病例】

患者，男性，70 岁。4 年前无明显诱因下出现记忆力逐渐减退，前说后忘，反复翻找东西，不常走动的亲戚会不认识。与家人讲话前言不搭后语，家人不理解其语言时会情绪激动，大发脾气。以前可以做简单的家务，目前已基本无法料理家务。2 月前出门扔垃圾时走失，后被警察送回家中，患者称是要去上班。辅助检查：头部核磁共振成像（MRI）检查示"脑萎缩"。

诊断：阿尔茨海默病

二、血管性痴呆

（一）概述

血管性痴呆（vascular dementia，VD）是指由于脑血管病变引起的痴呆，是老年痴呆病因中的第 2 位原因，约占痴呆的 20%。VD 多见于＞60 岁伴动脉硬化的老年人，男性多于女性。世界各地大多数流行病学研究表明，AD 约为 VD 的 2 倍。国内研究报道，≥65 岁人群中 VD 的患病率：男性为 1.4%，女性为 1.2%，总患病率为 1.3%。近年来，随着高血压、糖尿病、高胆固醇血症的发病率增高以及肥胖人群的增加，VD 的发病率呈上升趋势。VD 一般进展缓慢，常因脑卒中发作，导致急性加剧，病程波动，多呈阶梯式发展，常可伴有局限性神经系统体征。

（二）病因与发病机制

一般认为 VD 的危险因素与脑卒中的危险因素相同，包括：①高血压；②心脏病；③高血脂；④糖尿病；⑤饮酒与吸烟；⑥其他：如高龄、男性、人种差异、受教育程度低等也可能成为VD的危险因素。目前多数学者认为，VD的病因是脑血管病变引起的脑组织血液供应障碍，引起缺血或出血的表现，导致脑血管循环区域的脑结构改变和功能衰退，以脑梗死等缺血性脑损害表现为多见。

（三）临床表现

由于血管性疾病基础和损害部位不同，VD的临床表现多样，起病急缓不一，有些患者在一次或多次脑卒中发作后起病，而有些患者却没有明显的脑卒中发作史。病情进展呈波动式或阶梯式，这与其病因和损害的部位、大小及次数有关。临床表现包括：早期症状、局限性神经系统症状和痴呆综合征。

1. 早期症状　潜伏期长，一般早期不易发现和被重视。早期VD患者无痴呆表现，常有头晕、头痛、失眠、乏力和耳鸣等躯体不适主诉，注意力不集中、易激动、情感脆弱、抑郁症状多见。

2. 局限性神经系统症状及体征　局限性神经系统症状及体征为脑血管病继发或后遗的脑损害神经系统症状和体征。由于脑血管受损部位不同，可出现不同的症状和体征。如位于左大脑半球皮质的病变，可能有失语、失用、失读、失写等症状；位于右大脑半球皮质的病变，可能有视空间障碍；大脑中动脉梗死时可出现意识混乱、失语；后动脉缺血、颞枕叶损害时可有幻觉、妄想、偏盲；小血管疾病引起的皮质下痴呆表现为精神运动迟缓、人格改变、情绪不稳定等各种行为症状；皮质下动脉硬化时，临床表现有假性延髓麻痹、言语不清、抽搐、肌张力增高、共济失调、病理反射阳性等症状；丘脑病损的表现以遗忘、情绪异常、嗜睡等精神症状为主。

3. 痴呆综合征　轻度VD患者的认知功能损害为"局灶性"，即患者虽然出现记忆障碍，但在相当长的时间内，自知力部分存在，知道自己容易忘事，常准备好备忘录或请别人提醒，智能损害只涉及某些局限的认知功能如计算、命名等困难，而一般推理、判断在较长时间内保持正常，人格也相对完整，日常生活自理能力保持良好状态，故有"网眼样痴呆"之称。但随着病情的加重，认知功能损害加剧，局灶性特点不再明显，情绪不稳或大小便失禁更为突出，易激惹。部分患者可有精神病性症状如幻觉、妄想等。病情进展具有波动性、阶梯式恶化的特点。到晚期，则与AD的重度痴呆表现无区别，患者表现为生活不能自理，不知饥饱，外出走失，大小便不能自理，不认识亲人，达到全面痴呆。

（四）治疗与预后

VD治疗原则：防治脑卒中，改善认知功能和控制精神行为症状。

1. 原发性脑血管疾病危险因素的控制及治疗　包括高血压的治疗、抗血小板聚集治疗、控制糖尿病、降低胆固醇水平等。

2. 改善认知功能的治疗　常用胆碱酯酶抑制剂，如多奈哌齐；兴奋性氨基酸受体拮抗剂，如美金刚；脑血液循环促进剂，如尼麦角林；钙离子通道拮抗剂，如尼莫地平；脑细胞代谢激活剂，如吡拉西坦；血管扩张药，如烟酸等。

3. 精神和行为症状治疗　对出现的精神症状、各种不良的行为、睡眠障碍等应及时使用小剂量抗精神病药物治疗，症状一旦控制，即可停药。

4. 康复治疗　VD的智能损害常伴局灶性神经系统体征，康复治疗在改善运动障碍的同时，也有助于改善认知功能。因此，应尽早进行肢体被动活动、主动活动及言语功能等康复训练。

VD的预后与引起血管损害的基础疾病和颅内血管病灶的部位有关。通过改善脑血液循环、预防脑血管病复发可减轻症状,防止病情进一步恶化。VD的平均病程为6~8年,许多研究表明,VD患者的存活时间短于AD患者,最终往往死于心血管疾病或脑卒中发作。

> 【典型病例】
>
> 患者,女性,79岁。5年前突发脑血管病,遗留有右上肢活动不利,并有语言不流利,易发脾气。3年前又出现一侧口角流涎,在当地医院就诊考虑脑梗死,给予改善脑循环药物治疗,患者口角流涎好转,但出现记忆力下降,前一天说过的事情,第2天就记不起来,家人常陪在身边,却常责备说没人陪自己,有时自己的生日、结婚年份都记不起来。2月前患者自行乘坐电梯,一直不出来,在电梯内待了半个小时,后自行回家,称待在电梯里是因为当时忘记要做什么事情了。送入当地医院,考虑脑缺血发作,给予改善脑血液循环治疗,患者住院2周后仍有表情呆滞,有时无端哭笑,反应慢,不会穿脱衣服,家人教患者如何做,患者仍是做不好。辅助检查:头部MRI检查示"多发脑梗死"。
>
> 诊断:血管性痴呆

三、颅内感染所致精神障碍——麻痹性痴呆

(一) 概述

麻痹性痴呆(dementia paralytica)是指由梅毒螺旋体侵犯大脑引起的慢性脑膜脑炎。主要为脑实质的病理改变。临床特征为患者进行性智能损害和人格改变,伴有中枢神经系统受损的体征和躯体功能的衰退,最后导致痴呆和全身性麻痹,故又称进行性麻痹或全身麻痹症。梅毒主要通过性传播。从感染梅毒螺旋体到发生本病的潜伏期为10~20年,发病年龄以40~50岁较为多见,男性多于女性。神经梅毒可分为无症状型、脑膜炎型、血管型和脑实质型。麻痹性痴呆便属于脑实质型,是晚期神经梅毒中最严重的一种类型,具有可治性。60~70年前梅毒在我国非常多见,新中国成立后随着抗生素的使用,几近绝迹,但自20世纪末期以来,梅毒再次流行,且常与人类免疫缺陷病毒(HIV)合并感染。

(二) 病因与发病机制

梅毒螺旋体感染是本病的病因,1‰~5‰的梅毒患者可发展成麻痹性痴呆。此外,头颅外伤、过度疲劳、精神创伤等不良因素,均可成为本病诱因。本病的病理变化主要是梅毒感染引起的炎性反应,大体可见大脑皮质萎缩、脊髓后根和后索变性。梅毒早期,淋巴细胞和单核细胞浸润脑膜,当炎症累及脑膜血管时,血管内皮细胞增生导致管腔阻塞,继而导致大脑和脊髓缺血改变。炎症反应后,淋巴细胞和浆细胞浸润大脑皮质小血管,小血管周围炎性细胞浸润有时延伸至皮质,皮质的炎症反应可以导致神经元脱失、胶质细胞增生,最后皮质萎缩,脑沟变宽,脑室扩大。还可以见到肉芽肿损害,即梅毒瘤。

(三) 临床表现

1. 精神症状　麻痹性痴呆一般于初次梅毒感染后的10~20年发病,大多隐袭起病,发展缓慢。一般情况下,精神障碍最先引起人们的注意。按其精神症状,划分为3个阶段。

(1) 早期阶段：本病常隐性起病,发展缓慢。开始常表现出较为轻微的类似神经衰弱的症状,如头痛、头晕、睡眠障碍、易兴奋、易激惹或发怒、注意力不集中、记忆减退、易疲劳。此期不易被察觉,通常持续数周至数月。此期还可伴发智能方面的改变,如工作、学习能力逐渐下降,思维活动迟缓,思考问题非常费力,言语零乱,理解、分析和判断能力均下降且伴记忆力减退,尤以近事记忆力减退更为明显。低级意向有所增强,有时表现出对异性不礼貌的行为。患者的脾气和兴趣与过去不同,但一般尚不明显。

(2) 发展阶段：最引人注意的是个性及智能方面的改变。行为方面,患者一反过去常态,表现轻率,道德伦理观念消失,行为放荡不羁,举止粗鲁,甚至不顾羞耻。有些患者表现为极端自私,对人非常吝啬,或挥霍无度,只图个人享受,对亲人的疾苦漠不关心。智能障碍也越来越严重,记忆力显著减退,计算能力丧失,抽象、概括、理解、推理及判断能力明显受损。情绪不稳定,易激惹,同时可出现内容荒诞、愚蠢的夸大妄想。

(3) 晚期阶段：主要表现为严重的痴呆症状。此时痴呆日趋加重,即使很简单的问题也不能理解。言语零星片断,含糊不清,不知所云。对家人不能辨认,情感淡漠,而本能活动则相对亢进,甚至出现意向倒错。

2. 临床分型　麻痹性痴呆由于精神表现不一,临床可分以下几型：①单纯型；②夸大型；③抑郁型；④其他类型。

3. 神经系统症状和体征　在疾病早期,由于炎症病变的影响,患者常诉说头痛、头晕、感觉过敏或异常等。瞳孔变化是一个常见的早期症状,瞳孔缩小且两侧大小不等,边缘不整,约60%的患者可见瞳孔对光反射完全消失或迟钝,而调节或聚合反应依然存在,称为阿-罗(Argyll-Robertson)瞳孔,是本病重要特征。少数患者可出现原发性视神经萎缩,视力显著减退。50%的患者有言语及书写障碍,这是另一个重要特征。此外,可有步态不稳及共济失调等现象,腱反射异常以膝反射亢进为主。

(四) 治疗与预后

梅毒的治疗方法,不同地区、不同国家有所不同。我国长期以来梅毒较少出现,特别是晚期梅毒患者更是少见。对有神经梅毒症状及体征者,均需检查脑脊液,病期1年以上的其他梅毒患者也要接受脑脊液检查,以排除神经梅毒。

1. 一般治疗　注意劳逸结合,避免不良情绪的刺激。注意个人卫生,避免因性接触而传染他人。

2. 药物治疗

(1) 肾上腺皮质激素的应用：为了防止各种治疗反应,在青霉素治疗前3天,先口服泼尼松(强的松)5～10 mg, 3次/天。

(2) 驱梅治疗：青霉素能有效杀灭梅毒螺旋体,为首选药物。世界卫生组织(WHO)推荐每4小时静脉滴注水溶性青霉素400万单位,共治疗14天;或普鲁卡因青霉素240万单位肌内注射,1次/天,加丙磺舒500 g口服,疗程14天。对青霉素过敏者可选用盐酸四环素500 mg/次,4次/天,共30天;或氯霉素1 g静脉滴注,4次/天,疗程14天。在驱梅治疗前做好对患者的解释工作,治疗期间必须密切观察患者的反应,监测有无青霉素过敏反应和吉赫反应(吉赫反应是由于应用较强抗梅药物后,梅毒螺旋体在短时间内死亡过多,释放出大量异性蛋白,经吸收后所致,表现为流感样症状)。按医嘱给予激素泼尼松口服以预防各种不良反应。

3. 对症治疗　为控制兴奋或幻觉、妄想可适当使用抗精神病药物;对有明显抑郁症状的患者可使用抗抑郁药。另外,根据患者躯体情况,注意营养和防止感染。

麻痹性痴呆的病程长短不一,短者仅 3～6 个月,长者可达 10 余年之久。一般发病多缓慢,逐渐进展,如不经治疗,多在 3～5 年内因全身麻痹或感染死亡。

【典型病例】
患者,女性,63 岁。1 个半月前与丈夫争吵后,大哭一场,不停唉声叹气,流泪,拒食,并以已逝者的口吻说话,说自己是死去的某某人。之后表现倦怠思睡,脑子糊涂,不认识家人,不能走路,右手不能拿东西,右下肢不能抬起。口齿不清,嘴向左边歪斜,常将东西说错,把火车说成树,把西瓜叫作南瓜,把人叫作小牛。记忆力下降,前说后忘,小便在裤中。因家属管理困难而送入院治疗。精神检查:意识清,仪态整,定向可,否认幻觉,自称自己是仙人,能力强,不知道何时住院;问:"早饭吃什么?"答:"2+3=8";不知一年有几个月,对物品名称常说错,但知道用途。情感不稳定,有时伤感流泪,有时激动发怒,对病友常说些低级下流的话,不感到羞耻。实验室检查:快速血浆反应素试验(RPR)阳性。
诊断:麻痹性痴呆

四、癫痫所致精神障碍

(一) 概述

癫痫所致精神障碍在原发性和继发性癫痫患者中均可发生,在癫痫发作前、发作时和发作后产生,亦可表现为持续的精神障碍。

(二) 病因与发病机制

癫痫性精神障碍的病因与发病机制尚不完全明确。癫痫患者大脑的器质性或者结构性病变可以是造成癫痫的病因,也可以是癫痫性精神障碍的病因。癫痫发作时,大脑在一定时间内缺血缺氧及某些部位异常放电引起大脑神经元兴奋性增高,均会影响精神行为,导致精神障碍。另外,社会-心理因素也有一定的影响,患者可能有病耻感,或感受孤立和无助。

(三) 临床表现

癫痫性精神障碍可分为发作时的精神障碍、发作前后的精神障碍和发作间歇期精神障碍。

1. 发作时的精神障碍

(1) 知觉障碍:表现为历时短暂的各种异常感知体验,如看到闪光,听到音乐片段,闻到难闻的气味,简单到复杂的幻视、视物变形和自身幻视等。

(2) 记忆障碍:如对熟悉的环境出现完全陌生的感受(称为旧事如新感);在新的环境却出现似乎过去早已体验过的感觉(称为似曾相识感);或某些熟悉的名字,突然不能回忆。

(3) 思维障碍:患者感觉自己的思绪突然停止,或出现强迫性思维,大脑思维不受自己意愿支配,大量涌现在脑内。部分患者出现被害妄想。

(4) 情感障碍:患者可出现情感爆发,发作性惊恐、易怒以及躁动、攻击、破坏等狂暴行为。

(5) 自动症:约 75% 的颞叶癫痫有自动症发作,主要表现为出现意识障碍,患者常常在意识模糊的情况下表现出一些目的不明确的动作或行为,如无目的咀嚼、舔唇、解系纽扣、牵拉衣角或哼哼做声等。当患者意识状态逐渐恢复时,往往不知刚才发生了什么事。

2. 发作前后精神障碍　部分患者在发作前数分钟或数天出现焦虑、紧张、易激惹、冲动、抑郁、淡漠等心境恶劣症状,或者一段时间内出现面红、潮热等自主神经功能紊乱症状,使患者预知癫痫发作即将来临。发作后精神障碍表现为意识模糊、定向力障碍、幻觉、妄想及兴奋等症状,之后患者可能逐渐入睡或意识模糊逐渐减轻。

3. 发作间歇期精神障碍　是指发生在两次发作之间,患者通常无意识障碍,持续长达数月、数年或迁延难愈。主要表现如下:

(1) 分裂症样精神病:患者出现幻觉妄想等症状,类似精神分裂症所特有的临床症状,如被害妄想、被控制感、思维被别人洞悉感、评论性或命令性幻听等。伴有情感抑郁、恐惧、焦虑等。

(2) 人格障碍:常伴随智力减退出现,表现为思维黏滞和情感爆发的特点,患者以自我为中心、好争论、拘泥于琐事、思维转换困难、缺乏创造性、病理性赘述等。情感爆发时冲动好斗,自伤伤人而不能自制。初发年龄越小,人格损害越明显。

(3) 智力障碍:少数癫痫患者表现智力低下。癫痫发病年龄越早,越容易出现智力减退。

(四) 治疗与预后

癫痫性精神障碍的治疗,应根据不同情况区别对待。对发作前后的精神障碍,治疗应调整抗癫痫药物的种类和剂量,以控制癫痫发作。对发作间歇期的精神障碍则与非癫痫患者相同,但应注意的是许多抗精神病药物均有增加癫痫抽搐发作的风险,应注意谨慎使用抗精神病药。有智能障碍和性格改变的患者,应加强教育和管理,并进行心理治疗和作业治疗等康复措施。

预后取决于癫痫的病因及药物的疗效。有些患者该病迁延终身。频繁的痉挛发作、发作时与发作后意识障碍较深、日间发作等均是影响预后的不良因素。

【典型病例】

患者,男性,30岁。8年前突然出现意识障碍,四肢抽搐,双眼上翻,每次持续1分钟左右意识转清,事后不能完整回忆,每年发作2~3次,一直服用苯妥英钠及苯巴比妥(鲁米那)治疗,效果尚可。近2年未再发作,能正常工作。1年前开始无明显诱因下出现胡言乱语,称有人害自己、跟踪自己,又称自己是皇上、是龙,能看到天上的东西,其他人都要听从于他。患者表现容易发脾气、冲动毁物等。近1周病情加重,进食多,言语凌乱,夜间外跑,到野外睡觉,1天前无故冲动打人,打伤自己的父亲,因家人无法管理而送入医院治疗。精神检查:意识清,仪态整,定向可,注意力不集中,接触被动,检查欠合作,未引出感知觉障碍,思维散漫,内容有时难以理解,存在被害妄想,称有人要害自己等,情感反应平淡,意志要求增强,自知力无。

诊断:癫痫所致精神障碍

第四节　躯体疾病所致精神障碍患者的护理

躯体疾病所致精神障碍(mental disorders due to systematic diseases)是指由中枢神经系

统以外的各种躯体疾病造成中枢神经系统功能紊乱所导致的精神障碍的总称。包括躯体感染所致精神障碍、内脏器官疾病所致精神障碍、营养代谢疾病所致精神障碍、内分泌疾病所致精神障碍、染色体异常所致精神障碍、物理因素引起疾病所致精神障碍等。

一、病因与发病机制

导致精神障碍的各种躯体疾病包括：①各种躯体感染，如细菌、病毒、真菌等造成的流感、伤寒、病毒性肝炎等；②内脏器官疾病，如心、肺、肝、肾等结构和功能紊乱；③内分泌疾病和代谢疾病，如甲状腺功能亢进症、甲状腺功能减退症、库欣综合征、糖尿病等；④免疫系统疾病，如系统红斑狼疮等。

躯体疾病所致精神障碍主要是由于毒素作用、能量供应不足、酸碱平衡失调或神经递质改变等影响了脑功能而产生的一系列精神症状。但躯体疾病本身并不是引起精神障碍的唯一因素，年龄、个人体质、人格特征、遗传、环境因素、社会支持等可能影响精神障碍的发生。

二、共同临床特征

（1）精神障碍的发生与躯体疾病的发生有时间上的密切联系。精神症状的严重程度一般与躯体疾病的严重程度消长平行。

（2）精神障碍的症状通常出现在躯体疾病的高峰期。

（3）精神障碍缺乏独特症状，同一疾病表现出不同精神症状，不同疾病可表现出相同精神症状。各类精神症状反复交织出现，常常有昼轻夜重的表现。

（4）有相应躯体疾病的症状、体征以及实验室检查的阳性发现。

（5）精神障碍的病程、预后与躯体疾病的病程、转归密切相关。预后一般是可逆的，偶可遗留人格改变或智力减退。

三、临床表现

（一）躯体感染所致精神障碍

1. **流行性感冒所致精神障碍** 早期可有脑衰弱综合征症状，如头痛、易疲劳、嗜睡或失眠；高热或重症病例可出现意识障碍，如意识朦胧或谵妄。随着病情好转而进入恢复期，此时主要表现为注意力分散、思维联想迟钝、理解力降低、情绪低落等抑郁状态和脑衰弱综合征，部分患者可出现片段的幻觉和妄想。本病病程短，预后较好。

2. **肺炎所致精神障碍** 急性肺部感染在高热时，可出现意识障碍，多见意识模糊，有时发生谵妄。慢性肺部感染如肺结核则主要表现为抑郁状态伴记忆减退、注意力集中困难及思维迟钝。

3. **伤寒所致精神障碍** 精神症状主要发生在伤寒的极期，并可持续到恢复期。主要临床表现包括：①意识障碍，主要是呈谵妄状态；②情感障碍，主要表现为情感淡漠；③有些患者可以出现片段的牵连观念、被害妄想等；④反应迟钝。有些患者的精神症状就是伤寒的首发症状，此后才出现各种相应的躯体症状，患者在恢复期仍对急性期出现的妄想内容坚信不疑。

4. **狂犬病所致精神障碍** 狂犬病是由于狂犬病毒侵犯中枢神经系统而引起的急性传染病。临床表现分猛烈型及瘫痪型两种。初期患者有头痛、不安、低热及愈合的伤口出现痛痒或麻木等异常感觉。2～3天后猛烈型患者表现恐水、恐风、恐光。水、风、光均可激惹反射性咽喉痉挛发作,患者表现为紧张不安、恐惧、烦躁,病情逐渐加重,并有全身痉挛、颈强直、唾液分泌增多、高热,出现心力衰竭、呼吸麻痹,治疗无效后可突然死亡。瘫痪型患者主要表现为肢体瘫痪,可因昏迷而死亡。此病病死率极高。

5. 艾滋病所致精神障碍　艾滋病又称获得性免疫缺陷综合征(AIDS)。主要是通过性接触传染,也可由血液和母婴传播。若病毒侵及中枢神经系统可出现神经精神症状。疾病初期患者多受社会-心理因素影响而表现为焦虑、抑郁状态。随着病情的恶化,患者表现痴呆状态,如健忘、迟缓、注意力不集中,解决问题的能力下降和阅读困难,表情淡漠、主动性差、社会功能退缩。躯体症状表现为昏睡、食欲缺乏和腹泻并导致体重明显下降。有的患者出现癫痫发作、缄默和昏迷。

(二) 内脏器官疾病所致精神障碍

1. 肺性脑病　是指由严重的肺部疾患导致的精神障碍的总称。意识障碍是本病的最主要的表现,如嗜睡、昏睡、谵妄等,严重者可以出现昏迷。在肺部疾病进展缓慢、肺功能较好的患者,或在出现意识障碍以前,许多患者均可有易疲劳、记忆力下降、注意力不集中、睡眠差、情绪不稳定等脑衰弱综合征的症状。有的患者可以出现听幻觉、视幻觉、关系妄想、被害妄想等精神病性症状。

2. 肝性脑病　是指由严重肝病引起的、以代谢紊乱为基础的中枢神经系统功能失调导致的综合征,临床上分为4个时期:①前驱期:以情绪障碍和行为障碍为主要表现,患者可出现易激惹、情绪低落或情感淡漠、意志减退、生活懒散、退缩等表现;②昏迷前期:此期患者可表现为明显的嗜睡,并伴有时间、地点及人物定向障碍,随着躯体疾病的加重,患者可出现谵妄症状;③昏睡期:各种神经体征持续或加重,患者大部分时间呈昏睡状态,但可以唤醒;④昏迷期:患者完全不能被任何刺激所唤醒,随着昏迷程度的加深,可以出现震颤、抽搐、肌张力增高、腱反射亢进、各种病理征阳性等。

3. 肾性脑病　是指由各种原因引起的急性或慢性肾衰竭导致的精神障碍和神经障碍。早期多为脑衰弱综合征,患者可出现乏力、记忆力下降、注意力不集中及各种类型的睡眠障碍、抑郁和焦虑等情绪障碍,严重者可出现自杀行为。进入肾衰竭期后患者会出现人格改变,表现为固执、敏感多疑、易冲动、明显以自我为中心等。肾衰竭严重的患者可出现不同程度的意识障碍,甚至昏迷。部分患者出现睡眠不安腿综合征、幻觉、错觉、妄想等精神病性症状,也可出现兴奋、躁动和谵妄等。神经症状以癫痫样痉挛发作多见。

4. 心源性脑病　是指由各种心脏疾病如冠心病、先天性心脏病、心内膜炎等引起的缺血、缺氧表现的精神障碍。主要表现有脑衰弱综合征、焦虑、恐惧、抑郁、幻觉和妄想等,病情严重者出现不同程度意识障碍。

(三) 内分泌疾病所致精神障碍

1. 皮质醇增多症　是指糖皮质激素分泌过多,并伴有盐皮质激素与雄性激素分泌过多。患者出现精神异常以抑郁症状为最常见,意识障碍多为嗜睡。常伴有认知功能损害如注意损害、记忆减退。另外,部分患者可出现幻觉、妄想和人格解体。

2. 肾上腺皮质功能减退症　是因肾上腺的3种类固醇激素(糖皮质激素、盐皮质激素和雄性激素)分泌不足所致。以肾上腺的原发性损害为最常见,也可继发于垂体或下丘脑功能不足。其精神症状可表现为：①记忆障碍，特别是近事记忆障碍；②意志减退；③情感不稳；④人格改变；⑤睡眠障碍；⑥在肾上腺危象的情况下，患者可出现各种类型的意识障碍，如嗜睡、昏睡、谵妄状态等。急性肾上腺皮质功能减退症病情凶险，常危及生命，慢性肾上腺皮质功能减退的症状温和，类似于抑郁症。

3. **甲状旁腺功能亢进症** 是由良性甲状旁腺腺瘤引起高钙血症而出现多种临床症状。常见精神症状主要为类似抑郁的表现为情绪低落、乏力、缺乏主动性和易激惹等，也可出现记忆减退和思维迟缓。甲状旁腺危象可表现为意识模糊、幻觉、妄想、攻击行为和反复抽搐等。

4. **甲状旁腺功能减退症** 通常发生于甲状腺切除手术后，因血钙下降导致谵妄。起病隐匿，可表现为注意力不集中、智能损害和"假性神经症"。假性神经症在儿童表现为暴怒发作和夜惊，在成人表现为抑郁和易激惹。

5. **甲状腺功能亢进症** 是由于甲状腺激素分泌过多所致。精神症状以精神运动性兴奋为主，包括失眠、话多、易激惹、烦躁等。严重者可出现精神病性症状如幻视、幻听和被害、关系妄想等。甲状腺危象是因急症、重症疾病和接受外科手术而诱发甲状腺激素水平骤增，患者可出现发热、谵妄，甚至昏迷。

6. **甲状腺功能减退症** 是由多种原因引起的甲状腺激素合成、分泌不足或生物效应缺陷所致的一组内分泌疾病。患者常有抑郁表现，如言语缓慢、反应迟钝、记忆力减退和注意力不集中。严重的患者出现情感淡漠、怕冷、退缩和痴呆表现，甚至有幻觉、妄想等精神病性症状。

（四）系统性红斑狼疮所致精神障碍

系统性红斑狼疮是一种临床表现为多系统损害症状的慢性系统性自身免疫性疾病，病变损害皮肤、血管、内脏器官及神经系统。当病变累及中枢神经时，可产生神经精神症状，称为神经精神狼疮，发生率达 25%，预后较差。

本病早期或恢复期表现为脑衰弱综合征。严重病例可见各类意识障碍表现，甚至昏迷。慢性迁延性病例多见类功能性精神病样表现，如类分裂症状态、类抑郁状态和类躁狂状态。至疾病后期，可出现记忆力明显减退、人格改变、智力障碍及痴呆。

四、治疗原则与预防

躯体疾病所致精神障碍的治疗原则包括基础病治疗、支持治疗和控制精神症状。尽早治疗基础疾病，增强体质，提高机体免疫力，避免各种诱发因素，加强良好性格的养成及心理健康的维护等可起到积极的预防作用。

第五节 器质性精神障碍患者的护理

一、护理评估

（一）生理评估

1. **既往史** 患者是否有脑外伤、药物中毒、脑瘤、抑郁症、脑卒中、发热、抽搐、昏迷和药物过敏史等。

2. **家族遗传史** 患者是否有痴呆家族史、21-三体综合征家族史等。

3. **个人生活史** 了解患者生活经历、病前的性格特点、职业、文化层次、生活方式及习惯爱好等。

4. **患者的一般情况** 包括患者的营养状况、生命体征、睡眠情况、大小便情况及有无神经系统阳性体征等。

5. **此次发病情况** 了解患者发病多长时间,症状发展的速度,此次发病常见诱因,如是否有缺氧、肝肾衰竭、电解质失衡及酒精戒断症状等。

(二) 心理评估

1. **认知活动状况** ①患者有无错觉、幻觉(特别是幻听),包括内容、出现的时间、频率等;②患者的思维活动是否有思维迟缓、反应迟钝、注意力涣散、理解困难、逻辑障碍等;③患者的智能方面有无智能减退或痴呆;④将患者发病前后的人格加以比较,以了解其有无人格改变。

2. **情感活动状况** 可通过交谈启发并了解患者的内心体验,观察其情感的稳定性、协调性及反应的性质和程度。

3. **意志行为状况** 观察患者有无兴奋躁动、吵闹不休、出走、自杀、自伤、伤人等行为。癫痫患者的自杀率是正常人的4~5倍,因此应注意预防患者的自杀行为。

(三) 社会评估

(1) 患者病前是否发生过严重的生活事件,其对该事件的反应如何。

(2) 患者的工作学习环境如何;能否进行正常的工作学习。

(3) 目前症状对患者的日常生活能力、人际关系以及工作能力有何影响。

(4) 患者亲属与其的关系如何,负责照顾的家人是否觉得负担太重且不能得到放松;家人是否热心照顾患者。

二、护理诊断

(一) 生理方面

1. **清理呼吸道无效** 与喉头痉挛、口腔或呼吸道分泌物增多、癫痫持续状态有关。

2. **营养失调(低于机体需要量)** 与咀嚼功能减退、吞咽困难及老年人因缺齿、味觉改变等有关。

3. **睡眠型态紊乱** 与环境改变、情绪紧张焦虑有关。

4. **排便异常** 与长期卧床、意识障碍、精神病药物不良反应等有关。

5. **躯体移动障碍** 与神经、肌肉受损,肌张力差等有关。

6. **生活自理能力缺陷** 与意识障碍、认知功能障碍有关。

7. **有感染的风险** 与体质虚弱,生活自理能力下降有关。

8. **有皮肤完整性受损的风险** 与营养差、大小便失禁、长期卧床有关。

9. **有窒息的风险** 与癫痫发作时喉头痉挛、气道分泌物增多有关。

10. **有受伤的风险** 与智能下降、感觉减退、定向力障碍、癫痫发作时意识突然丧失或判断力受损有关。

(二)心理方面

1. **急性意识障碍** 与脑器质性疾病和躯体疾病所致脑组织损害或脑功能紊乱有关。
2. **思维过程改变** 与意识障碍、认知功能下降有关。
3. **语言沟通障碍** 与认知功能下降有关。
4. **感知觉障碍** 与认知功能下降有关。
5. **定向障碍** 与记忆力下降、注意力不集中有关。
6. **有暴力行为的风险** 与幻觉、妄想、长期发作致人格改变有关。
7. **有自杀的风险** 与抑郁情绪有关。

(三)社会方面

1. **社交能力受损** 与患者思维过程改变、认知功能下降、言语及运动障碍等有关。
2. **家属应对无效** 与患者认知能力的改变、智能减退、家属缺乏照护知识等有关。

三、护理目标

(一)生理方面

(1) 患者能够摄入足够的营养与水分,保证机体所需。
(2) 患者能够得到充分睡眠,睡眠质量改善。
(3) 患者大小便通畅,能形成按时排便习惯,会阴部皮肤和肛周皮肤完好。
(4) 患者最大限度保持自理能力。
(5) 患者未发生窒息或感染。
(6) 肢体功能恢复,患者皮肤完好。
(7) 患者能够减少或不发生外伤。

(二)心理方面

(1) 患者能正确表达自己需求,最大限度地延缓思维衰退。
(2) 照顾者和周围人不受攻击,患者所处环境未被破坏。
(3) 患者能够自诉与其情感状态有关的感受;确认产生自杀观念及其行为的后果。

(三)社会方面

(1) 患者能最大限度地保持沟通能力。
(2) 家属对疾病有正确的认知,能正确处理患者的各种状况。

四、护理措施

(一)生理方面

1. **饮食护理** 应结合患者的健康状况,给予易消化、营养丰富、低脂肪、低糖、充足蛋白质及维生素饮食,以增强患者抵抗力。饮食口味应清淡、荤素搭配。①对轻、中度痴呆患者可鼓励自行进食,速度要慢,不可催促,以防噎食。对重度痴呆患者应根据病情取合适体位,缓慢喂食。②若患者拒食,则不应勉强,可先让其做些别的活动,转移注意力后再劝其进食。③对失语及吞咽困难的患者应及早进行吞咽功能训练,对不能自行进食者,在协助喂食时,应将食勺从健侧放入,尽量送到舌根部,进食后指导患者保持坐位30分钟以上。

2. 睡眠护理 ①评估患者睡眠障碍的原因及程度,尽量减少或去除影响其睡眠的诱发因素;②要为患者创造良好的睡眠条件,周围环境要安静、舒适,避免环境噪声等影响睡眠;③指导患者建立良好的睡眠习惯,如入睡前用温水泡脚,不要进行易引起兴奋的谈话或观看刺激性电视节目,不饮浓茶、咖啡及吸烟等,以免影响睡眠质量;④对于昼夜颠倒的患者,如病情许可,白天要让其有适度的活动,尽量不让患者在白天睡觉,需增加活动,保持兴奋,以利于夜间睡眠;⑤对严重失眠者可给予药物辅助入睡。

3. 排泄护理 有研究发现,服用典型抗精神病药物的患者和80岁以上的患者便秘发生率相对较高。因此要密切观察患者的大小便习惯及时间规律,及早发现便秘,及时处理。鼓励患者多饮水,培养良好的饮食习惯,腹部按摩有利于缓解便秘,可指导患者在每日清晨饮水后30分钟及餐后30分钟做腹部按摩。一旦发生便秘及时给予润肠、通便药或缓泻药。另外,对大小便失禁的患者,要定时提醒如厕,及时更换被大小便污染的衣物,保持皮肤清洁。

4. 日常生活护理 保持病室安静、舒适、空气新鲜,经常为病房开窗换气。强调根据不同患者的不同病情,采取个性化的护理措施。定期督促或协助患者料理个人卫生,如洗澡、更衣、剪指甲等。根据天气变化及时建议患者添减衣服,对长期卧床的患者要为其定期翻身、拍背。对大小便失禁的患者,要及时协助处理大小便,保持皮肤、床铺的整洁、干燥,以减少发生感染及压疮的风险。另外,护理人员要适时适地给予患者必要的卫生指导,维持良好的个人卫生习惯,采取适当措施制止患者的不卫生行为,减少被感染的机会。

5. 安全护理 ①加强巡视,密切观察病情变化,做好安全检查及危险品管理工作。②对意识障碍患者,应置于重病室内,专人看护,防摔伤、坠床。③患者由于在幻觉、妄想的支配下,会出现自杀、伤人毁物等行为,对这类患者,应加强监护与巡视,注意工作的方式方法,采取各种有效防范措施,防止意外发生。④神经衰弱综合征的患者,可表现各种躯体化症状,如胸闷、心慌、气短、腹胀等,护理人员可指导患者进行适当的体育锻炼,制订适合其学习、工作、睡眠的计划,保持其正常的状态。⑤对癫痫发作患者,护士应注意了解其有无诱发因素,并提醒患者尽量避免。当发现患者出现先兆症状,如恶心、流涎、胸闷、肢体麻木感、恐惧感、错觉、幻觉时,应立即将患者安置于病床上,密切观察。癫痫大发作时,应置患者于原处平卧,避免摔伤;头偏向一侧,松解衣领和裤带,保持呼吸道通畅,迅速将压舌板或牙垫置于患者上、下磨牙间(取出义齿),适当保护下颌与四肢大关节(如肩、肘、髋、膝),但要注意切忌用力过度,不可强行按压,防止发生骨折或脱臼。抽搐停止后,应让患者卧床休息,在意识恢复过程中,部分患者可发生兴奋躁动,应有专人守护,注意观察意识恢复情况,遵医嘱给予吸氧等。

(二)心理方面

1. 记忆障碍患者的护理 对记忆障碍患者,可反复训练患者记忆居住的环境、物品的放置位置、周围的人和事物;指导患者制订生活作息时间表,让其主动关心日期、时间的变化;每日活动安排由简单到复杂,组织患者看电视、玩扑克、下跳棋、玩智力拼图或给患者一些数字卡,训练其从小到大排列等,以锻炼患者的记忆和思维能力。在安排患者进行记忆力训练的时候,必须注意应根据患者的实际情况选择训练的难度。如难度太高,一方面患者无法完成,另一方面加重了其精神负担,造成不良情绪;再加上患者由于智力低下所致的判断能力下降,不但会拒绝配合训练,有的甚至会引发精神和行为方面的紊乱。

2. 语言功能障碍患者的护理 对语言功能障碍患者,护理人员要有足够的耐心,利用一切护理、治疗的机会,主动与患者交流。交流时注意力集中,目光亲切,态度温和,让对方觉得自己非常关注彼此交流;说话自然、语调适中、吐词清晰。如果患者听觉不好,则给他(她)戴上助听器,语速稍慢些。说话的时候,稍微停顿下,留一小段时间给对方理解说话的内容。语言尽量简单、通俗,直接地表达自己的意思。每次只问一个问题。讲述、辨别人和事的时候,使用名字,避免用代词。早期用单词或短语加视觉信号来进行训练,如卡片、图片等。同时应分辨失语类型,根据不同的失语类型采用不同的训练方法,如命名性失语,主要为遗忘名称,护理时要反复说出名称,强化记忆;运动性失语,主要为发音困难,护理时要给患者示范口型,一字一句面对面地教。

3. 定向障碍患者的护理　对定向障碍患者,必须专人陪护,防止患者单独外出、走失及发生意外事件。平时应加强对患者进行定向力训练,如在日常生活护理时反复向患者讲述日期、时间、地点、天气等,使患者逐渐形成相应概念。

4. 智力障碍患者的护理　对智力障碍患者,要促进患者多用脑、勤用脑,以刺激大脑的思维活动,并给患者制订切实可行的功能训练计划,包括语言、计算及理解功能训练,做到循序渐进、反复强化、持之以恒。鼓励患者读书、看报、听广播、看电视,接受来自外界的各种刺激,这对防止智力进一步衰退具有重要作用。

5. 思维障碍患者的护理　对思维贫乏患者多给予信息及语言刺激,寻找其感兴趣的话题,用患者经历过的重大事件,诱导启发其用语言表达,刺激大脑的兴奋性。对思维活跃及紊乱患者,通过改变话题,分散注意力,转移思路,使其思维恢复到正常状态。对有妄想的患者,护理人员应态度和蔼亲切,语言恰当,注意谈话技巧,不可贸然触及患者的妄想内容。

6. 心理及情志的护理　①护理人员应主动关心患者,与其建立良好的护患关系,尽量满足其合理要求;②给予患者心理支持,鼓励其表达自己的想法和需要,使他们有发泄情绪的机会,从而减轻或消除焦虑、恐惧、抑郁等情绪;③尊重患者,加强沟通,调动其主观能动性,使其能正确面对疾病,增强战胜疾病的信心,积极配合治疗。

7. 人格改变患者的护理　人格改变的表现形式不一,有的患者表现自私、不知廉耻,有的患者表现喜好囤积垃圾等。在护理过程中护理人员应耐心倾听患者的叙述,关心、体谅、尊重患者,使其积极配合治疗,提高治疗的依从性。

(三) 社会方面

(1) 培养和训练患者的生活自理能力及简单的社会技能,最大限度地发挥其能力。对轻度痴呆患者,平时督促其做一些力所能及的事情,如洗碗、扫地、收拾房间等,并鼓励患者进行有规律的简单锻炼,如散步、打太极拳等。对中、重度患者,则需要花费一定的时间来帮助其训练。千万不要万事包办,这样反而会加速患者的衰退。

(2) 加强健康指导,针对不同疾病给予不同疾病知识宣教,告知患者及家属疾病的各种护理知识,消除他们焦虑不安的心理。对有一定传染性的疾病,如艾滋病、梅毒等要向患者及家属讲解预防疾病传播的方法,纠正他们对疾病不正确的认识,使他们能够正确对待疾病,增强战胜疾病的信心。

(3) 做好出院指导,向患者及家属宣教药物、饮食、休息等方面的注意事项等;指导患者和家属了解疾病复发的先兆,掌握自我护理的方法。

五、护理评价

（一）生理方面

(1) 患者营养是否良好。

(2) 患者睡眠是否充足。

(3) 患者大小便是否正常。

(4) 患者是否主动料理自己生活，基本生理需求是否得到满足。

(5) 患者是否发生窒息或感染。

(6) 患者皮肤是否破损。

(7) 患者是否受伤。

（二）心理方面

(1) 患者的定向力、语言能力、肢体活动能力等是否改善。

(2) 患者有无不良情绪，有无发生暴力行为。

（三）社会方面

(1) 患者是否保持沟通能力，能否进行有效交流。

(2) 患者是否掌握简单的社会技能。

(3) 家属对疾病知识是否了解，是否掌握帮助患者进一步恢复生活和社会功能的方法。

（盛梅青）

第六章 精神活性物质所致精神障碍患者的护理

第一节 概述

自第二次世界大战以来,在欧美、亚洲的许多国家,由于经营成瘾物质的暴利,许多犯罪团伙从事毒品的生产、加工、运输、贩卖,使得海洛因、鸦片等麻醉毒品成瘾者的人数急速增加,已在许多国家产生重大公共卫生和社会问题。常见的精神活性物质有阿片类、酒精类、大麻、催眠药、抗焦虑药、麻醉药、兴奋剂、致幻剂和烟草等。服用精神活性物质后,服用者会出现各种心理、生理症状,导致行为或反应方式的改变,使精神活动能力或社会功能明显下降。服用精神活性物质者常具有某些特殊的人格特征,如社会适应不良、过度敏感等。在我国吸毒人群中,35 岁以下的青少年比例竟高达 77%,而且他们初次吸毒的平均年龄还不到 20 岁,16 岁以下的吸毒人数更是数以万计。吸毒人群的低龄化已成为一个令人忧虑的社会问题。

一、基本概念

1. **精神活性物质(psychoactive substance)** 精神活性物质又称为成瘾物质(substance)、药物(drug),是指能够影响人类情绪、行为、意识状态,并有致依赖作用的一类化学物质。人们使用这些物质的目的在于取得或保持某些特殊的心理、生理状态。毒品是社会学概念,指具有很强成瘾性并在社会上禁止使用的化学物质,在我国使用较多的毒品主要指阿片类、大麻、兴奋剂等药物。

2. **依赖(dependence)** 依赖是指一种强烈的渴求,并反复使用,以取得快感或避免不快感为特点的一种精神和躯体性病理状态。传统上将依赖分为躯体依赖(physical dependence)和心理依赖(psychological dependence)。躯体依赖又称身体依赖,是指反复使用药物导致的一种病理性的适应状态,表现为耐受性增加和戒断症状。心理依赖又称精神依赖,是指患者对精神活性物质的渴求,以期获得使用成瘾药后的特殊快感,驱使使用者为寻求这种感觉而反复使用药物,表现所谓的渴求状态。

3. **滥用(abuse)** 又称有害使用(harmful use),是指一种不恰当地使用精神活性物质的方式,且反复使用导致不良后果,如不能完成重要的工作、学业,损害了躯体、心理健康,导致法律上的问题等。滥用强调的是不良后果,滥用者没有明显的耐受性增加或戒断症状,反之就是依赖状态。

4. 耐受性（tolerance） 耐受性是指使用原来剂量达不到患者所追求的效果，必须增加剂量方能获得所需的效果。

5. 戒断状态（withdrawal state） 戒断状态是指减少或者停止使用药物或者使用拮抗剂后出现的特殊的心理生理综合征。例如，酒精（中枢神经系统抑制剂）戒断后出现的是兴奋、不眠，甚至癫痫样发作等综合征。

二、精神活性物质的分类

根据精神活性物质的药理特性，分为以下种类：

1. 中枢神经系统抑制剂（depressant） 能抑制中枢神经系统，如巴比妥类、苯二氮䓬类、酒精等。

2. 中枢神经系统兴奋剂（stimulant） 能兴奋中枢神经系统，如咖啡因、苯丙胺、可卡因等。

3. 大麻（cannabis，marijuana） 大麻是世界上最古老、最有名的致幻剂，少量吸入或食用可使人欣快，增加剂量可使人进入梦幻，陷入深沉而爽快的睡眠之中。

4. 致幻剂（hallucinogen） 能改变意识状态或感知觉，如麦角酰二乙酰胺（LSD）、仙人掌毒素（mescaline）等。

5. 阿片类（opiate） 包括天然、人工合成或半合成的阿片类物质，如海洛因、吗啡、美沙酮、二氢埃托啡、哌替啶、丁丙诺啡等。

6. 挥发性溶剂（solvent） 如丙酮、苯环己哌啶（PCP）等。

7. 烟草（tobacco）

第二节　病因与发病机制

精神活性物质种类繁多，导致精神障碍的病因和发病机制也众说纷纭。主要与生物学因素、心理因素、社会文化及药物本身因素有较为密切的关系。

一、生物学因素

目前尚无任何一种单一的生物实验模式可以解释所有精神活性物质产生耐药性与依赖性这些复杂的现象。研究大多集中在遗传、受体、神经递质、神经内分泌、生化和酶学等方面。如研究显示，酒瘾具有家族遗传倾向，酒精在人体须由乙醛脱氢酶（ALDH）代谢，如机体缺乏 ALDH，乙醛在体内就会聚积，造成醉酒反应；而脑内存在的吗啡受体可与外源性吗啡相结合，形成依赖性。大量有关酒精与药物依赖的遗传或家族性研究证实，动物对某些药物依赖的形成具有显著的遗传性。家系、双生子及寄养子研究均发现，药物滥用的易感性因素是由基因所决定的。

20 世纪 50 年代后，有研究者发现动物脑内存在"愉快中枢"或"强化区"，用弱电流刺激该区域可产生犒赏（reward）效应。常见的成瘾物质，如阿片、酒精、苯丙胺和可卡因等，尽管药理作用不同，但最后的共同通路是作用于中脑边缘多巴胺系统。位于边缘系统的犒赏系统是导致药物依赖的重要结构基础,由此产生的神经递质和突触信息传递过程的变化,是人类依赖行为产生的重要条件。

二、心理因素

物质滥用者与依赖者有明显的个性问题,如适应不良、易冲动、反社会、过度敏感等,患者多缺乏信任感与安全感;青少年交友不慎,好奇心重,逃避挫折,渴望寻求刺激的心理,也是导致物质滥用的原因;对药物作用的无知、用药习惯的不良、个人价值判断不当,也会助长物质滥用或依赖。

行为理论认为,精神活性物质具有明显的正性强化作用,多数精神活性物质有增加正性情绪的作用,如"酒逢知己千杯少"、吸毒后的快感等;同样也具有负性强化作用,如"一醉解千愁"、"何以解忧,唯有杜康",毒品更有对抗负性情绪的作用。重要的是,在形成依赖后,由于戒断症状的出现,让使用者不能自拔,必须反复使用精神活性物质才能缓解戒断症状,这是最为强烈的负性强化。

三、社会文化因素

社会文化因素在药物滥用的传播与发展中起着非常重要的作用。包括药品的可获得性;有关机构如学校、医院、保健站对药物使用方法及相关法律知识普及不够;种族文化的影响;家庭因素,如家庭成员间沟通不良、家庭矛盾、单亲家庭、家庭成员中有犯罪吸毒现象等;同伴的影响、社会压力等因素。

四、药物本身因素

某些药物有很强的被滥用潜力,这种潜力的强弱程度与药物种类、给药方式和途径有明显的关系。

第三节 临床表现

一、酒精所致精神障碍

酒精是世界上应用最广泛的成瘾物质,是一种亲神经性物质,被吸收后广泛分布到身体的各器官系统。一次相对大量饮酒即可导致精神异常,如果长期饮用可以引起各种精神障碍,包括依赖、戒断综合征以及精神病性症状。酒精不仅损害人们的身体健康,导致躯体多系统的并发症,而且还给家庭、社会带来了沉重负担,如与饮酒有关的犯罪、交通肇事等。酒精中毒(alcoholism)已成为严重的社会问题和医学问题,引起了全世界的普遍关注。因饮酒而引起的精神障碍大体上可分为急性和慢性酒精中毒两大类,按酒精中毒的性质及临床特征又可将急性、慢性酒精中毒各分为若干亚型。

(一)急性酒精中毒

1. **普通性醉酒(common drunkenness)** 又称单纯性醉酒,是由一次大量饮酒引起的急性酒精中毒。临床症状的严重程度与醉酒者血液中的酒精含量及酒精代谢速度有关。醉酒初期是自制能力差、情绪兴奋、言语动作增多、易激惹、好发泄,或者行为轻佻、无事生非、不顾后果,类似轻躁狂状态。也有情绪抑郁、少语、悲泣的症状,随后可出现言语凌乱、步态不稳、困倦嗜睡等麻痹期症状。绝大多数醉酒者有眼球震颤、面部潮红、吐词不清、共济失调、步态不稳的症状。可伴有轻度意识障碍,但记忆力和定向力多保持完整。多数经数小时或睡眠后恢复正常。

2. **病理性醉酒**(pathological drunkenness) 多见于对酒精耐受性很低的人。这是个体特异性体质引起的对酒精的过敏反应。发生于极少数人,以往从不饮酒,一次少量饮酒就突然醉酒,产生严重的意识障碍,出现错误感知,同时定向力丧失,多伴有紧张惊恐、幻觉和被害妄想,常突然产生目的不明的攻击、伤人等行为。病理性醉酒发生突然,持续时间数十分钟至数小时,多以深睡告终。醒后患者对发作过程多不能回忆,或只能忆及片段情节。

3. **复杂性醉酒**(complex drunkenness) 这是介于普通性醉酒和病理性醉酒之间的一种中间状态。有器质性疾病的人,如癫痫、颅脑外伤、脑血管病、肝病等,对酒精耐受力下降,在大量饮酒过程中或饮酒后出现的急速加重的意识混浊。其特点是急速出现强烈的精神运动性兴奋,持续时间长,整个麻痹期延长。常伴有错觉、幻觉、被害妄想,可出现攻击和破坏行为。发作常持续数小时,醒后对事件经过可存在部分回忆。

(二)慢性酒精中毒

1. **酒精依赖**(alcohol dependence) 饮酒成瘾,又称酒精依赖,或称为慢性酒精中毒。酒是一种社会性饮料,酒类成瘾是瘾癖中最常见的一种。各种酒均可导致成瘾,但含酒精浓度较高的白酒更易成瘾。对酒类产生依赖的速度较慢,一般酒精依赖患者都有 10 年以上的长期饮酒史。"酒精依赖"者具有以下特点:①将饮酒看成是生活中最重要或非常重要的事,对饮酒有强烈渴求、强迫饮酒、无法控制;②耐受性逐渐增加,饮酒量增多,但酒依赖后期耐受性会下降,每次饮酒量减少,但饮酒频数增多;③饮酒速度增快,尤其是开始的几杯;④用酒当药,用酒来解除情绪困扰;⑤有藏酒行为;⑥晨起饮酒或睡前饮酒,用酒来帮助睡眠;⑦反复出现戒断症状,当患者减少饮酒量或延长饮酒间隔而血浆中酒精浓度下降明显时,就出现手、足和四肢震颤,出汗、恶心、呕吐等戒断症状。若及时饮酒,此戒断症状迅速消失,此现象常发生于早晨,称之为"晨饮";⑧曾经戒过酒,但时间不长又旧病复发。

2. **戒断综合征** 指长期大量酗酒,在减少或停止饮酒后数小时出现的一系列躯体和精神症状,或社会功能受损。常见表现如下:

(1)单纯性酒精戒断反应:患者在减少饮酒后数小时出现出汗、心动过速、血压升高、双手粗大震颤、呕吐、短暂的视听幻觉等。

(2)震颤谵妄(delirium tremens):是最严重的戒断症状,患者大约有 20% 的病死率。在慢性酒精中毒基础上减少饮酒时出现短暂的意识模糊状态,伴有躯体症状。经典的三联征是生动的幻觉或错觉、肌肉震颤和行为紊乱。常伴有自主神经功能亢进症状,发作具有昼轻夜重的规律。震颤谵妄持续时间不等,一般 3~5 天,恢复后部分或全部遗忘。部分患者因高热、衰竭、感染、外伤而死亡。

(三)其他酒精所致精神障碍

1. **酒精中毒性幻觉症**(alcoholic hallucinosis) 是指长期大量饮酒引起的幻觉状态,是一种较少见的戒酒综合征。患者常在突然停止饮酒或减量后 48 小时内出现大量鲜明的幻觉,临床上以视、听幻觉为主。患者诉说做噩梦,伴有睡眠紊乱,有时患者不能区分是做梦还是真实情景,幻觉和现实混淆不清。熟悉的物体被扭曲或被认为是非真实的东西。酒精中毒的幻觉是广泛的,有生命的较无生命的多。人或动物可以是单一或成群的,可以是缩小或放大的,可以是自然、愉快的,也可以是畸形、可怕和恐怖的。

2. 酒精中毒性妄想症(alcoholic delusion)　慢性酒精中毒患者,在意识清晰情况下出现嫉妒妄想和被害妄想,受其支配可出现攻击、凶杀等行为。起病缓慢,病程迁延,长期戒酒后可逐渐恢复。

3. 人格改变(personality change)　患者只对饮酒感兴趣,以自我为中心,对他人漠不关心,无责任心,经常说谎。

【典型病例】

印某,男性,48岁,职员。18岁即开始饮酒,近10年长期大量饮酒,每天500克白酒。平时沉默少语,夫妻间沟通较少,酒后表现话语明显增多,自我控制能力较差。因夫妻矛盾,酒后时常怀疑妻子有外遇,严重影响了夫妻关系,使婚姻濒临绝境。此后,患者饮酒量更多,清早起床就开始饮酒,一旦间隔一段时间不饮酒就出现烦躁、出汗、双手发抖,每天进食不多,体型消瘦。近两周父母发现患者经常自言自语,没有酒喝就大发脾气,砸桌摔椅,说有人要害他。白天不上班,晚上不睡觉。体格检查:双上肢震颤,面色潮红,呼吸急促,心率加快,醉酒步态,共济失调。精神检查:反应迟钝,意识范围缩窄,言语性幻听,被害妄想,对酒精有强烈渴求。

诊断:酒精依赖

二、阿片类物质所致精神障碍

阿片类物质滥用是世界范围内的公共卫生问题和社会问题,其中在我国由于非治疗目的的使用,导致严重公共卫生问题的主要是阿片和海洛因。阿片类物质是指任何天然的或合成的、对机体产生类似吗啡效应的一类药物。阿片是从罂粟果中提取的粗制脂状渗出物。

(一) 阿片类依赖

常见为海洛因依赖。海洛因被称为"毒品之王",其药效和毒性是吗啡的3～5倍,成瘾性强烈。吸食方式开始时是将海洛因粉末加入香烟中抽吸,随后绝大多数吸毒者将海洛因粉末置于锡纸上加热,用吸管将烟吸入,大多在吸食1个月后产生依赖。依赖者对阿片类产生心理依赖,有持续性或周期性渴望体验药物的心理效应;这种愿望可以压倒一切,为了得到药物采用强制性觅药行为。成瘾后表现出以下症状:

(1) 精神症状:情绪低落,易激惹;性格变化,自私、说谎、缺乏责任感;记忆力下降,注意力不集中,睡眠障碍。

(2) 躯体症状:营养状况差,体重下降,食欲缺乏;性欲减退,男性患者出现阳痿,女性患者出现月经紊乱、闭经;头晕、冷汗、心悸,体温升高或降低,白细胞计数升高,血糖降低。

(3) 神经系统症状:可见震颤、步态不稳、言语困难、缩瞳、腱反射亢进及感觉过敏。

(二) 戒断综合征

由于使用阿片类物质的剂量、使用时间的长短、使用途径、停药的速度等不同,戒断症状强烈程度也不一致。短效药物如吗啡一般在停药后8~12小时出现,极期在48~72小时,持续7~10天。长效药物的戒断症状出现在1~3天,极期在3~8天,症状持续数周。

最初表现为打哈欠、流涕、流泪、寒战、出汗等。随后各种戒断症状陆续出现,典型的戒断症状可分为两大类:客观体征,如血压升高、脉搏增加、体温升高、瞳孔放大、皮肤出现鸡皮疙瘩、呕吐、腹泻、流涕、震颤、失眠等;主观症状,如恶心、腹痛、肌肉疼痛、骨骼疼痛、不安、食欲缺乏、疲乏、无力、发冷、发热、连续打喷嚏、强烈渴求药物与觅药行为等。

(三)阿片类物质过量中毒

过量中毒者,多有意识不清,可达深度昏迷。呼吸极慢,甚至每分钟2~4次。皮肤冰凉,体温下降,血压下降。瞳孔呈针尖样,当缺氧严重时瞳孔可扩大,对光反射消失。肌肉松弛,下颌松弛,舌向后坠阻塞气管。特征性表现:昏迷、呼吸抑制、针尖样瞳孔三联征。常因休克、肺炎、呼吸衰竭导致死亡。

(四)复吸

复发吸毒,是指吸毒者在经过戒毒治疗后,又开始使用脱毒前所依赖的毒品的行为。往往在脱毒后1~2周发生。

(五)并发症

常见的并发症包括:营养不良、便秘、感染性疾病。静脉注射阿片类物质引起的并发症多而严重,如肝炎、梅毒、蜂窝织炎、血栓性静脉炎、艾滋病等。孕妇滥用阿片类物质可发生死胎、早产和婴儿体重过低等。

【典型病例】

卢某,男性,35岁,司机。3年前由于工作的原因,患上严重胃溃疡,发作时十分痛苦,因而吸食了朋友给的白色粉末,止痛效果出奇的好,后来知道是毒品海洛因,但只要胃痛发作,即吸食。用药后感觉胃不痛了,全身舒服,大脑反应灵敏,有愉快感,不吸食则会流涕、头晕、心烦、失眠、坐卧不宁,并出现自伤、自杀念头。至此吸毒已不单是治疗胃痛,而是满足心理需要。2个月后使用原剂量后快感出现不明显,将吸食改为烫吸,每日使用剂量达2克。1年前,又将烫吸改为静脉注射海洛因。体格检查:消瘦,双上肢前臂可见很多注射瘢痕,双上肢静脉呈条索状,肌肉震颤。精神检查:易激惹,有攻击性言行,未引出幻觉、妄想,意识清晰,对海洛因有强烈需求。

诊断:阿片类(海洛因)物质依赖

三、中枢神经系统兴奋剂所致精神障碍

苯丙胺类兴奋剂(amphetamine-type stimulant,ATS)主要包括苯丙胺、甲基苯丙胺(又称为冰毒,methamphetamine)、麻黄碱(ephedrine)、3,4-亚甲二氧基甲基苯丙胺(摇头丸)等。苯丙胺类药物在医疗上主要用于治疗儿童多动症、减肥、发作性睡病。近年来,此类药物在我国的滥用有明显增加趋势。

(一)躯体和心理依赖

苯丙胺类药物停止使用后会出现全身倦怠、情绪变化,继续停药则出现严重戒断反应,

患者十分痛苦、焦虑,自杀者不少见。部分患者可以出现意识障碍、头痛、出汗等,但在所有的戒断症状中,抑郁最为常见。在停药48～72小时达到高峰,多在1～2周内消失。

(二) 过量中毒

苯丙胺的有效剂量和致死剂量相差很大,严重的急性中毒少见。轻度中毒表现为瞳孔扩大、血压升高、脉搏加快、出汗、口渴、呼吸困难、震颤、反射亢进等症状;中度中毒出现精神错乱、谵妄、幻听、幻视、被害妄想等精神症状;重度中毒时出现心律失常、痉挛、循环衰竭、高热、胸痛、昏迷,甚至死亡。

四、镇静催眠、抗焦虑药所致精神障碍

此类药物使用范围比较广泛,但都能抑制中枢神经系统的活动。主要分为两大类:巴比妥类(barbiturates)和苯二氮䓬类(benzodiazepines)。

(一) 巴比妥类药物

巴比妥类药物是较早的镇静催眠药,小剂量可抑制大脑皮质,产生镇静催眠作用;大剂量可使感觉迟钝、活动减少引起疲乏、困倦;中毒剂量可致麻醉、昏迷,甚至死亡。

1. 成瘾效应 服药后能解除紧张和焦虑,产生一种昏昏然、忘怀一切的欣悦感,以致产生强烈继续服药的欲望,甚至达到一定要服药的地步,形成强烈的心理依赖。与此同时,患者往往出现慢性中毒症状。

2. 慢性中毒 主要表现为:①共济失调,站立不稳,说话含糊不清,动作笨拙,辨距不良,眼球震颤;②理解迟钝,思维困难,记忆受损,判断失误;③情绪不稳,易激惹,喜怒无常,固执己见,好与人发生冲突;④起居无节,衣着邋遢,行为放荡,性欲亢进,道德观念差;⑤可发生中毒性精神疾病。

3. 戒断综合征 症状严重程度取决于滥用的剂量和滥用时间的长短。停药后数小时至24小时,属于清醒期,表现为食欲缺乏、虚弱无力、头痛、失眠、焦虑不安、四肢震颤。戒断药物后1～3天,特别在第2天,戒断症状达到高峰,表现为呕吐、体重急剧下降、心动过速、血压下降、震颤加重、运动亢进、全身肌肉抽搐或出现癫痫大发作等。

(二) 苯二氮䓬类药物

1. 抗焦虑药物依赖 长期大量使用可出现依赖,表现为消瘦、疲乏无力、面色苍白、性功能下降、失眠、焦虑不安等。智能障碍不明显,但有一定程度的人格改变。

2. 戒断综合征 对苯二氮䓬类药物依赖的患者可在停药1～3天后出现戒断症状,表现为焦虑、失眠、易激惹、欣快、兴奋、震颤、感觉过敏、人格解体、幻觉、妄想、癫痫,甚至出现谵妄状态。

五、烟草所致精神障碍

烟草的使用可追溯到两千多年前,最早用于宗教仪式或作为药物使用。我国现已成为世界烟草大国,香烟的产量是第二大产烟国美国的3倍。我国的吸烟率,尤其是男性的吸烟率较高。据估计,全国有3亿多吸烟者,而直接或间接受烟草危害的人可达7亿。

烟民往往都有烟瘾,这主要是尼古丁长期作用的结果。尼古丁就像其他麻醉剂一样,刚开始吸食时并不适应,会引起胸闷、恶心、头晕等不适,但如果吸烟时间久了,血液中的尼古

丁达到一定浓度,反复刺激大脑并使各器官产生对尼古丁的依赖,此时烟瘾就缠身了。如成瘾后突然戒断,可出现唾液增加、头痛、易激惹、失眠、血压下降等戒断症状。

第四节 治疗与预防

一、治疗

精神活性物质依赖患者都对其依赖的物质有强烈渴求,加上社会文化、环境等因素很难自动戒除,因此应住院进行治疗。

治疗原则:缓慢撤药,躯体支持疗法,支持性心理治疗。戒瘾过程中患者常有失眠、焦虑等情绪反应,宜采用不成瘾镇静剂,如羟嗪(安太乐)、小剂量奋乃静、氯丙嗪或氯普噻吨(泰尔登)等。采用替代疗法,即用成瘾性较弱的药物替代之,特别在海洛因成瘾的治疗中,有用美沙酮替代吗啡、海洛因。支持性心理治疗非常重要,包括改变环境、断绝毒品来源、行为治疗、家庭治疗等。患者大多意志薄弱,对治疗缺乏信心,必须经常鼓励和支持患者坚持治疗,鼓励患者参加各项文体活动,转移其对成瘾药的注意力。家庭和社会的支持,对患者出院后的巩固疗效十分关键。在康复阶段必须取得家庭和工作单位的支持和监督,切断成瘾药的来源和与成瘾药提供者的联系,否则即使在住院条件下戒瘾成功,出院后疗效不易巩固且有重染旧习的可能。

二、预防

1. 宣传教育　向人们普及精神活性物质依赖的有关知识,提高自我保护意识和防范能力。对青少年开展价值观的教育,进行职业和技能培训,选择建立"替代活动",如用健康的文娱体育活动替代对药物的追求。对易感者进行心理辅导和咨询。

2. 控制医用麻醉品,杜绝毒品来源　应严格掌握药物的适应证,严格执行药政管理法,减少医源性成瘾的发生。

3. 其他　为吸毒者提供脱毒、康复、重返社会等一系列服务,来减少吸毒的人数和对毒品的需求。

第五节 精神活性物质所致精神障碍患者的护理

一、护理评估

护士可通过观察、会谈、躯体和精神检查等方法收集患者的健康资料并给予评估。

(一)生理评估

1. 一般情况　①评估生命体征:体温、呼吸、脉搏、血压。②评估有无营养状态的改变:几乎有每个物质滥用或依赖的人,无论用药时间多长,都会出现营养状况的改变或极度消瘦。③评估皮肤完整性是否受损:如滥用麻醉剂,患者的身体完整性因静脉注射受到影响,往往留下痕迹造成局部或全身性感染;观察有无明显的用药痕迹,如针眼瘢痕,沿静脉走向有无色素沉着或静脉呈条索状。④评估胃肠功能是否损害:如滥用酒精者除营养不良外,长时间大量饮酒易造成胃溃疡等疾病。

2. 应用精神活性物质史 了解患者使用药物种类、使用方式、剂量、持续使用时间等。

3. 神经系统情况 评估肌腱反射、周围神经损伤情况,如患者动作行为是否受到影响,有无动作迟缓、不协调及步态不稳等现象,甚至因跌倒碰撞而致外伤或骨折。评估睡眠、清醒状况以及是否出现精神紊乱。

4. 躯体戒断症状 观察患者有无打哈欠、流涕、发热、肌肉疼痛、恶心呕吐、震颤、睡眠障碍和共济失调等。

5. 并发症 观察患者有无肝肾功能损害、消化道疾病、感染性疾病、性病和神经系统疾病等。

(二) 心理评估

1. 认知活动 评估患者有无感知觉的改变,如幻听或幻视症状;有无思维内容障碍及思维过程方面的改变;有无记忆及智力受损,如遗忘;有无注意力及定向障碍;有无自知力受损。

2. 情感活动 评估患者在戒断时有无抑郁、焦虑、紧张、恐惧等情绪。在酒精中毒期间有无兴奋、吵闹、易激惹和情绪不稳。患者停止用药期间,对自己在用药期间的行为是否感到自责、悲伤、羞愧。

3. 意志行为 评估患者有无动作迟缓、行为退缩、不愿参加社交和娱乐活动的现象;自理能力如何,是否影响社会功能;在戒断过程中有无抱怨、诉苦、争执;在脱瘾治疗中有无不惜使用一切手段持续用药;有无自杀、自伤行为。

4. 人格特征 评估患者有无人格不成熟或者缺陷,如采取"破罐子破摔"的态度、容易冲动、有自卑感、内心孤独、不合群等。

5. 价值判断过程 评估患者对自己的成瘾行为是否无能为力,对于自己想从"买药、服药、感受药物的精神效应、由药效中恢复、再买药"等一连串的恶性循环中逃脱是否认为根本没有任何希望。评估患者是否有认为生命中除了药物,任何事情都毫无兴趣和意义的价值观。

(三) 社会评估

1. 社会功能 患者工作、学习、社交以及生活料理能力是否降低。

2. 家庭关系 患者与家庭成员关系是否受损,是否存在婚姻关系破裂、子女教育不良或受虐待等情况。

3. 不良行为 评估患者不良行为的程度,有无逃学、偷窃、抢劫等不负责任或破坏社会治安的行为。

4. 社会支持系统 患者家庭成员中有无药物成瘾者,家庭成员、亲友对患者的关心和支持状况。

二、护理诊断

1. 意识障碍 与药物过量中毒、戒断症状有关。
2. 营养失调,低于机体需要量 与以酒、药代替摄取营养的食物、胃肠功能紊乱造成吸收不良有关。

3. 有感染的风险　与不良卫生习惯、使用不洁器具、机体抵抗力下降有关。

4. 焦虑　与调适机制发生严重困难、需要未获满足、发现使用物质的后果后引起更大的焦虑及戒断症状有关。

5. 感知改变　感知改变与酒精或药物严重中毒(患者的抉择力、判断力、记忆力及思维过程方面的改变)、药物依赖患者的中枢神经系统功能受影响、酒精中毒患者出现戒断反应后产生震颤性谵妄有关。

6. 自我概念紊乱(低自尊、自卑、自责)　与自我的发展迟缓、家庭系统功能不良(婚姻问题、不负责任、暴力行为等对家人的压力)、缺乏正向反馈、常感受到失败、不良的社会支持系统有关。

7. 个人调适能力失调　与病态的认知、调适方法和支持系统不当有关。

8. 有暴力行为的风险　与酒精或药物中毒、酒精或药物致戒断反应续发中枢神经系统兴奋(如定向障碍、痉挛、幻觉、谵妄、恐慌、焦虑等)有关。

9. 社交障碍　与戒断反应所致震颤性谵妄(幻觉、定向力障碍)、社会行为不被接受、社会价值不被接受、表现依赖及社交退缩、物质依赖行为使患者与重要关系人疏远因而更增加患者的隔离感有关。

10. 知识缺乏　与缺乏学习的兴趣、低自尊、否认对信息的需要、否认对物质依赖所隐含的危险性、不良的社会支持系统有关。

三、护理目标

帮助患者重新获得生理动态平衡,增加其自尊心,以及发现应对压力的有效方法。在制订护理目标时,必须对患者的生活形态及习惯有所认识。理想的长期目标是患者能永远戒除不再使用。具体目标如下:

(1) 急性中毒患者能维持平稳的生命体征。

(2) 患者营养状况改善。

(3) 患者躯体未发生感染性疾病。

(4) 患者能纠正不正确的认知,出院后主动认真执行戒酒、戒毒计划。

(5) 患者戒断症状得到有效控制,感知逐渐恢复正常,能有效处理和控制觅药行为。

(6) 患者能认识并接受自己,建立正向的自我概念。

(7) 患者能制订出新的调试方法。

(8) 患者能有效处理和控制自己的情绪和行为,觅药行为者能描述相关因素,不发生自伤、伤人和毁物行为。

(9) 患者能逐步主动承担家庭和社会责任,与家人之间的关系得到改善。

(10) 患者不良的人际关系和行为模式得到改善,能主动承担社会责任。

四、护理措施

(一) 安全护理

(1) 保持高度的风险管理意识,入院时患者应进行卫生处理,仔细检查其衣服、用品、书籍,杜绝一切获取成瘾物质的可乘之机。定期检查门窗等硬件设施,以确保治疗环境的安全。

(2) 注意观察患者有无暴力行为和自杀观念,出现严重戒断反应时,患者往往不能克制生理上的痛苦和心理上的依赖,常常会采取一些消极的做法,如自伤或自杀。护理人员应加强巡视,将患者安置在易观察、无危险物品的房间且要在护理人员的视线下活动。

(3) 对于伴有人格障碍、易激惹、易冲动的患者,接触中注意方式方法,既要坚持原则,又要正确疏导,避免刺激,避免直接冲突,必要时给予隔离或保护性约束。

(4) 有的患者要求提前出院,想方设法逃跑或提出诸多无理要求,不择手段、不计后果闹事搞破坏。因此,要密切观察患者的言谈举止,分析其心理活动,及时将事态处理于萌芽之时。

(二) 生活护理

1. 个人卫生护理　督促和协助患者料理个人卫生,加强口腔护理、皮肤护理、排泄护理,根据天气变化及时增减患者衣物、被服,防止受凉。营养不良患者常发生周围神经损害,戒毒患者对疼痛异常敏感,护理时要注意动作轻柔,以减轻患者的痛苦。

2. 睡眠护理　精神活性物质依赖者均存在不同程度睡眠障碍,如难以入睡、早醒、昼夜节律颠倒、睡眠质量差,尤其是在戒断后往往出现顽固性失眠。故在药物调整的基础上,应采取措施协助患者改善睡眠状况,指导患者建立规律的作息时间,白天鼓励患者参加各种工娱疗活动,根据个人的兴趣爱好选择活动内容,如打球、下棋、绘画、听音乐、手工编织等;夜间为患者创造一个舒适、安静、光线适中的睡眠环境;睡前不宜太饱或太饿,避免剧烈运动、过度的兴奋;入睡困难者可听一些轻柔的音乐;冬天用温水泡脚帮助睡眠,必要时给安眠药,以保证患者获得充足的睡眠。

3. 饮食护理　大部分精神活性物质所致精神障碍患者食欲缺乏,有的表现出厌食,戒断反应严重者甚至拒绝饮食。应观察患者每餐的进食情况,给予易消化、营养丰富的食物,以流质或半流质为宜,对无法进食者给予喂食、静脉补充营养物质,维持水电解质的平衡,保证营养代谢的需要。

(三) 特殊护理

1. 戒断的护理　若患者对药物已产生躯体依赖,药物的戒断必须在医院治疗护理下完成。戒断可以是一种脱毒过程,逐渐减少用量,延长不使用药物的时间,例如巴比妥钠、苯丙胺(安非他命)或抗焦虑剂。密切观察戒断症状的出现,防止患者夸大病情,以求最长的给药时间。尽早准确发现症状,一般在流泪、流涕、哈欠之后出现全身症状,如全身酸痛、心悸、胸闷、发热、发冷、出汗多等,此时应嘱患者卧床休息,避免剧烈运动,减少体力消耗,改变体位时动作应缓慢。酒精中毒的患者突然断酒会出现震颤、谵妄,应及时报告医生给药处理;如发生痉挛,应及时放好牙垫,保持呼吸道通畅,必要时吸氧、吸痰。

2. 过量使用的护理　首先要确认是何种药物使用过量,再配合医生给予适当的治疗方式及护理措施,如洗胃、吸氧、给予拮抗剂等。密切观察患者的生命体征,保持水电解质平衡。取头偏向一侧卧位使呼吸道保持通畅,做好口腔护理及皮肤护理,预防并发症。当患者出现兴奋躁动、意识改变时,护理人员要注意保护患者以及自身的安全,给予约束护理。在患者度过急性期后则必须评估过量使用的环境,特别重要的是辨明是故意使用还是意外所致。

3. 并发症的护理　对有肝肾功能损害、消化道疾病、感染性疾病、性病、神经系统疾病等并发症的患者,应细心照顾,加强生活护理,以防发生意外。对心血管疾病患者,应密切监测血压、脉搏;对肝功能异常及消化系统疾病的患者,要从饮食上加强重视,减少刺激性食物对肝功能和消化系统的损害。

(四) 心理护理

(1) 建立良好的护患关系,接触患者时做到态度和蔼、亲切,尊重患者及其隐私权,主动与患者交谈,帮助患者尽快熟悉环境。

(2) 根据患者年龄、文化、社会背景、性格特点来制订心理护理措施,并自始至终贯穿于治疗与护理的全过程中。

(3) 与患者共同讨论疾病的性质、病程及疾病对个人、家庭、社会的影响;讨论疾病的治疗方案,注意消除明确的负性因素;告知患者在治疗过程中可能出现的问题,让患者做好充分的思想准备;制订现实目标,讲述一些成功的案例,淡化患者对活性物质的心理渴求,鼓励患者渡过难关,使之增强信心,不要急于求成。

(4) 指导患者进行有效的情绪控制,给患者提供情感支持,患者每前进一步都要给予表扬,鼓励其坚持治疗。

(5) 帮助患者建立正性的自我概念,重新认识自己,并以正确的态度对待现实;同患者一起分析、识别有效应对生活问题的方法,采取正确的处理措施,回避与以往滥用药物时有关的人物、地点、事物;对患者积极的表现给予及时肯定,让患者提高自尊心,重拾自信。

(五) 人际互动方面的护理

物质滥用患者常会否认未来发生问题的可能性,故加强团体治疗和团队互动非常重要,在支持性团体治疗中,同辈成员可以跟患者对质,帮助他(她)认识社会压力的现实情况;护理人员也可以在团体中利用角色扮演的技巧帮助酒精依赖者学习如何拒绝喝酒。例如,让两个患者扮演与喝酒有关的社交情境,然后让他们接受团体成员对其扮演行为的反馈。

物质滥用患者与人互动的行为特征包括否认、依赖、低自尊、操纵行为、生气和再犯行为。

1. 对"否认"患者的护理　改变行为的第一步,就是要帮助患者承认问题所在,对于物质依赖的患者,下决心停用已经成为生活重心的物质很难,护理工作人员要了解患者此时的焦虑程度,帮助患者克服否认从而产生行为的改变。

2. 对"依赖"患者的护理　患者在脱瘾治疗过程中过分依赖医护人员,寄希望于医护人员帮助其做决定,所以护理人员必须小心不要掉入为患者做决定的陷阱。

3. 对"低自尊心"患者的护理　患者失去工作、朋友,家庭破裂,护理人员应帮助患者确认仍存在的人际关系,通过仍存在的人际关系帮助患者建立自尊。

4. 对"再犯行为"患者的护理　护理人员适度地表达对患者没有保持进步的失望,继而利用患者曾经成功戒毒的事实来降低患者的挫折感,培养积极面对未来乐观的态度,鼓励患者,促进患者重新开始。

(六) 社会支持

(1) 鼓励患者多参加有益的活动。适当安排工娱治疗、体育锻炼和康复治疗。

(2) 认真执行出院制度,使患者重新适应家庭、社会生活,争取社会各方面的支持。

(3) 提高家庭支持,教会患者和家属有关心理-社会康复的一般原则和方法。家庭成员提供可靠的支持对物质依赖者的康复非常重要。让有经验的工作人员帮助家属了解疾病知识,强化家庭功能。

(4) 必要时可转至过渡性安置机构,使患者慢慢调整自己,逐渐适应社区生活。

(七) 健康教育

(1) 建立健康生活模式,鼓励患者培养自己的兴趣爱好,积极参加适当的体育锻炼,提倡戒烟、文明饮酒、不酗酒。

(2) 合理宣泄不良情绪,保持乐观的心态和积极向上的精神,积极面对生活中遇到的各种挫折。

(3) 充分利用社会支持系统,为患者创造良好的生活环境,给予更多的温暖和支持,同时应加强对患者的督导和管理,以防患者再犯行为的发生。

五、护理评价

(1) 患者的营养状况是否得到改善。

(2) 急性中毒患者能否维持平稳的生命体征。

(3) 患者躯体有无发生感染性疾病。

(4) 患者能否纠正不正确的认知,出院后是否认真执行戒酒、戒毒计划。

(5) 患者戒断症状是否得到有效控制,感知是否已经恢复正常,能否处理和控制觅药行为。

(6) 患者是否认识并接受自己,有无建立正向的自我概念。

(7) 患者能否主动承担家庭和社会责任,有无改善与家人之间的关系。

(8) 患者是否建立了正确的行为模式和正常的人际关系。

(陈 光)

第七章 精神分裂症患者的护理

第一节 概述

精神分裂症(schizophrenia)是一组病因未明的精神疾病,多起病于青壮年,具有感知、思维、情感、意志、行为等多方面的障碍,精神活动多与环境不协调。患者通常意识清晰、智能尚好。常缓慢起病,病程多迁延,部分患者可痊愈或基本痊愈,严重者在疾病反复发作或加重后,最终可出现精神衰退。

早在19世纪,精神分裂症就被当时德国著名的精神病专家Emil Kraepelin称为早发性痴呆(dementia praecox)。通过对许多精神疾病患者的症状群进行分析归纳和研究,Emil Kraepelin发现无论患者是表现为幻觉、妄想、兴奋躁动等阳性症状,还是意志减退、情感淡漠、行为退缩等阴性症状,最后的疾病结局都会趋向于痴呆,故由此提出了"早发性痴呆"这一疾病名称。

首次将"精神分裂症"这一术语引入精神病学的是瑞士的一名精神科专家布鲁勒(Bleuler)。他深受弗洛伊德学说的影响,从心理学角度分析了精神分裂症的病理现象,认为这一疾患的本质是病态思维所导致的人格分裂,并非都以精神衰退、认知功能的全面下降而告终,故将其命名为"精神分裂症"。

精神分裂症在成年人中的终生患病率为1‰左右。根据1982年在我国12个地区的调查结果显示,精神分裂症的患病率在1.56‰～4.6‰。1993年再次对其中7个地区采用同样方法调查,结果发现精神分裂症的患病率为5.31‰,有逐渐增高的趋势。另外,精神分裂症在城市的患病率明显高于农村,患病率与经济水平呈负相关。经调查发现,在我国经济水平低下的人群中精神分裂症的患病率为10.16‰,在经济水平中等以上的人群为4.75‰。美国的调查亦显示,精神分裂症在经济水平越低的人群中患病率越高。

精神分裂症的发病年龄一般在15～45岁,多见于青壮年。男女性别无明显差异,但有调查结果显示男性的平均发病年龄比女性早5年左右。精神分裂症的发病高峰集中在成年早期这一年龄段。该病预后不良,是导致精神残疾的主要疾病。约2/3的精神分裂症患者长期存在明显症状,社会功能不良。每年由此所造成的医疗费用支出和家庭负担十分惊人。

第二节 病因与发病机制

精神分裂症是一种病因非常复杂的疾病,涉及的病因假说较多,但始终找不到一个起决定作用的病因,故精神分裂症的病因和发病机制一直是精神病学研究的热点问题。传统的医学模式强调生物学病因,尽管也有越来越多的证据表明生物学因素,特别是遗传因素在精神分裂症发病中的重要地位,但心理-社会因素在其发病中的作用仍不可忽视。很多患者在发病前6个月可追溯到相应的生活事件。故就精神分裂症而言,有学者认同它是由多种因素综合作用引起的,病因可能涉及遗传、神经病理、神经发育异常、子宫内感染和产伤、社会-心理因素等多个领域。

一、遗传因素

群体遗传学研究结果证明,精神分裂症属于多基因遗传的复杂性疾病,其遗传度为60%～80%。因此,遗传因素是精神分裂症最有可能的一种素质因素。国内外有关精神分裂症的家系调查资料表明,精神分裂症患者亲属中的患病率比一般居民高出数倍,且血缘关系越近,患病率越高。Kallmann(1938)统计1 087名精神分裂症先证者亲属中的发病率,各级亲属中的发病风险概率(morbidity risk rate)为4.3%～16.4%,其中以子女、同胞及父母最高。上海(1958)对1 198例精神分裂症患者的54 576名家属成员进行调查后发现,近亲中以父母及同胞的精神分裂症患病率最高。为排除本病发生的环境因素而进行的双生子和寄养子研究发现,同卵双生子(MZ)同病率为双卵双生子(DZ)的3倍;父母为精神分裂症患者,其子女被寄养后患病率与不被寄养者相同,明显高于父母正常的寄养儿。Heston(1966)将本病患者的47名兄弟姐妹自幼寄养出去,由健康父母抚养,与50名双亲健康者的子女作对照;至成年后,实验组有5人患精神分裂症,22人有病态人格,而对照组无精神分裂症患者,9人有病态人格,差别有统计学意义。该研究结果提示,遗传因素在精神分裂症患病中的重要地位。以往的研究证明,疾病并不按类型进行遗传,目前认为多基因遗传方式的可能性最大,也有人认为是常染色体单基因遗传或多源性遗传。

二、神经生化方面异常

早先人们怀疑精神病起因于毒性物质,后随着精神药理学的发展,使精神分裂症的生化基础方面的研究取得了很大进展,目前主要有两方面的假说:

1. 多巴胺(DA)假说　20世纪60年代提出了精神分裂症的DA假说,认为精神分裂症患者中枢DA功能亢进。DA是一种神经递质,它可以传达人类的情绪,如各种喜怒哀乐及知觉程度。苯丙胺的药理作用主要是抑制DA再摄取。研究发现,苯丙胺能使健康人产生类似精神分裂症偏执型的临床表现;各种抗精神病药物能拮抗DA敏感的环腺苷酶,阻滞突触后DA受体,药物的这种作用与其临床效价一致;精神分裂症患者的尾状核、杏仁核以及边缘系统等处的DA受体浓度明显增高。以上情况表明,DA及其受体的异常在精神分裂症的发病中有重要意义。

2. 5-羟色胺(5-HT)假说　早在1954年Wolley等就提出精神分裂症可能与5-HT的代谢障碍有关。5-HT_{2A}受体激动剂可促进DA的合成与释放,而5-HT_{2A}受体拮抗剂可减少中脑皮质及中脑边缘系统DA的释放,此与抗精神病作用及锥体外系不良反应的减少都有关系。

三、神经影像学和脑结构异常

大脑发育异常在精神分裂症的病理生理学机制中起着重要作用。精神分裂症患者的正电子发射断层摄影(PET)和单光子发射断层摄影(SPECT)研究发现,患者的脑血流量从前至后出现阶梯状改变,额叶损害最严重。选取典型病例进行尸解研究,发现恒定在中前颞叶(海马、嗅外皮质、海马旁回)存在脑组织萎缩,类似的表现也存在于额叶。CT和MRI检查发现,有30%～40%精神分裂症患者有脑室扩大或其他脑结构异常,以前额角扩大最为常见。

四、子宫内感染与产伤

研究发现,母孕期曾患病毒感染者及产科并发症高的新生儿,成年后发生精神分裂症的比例高于对照组。

五、心理-社会因素

1. **心理因素** ①精神分裂症患者在发病前大多具有内向性格,表现为孤僻、冷淡、敏感、多疑、富于幻想等性格特征;②很多精神分裂症患者在发病前6个月可追溯到相应的生活事件,如失学、失恋、学习紧张、家庭纠纷、夫妻不和、意外事故等均能诱发患者发病。

2. **社会环境因素** ①家庭中父母的性格、言行举止和教育方式(如放纵、溺爱、管教过严)等都会影响子女的心身健康或导致个性偏离常态;②家庭成员间的关系紧张或不良,可使子女的人格发展受到影响;③生活不安定、居住拥挤、职业不固定、人际关系不良、噪声干扰、环境污染等均对发病有一定影响。

第三节 临床表现

一、常见的精神症状

(一) 认知功能障碍

认知功能主要包括感知、思维、学习等方面的能力。近年来,国外学者的统计表明,85%左右的精神分裂症患者伴有认知功能障碍。认知功能障碍主要表现为感知觉障碍、思维障碍、智力损害、记忆障碍、注意损害,是精神分裂症患者常见的症状之一。

1. **感知觉障碍** 在感知觉障碍中,精神分裂症患者表现最突出的是幻觉,尤以幻听最为常见。精神分裂症的幻听内容多为争论性,如两个声音议论患者的好坏;或评论性,声音不断地对患者的所作所为评头论足。如一位40多岁的男患者出门坐地铁,就听到声音说"大汉奸出门不配坐地铁",患者听到后十分气愤,改坐公交后,声音马上又说"公交车是给劳动人民坐的,你也不配坐"。幻听也可以是命令性的,如医生检查患者时,询问其年龄,患者听到一个声音告诉他"别告诉他你的真实年龄",便随口编了一个数字。幻听有时还会以思维鸣响的方式表现出来,即患者头脑中一想到什么事和人,就会被自己的声音读出来。在意识清楚的情况下反复出现持续性的、顽固的幻听,是精神分裂症重要的症状。精神分裂症患者的幻觉体验大多非常具体、生动,患者可以在幻觉的支配下做出违背本性、不合常理的行为,如自伤、伤人、冲动毁物等。

2. **思维障碍** 思维障碍是精神分裂症患者的主导症状,主要包括思维联想障碍、思维逻辑障碍、思维内容障碍和被动体验。

(1) 思维联想障碍:联想障碍是精神分裂症的重要症状之一,精神分裂症的联想障碍主要表现为联想结构和联想自主性障碍。

联想结构障碍主要包括思维散漫和思维破裂。思维散漫也称思维松弛,是指思维联想结构松散,联想主题不突出。主要表现为语句的堆砌,即患者在回答问题时不切题,句子与句子之间互不关联,所述内容让人难以理解,游移于主题之外,结构松散,说不到点子上,但句句似乎又都沾点儿边。部分文化层次很低的正常人在表达一些问题的时候也可以出现思维散漫的现象,但与患者不同的地方在于,对文化程度低的正常人可以通过进一步询问最终弄清其所要表达的意思,而对患者来说,旁人无论通过什么方式也无法理解和弄清其真正想要表达的意思。与思维散漫相比,思维破裂则症状程度更为严重,主要表现为"语词杂拌",即患者在表达时,不仅句子与句子之间互不关联,甚至词语与词语之间或字与字之间也缺乏必然的逻辑联系,言语支离破碎,听者完全无法理解,因而无法与之交谈。

联想自主性障碍主要包括思维云集(pressure of thought)、思维中断(thought block)、思维插入(thought insertion)和思维被夺取(thought withdrawal)等。

部分精神分裂患者可表现为思维贫乏,回答问题时患者往往感觉到自己的脑子空空的,没有东西可想,因而沉默少语,回答异常简短,多为"是"或"否",很少加以发挥。

(2) 思维逻辑障碍:主要包括病理性象征性思维、语词新作和逻辑倒错性思维,而其他凡是涉及概念形成、判断、推理等方面障碍的症状均属于思维逻辑障碍。如某患者说:"我的病就是猪",这属于概念外延界定的紊乱;某患者写道:"天要下雨了,我爸要死了",这属于逻辑推理方面的障碍。

(3) 思维内容障碍:主要是妄想。各种类型和形式的妄想均可出现在精神分裂症患者的身上。其中原发性妄想对于诊断精神分裂症最具有特征性意义,而妄想性知觉、妄想性心境和妄想性记忆也是精神分裂症患者常见的特征性妄想。所谓妄想性知觉、妄想性心境和妄想性记忆分别是患者对其知觉、心境和记忆的妄想性解释。例如,某患者有一天上班,走过一个路口的时候,突然发现对面走过来一个穿着大红色毛衣的女孩,患者顿时感到心跳加剧,他认为红色象征爱情,对面那个女孩穿着红毛衣一定是在向他示爱,这便是妄想性知觉。对精神分裂症具有重要诊断意义的妄想还包括影响妄想、被控制感、被洞悉感、思维扩散、思维被广播等。患者最常出现的妄想是被害妄想,其他如关系妄想、嫉妒妄想、夸大妄想、非血统妄想等症状也较为常见。这些常见的妄想对于精神分裂症患者来说均属于非特征性妄想。妄想的内容与患者的生活经历、社会背景有着一定程度的联系。在疾病初期,患者的妄想尚具有一定的系统性,但随着病情的进展,妄想内容逐渐失去系统性,变得荒谬离奇,让人难以理解。

(4) 被动体验:正常人对自己的精神和躯体活动有着充分的自主性,即能够自由支配自己的思维和运动,并在整个过程中时刻体验到这种主观上的支配感。但精神分裂症患者常常会感觉自己丧失了支配感,即感到自己的躯体运动、思维活动、情感活动、冲动都是受人控制的,有一种被强加的被动体验,故常常描述自己的思考和行动身不由己。

被动体验常常会让患者继发被害妄想。患者对这种完全陌生的被动体验赋予种种妄想性的解释,如"受到某种药物影响"、"被光照辐射了某种神秘物质"、"身上被安装了窃听器或跟踪仪"等。

3. 智能障碍　智力测验表明,精神分裂症患者的智商(IQ)的绝对值一般在正常范围,但较正常人群低,或低于患者自己患病以前的水平。近年来的一些调查研究发现,在患病后的最初两年内或首次发病过程中,精神分裂症患者的 IQ 存在多方面的损害,而在疾病以后的发展过程中,患者的 IQ 变化则不大。

4. 记忆障碍　记忆分为短时记忆和长时记忆两大类。工作记忆是短时记忆的主要成分之一,与中枢神经系统执行的当前功能有关。长时记忆包括外显记忆和程序记忆。研究表明,症状较轻的精神分裂症患者一般伴有短时记忆的损害,如语词记忆的损害、视觉记忆的损害、言语学习的障碍、数字记忆的损害等。症状较重或严重患者的记忆损害则涉及记忆的每一个方面。

5. 注意障碍　注意主要分为主动注意和被动注意。精神分裂症患者无论是主动注意还是被动注意,均有不同程度的受损。主动注意能力受损,使得患者不能集中注意力从事各种活动,特别是脑力活动,因而出现学习成绩下降、工作效率下降等表现。而被动注意能力一旦受损,患者可表现为对外界刺激的敏感性下降,注意的转移速度减慢等。

(二) 情感障碍

1. 情感淡漠　患者缺乏细致或高级情感,对亲朋好友、同事漠不关心。病情严重时,对外界刺激毫无反应,周围发生的任何事情,哪怕是与患者切身利益相关的事情都难以引起患者的情感反应。

2. 情感倒错　患者的情感表现与其内心体验和现实环境不相符合。如有的患者在谈到自己或家人的不幸遭遇时,喜悦之情溢于言表。或者是有的患者一边流着眼泪,一边唱着欢快的歌曲等,让人难以理解。

3. 抑郁情绪　据初步统计,25%~30%的精神分裂症患者在发病期间出现过抑郁情绪。抑郁情绪是导致患者自杀、自伤行为的主要原因之一,故精神分裂症患者的抑郁情绪应引起医护人员的关注。

(三) 意志与行为障碍

1. 意志减退　患者做任何事情都缺乏明显的动机,没有明确的要求,在坚持工作、完成学业、料理家务方面都存在很大的困难,故经常无故旷工或旷课。患者对自己的前途漠不关心,对将来没有任何打算,或者虽有计划却从不施行。严重者自发活动减少,可以坐在椅子上或躺在床上连续几个小时而没有任何自发活动。患者不在意自己的仪表,极度懒散,不知道料理个人卫生,不洗澡,不理发,经常蓬头垢面,习惯独处,行为孤僻退缩,与周围环境不协调,严重者对本能活动也缺乏一定的要求。意志减退多见于精神分裂症单纯型或精神分裂症衰退期。

2. 意向倒错　患者会吃一些常人不能吃的东西或喝一些常人不能喝的东西,如香烟头、污水、肥皂,甚至大小便,有时还会无故伤害自己的身体。

3. 紧张综合征　主要包括紧张性木僵和紧张性兴奋两种状态,两者可交替出现,是精神分裂症紧张型的典型表现。木僵严重时,患者可保持一个固定姿势,不语、不食、不动、不解二便,对任何刺激均毫无反应。患者的身体可任人摆布,即使被摆成一个很不舒服的姿势,也可维持较长时间,就像蜡塑人一样,称为蜡样屈曲(waxy flexibility)。如将平卧患者颈下的枕头抽去,患者头颈部腾空后,仍然与床单位保持一定的高度,就好像仍然枕着枕头一般,故称为"空气枕"。

4. 行为障碍　精神分裂症患者大多有不同程度的行为障碍,具体表现为退缩、无故发笑、独处、发呆或出现冲动行为。有的患者对于要求他(她)做的动作不但不合作,而且还表现出相反的行为,即违拗症。还有的患者会无故做怪相、扮鬼脸、被动服从或表现出刻板言语和动作等。此外,患者的自杀行为也是值得高度注意的问题。据报道,50％左右的精神分裂症患者产生过自杀观念,10％~15％的患者曾有过自杀行为。除抑郁情绪外,幻觉和妄想等精神症状也是导致精神分裂症患者容易出现自杀观念和行为的重要原因。

二、常见的临床类型

临床分型对预估精神疾病的治疗反应和预后有一定指导意义。精神分裂症除上述特征性精神症状外,亦可分为若干类型。每一个临床分型都具有鲜明的特征,但患者的临床分型不是固定不变的。根据疾病的临床表现,患者可以从一个类型转变为另一个类型,或同时具有几种类型的特征。常见分型如下:

(一) 偏执型精神分裂症(paranoid schizophrenia)

此型最常见,国内有超过50％的住院精神分裂症患者为偏执型,主要表现为妄想,内容多脱离现实,一般以被害妄想和关系妄想等症状最为常见,在妄想的基础上患者多伴有幻觉和感知综合障碍。患者在妄想和幻觉的影响下,可出现情绪和行为方面的异常。此型起病缓慢或亚急性起病,发病年龄偏大,以青壮年和中年为主,治疗效果较好。在发病后的相对较长时间内,患者可以保留部分社会功能,较少出现精神衰退,预后较好。

【典型病例】

患者,女性,32岁,大学文化。已婚,育一子,3岁。1年前无明显诱因出现精神异常,主要表现为猜疑被害,觉得有人对自己下毒,不敢吃家人买的熟食,所有东西一定要自己烧。不准儿子喝奶粉,也不准家人喝新鲜牛奶,认为不卫生。并觉得有人在用"类红外线"照射自己,自行买X线监测仪,在家到处监测,觉得"红外线"导致自己全身不适、皮肤过敏、骨头疼痛,认为自己双肾被破坏了,得了血液病等,并去多所医院检查,但检查未见明显异常。如实验室检查报告稍有异常便纠缠不休,认为自己骨髓坏了,屡次换医院就诊,医生称其没事,便觉得有人和医生打通了关系。继而出现失眠、害怕,走在路上觉得有人跟踪自己,整日惶恐不安。至入院前1个月患者病情明显加重,认为楼上楼下的邻居都在照射自己,称自己"铅中毒"了,多次敲邻居家的门并找邻居理论,并称弟弟、父母和丈夫都和某个组织联合起来谋害自己,情绪不稳定。家人感其异常,故送至医院就诊。

此次起病以来,患者胃纳可,夜眠欠佳,大小便正常。有过攻击言语,否认暴力攻击行为,否认消极言行及自伤行为。既往身体健康,无重大疾病史。无药物、食物过敏史。无烟酒嗜好,无物质滥用情况,无严重外伤史。病前性格偏内向,话少,爱好少,也少与人交流。精神检查:意识清,定向可,仪态整洁,对答切题,神情显得紧张,自知力无。体格检查:未发现异常。

诊断:精神分裂症——偏执型

(二)青春型精神分裂症(hebephrenic schizophrenia)

此型发病多在青春期,起病较急,病情进展较快。主要表现为思维混乱、情感不协调和行为紊乱等症状。患者可出现思维散漫、思维破裂、行为幼稚、冲动、作态或本能行为亢进等,幻觉和妄想内容凌乱、荒诞离奇,情绪变化无常、难以捉摸,喜欢扮鬼脸,做怪相,常有兴奋冲动,有时会出现意向倒错,吞食异物或喝脏水等。此型发病年龄较轻,对患者社会功能的影响较大,故预后欠佳。

【典型病例】

患者,男性,19岁,高中在读。2个月前准备高考,感觉疲劳,出现失眠,表现为注意力不集中,容易冲动发脾气,出现话多、半夜在家中来回走动、洗头,成绩明显下降(由班级前3名降至倒数),在门诊药物治疗,病情时好时坏。10天前病情加重,言行明显紊乱,整日站立不动,隔空对话,无故痴笑和哭泣,发出"嗯……啊……"怪异声音,在学校时常谩骂同班同学,课堂上大声唱歌,学狗叫,一会儿说自己是"钢铁侠",一会儿又说自己是"蜘蛛侠",言语不连贯。入院前一天突然脱光衣服往大街上跑,家人劝阻则打骂家人,哭笑无常,因而被送入院治疗。

此次起病以来,睡眠差、进食无规律,有冲动、毁物行为,无消极言行。无重大疾病史。无药物、食物过敏史。无烟酒嗜好,无物质滥用情况。病前无严重外伤史。性格内向、少语。精神检查:意识清,定向可,仪表欠整洁,接触答非所问,自知力无。体格检查:未发现异常。

诊断:精神分裂症——青春型

(三)单纯型精神分裂症(simple schizophrenia)

此型好发于青少年,起病隐匿,呈进行性发展性病程。主要表现为情感淡漠、思维贫乏、行为退缩、意志活动缺乏等阴性症状。早期患者常有易疲劳、失眠、记忆减退等主诉,类似"神经衰弱"表现,随着病情进展,患者逐渐孤僻离群,不关心周围的人和事,失去对家人及亲友的亲近感。学习或工作效率明显下降。由于患者在早期精神病性症状不明显,容易被患者的家属忽视而延误诊断,故在所有分型中,治疗效果最差。此型严重影响患者的社会功能,在疾病后期,多数患者趋向精神衰退,预后较差。

【典型病例】

患者,男性,21岁,大学在读。未婚。2年前在读高三时,无明显诱因逐渐与人交往减少,生活懒散,孤独少语,不与同学来往,不能像往常那样踏实地读书,对自己没有信心,自暴自弃,情绪不稳定,不时有怪异行为,如反复拉窗帘,问其原因不答;坚持高考完后随便填了个志愿,录取后起初在大学表现尚可,大一下半学期出现不读书,整天在寝室睡觉,不主动与同学交流,尚能参加考试;后病情逐渐加重,经常一个人晃来晃去,整天睡觉,也不参加考试,只能休学回家。在家期间表现独来独往,经常打游戏至凌晨3:00,白天睡觉但不脱衣服,偶有自言自语,走路的时候喃喃自语,不时会冷笑和骂人,生活疏懒,整日无所事事,并不顾他人感受,晚上音乐开得很大声,有时夜不回家,对父母的规劝置之不理且态度较恶劣,家属担心其病情加重而送入院治疗。

此次起病以来,睡眠、胃纳可。无明显冲动、消极言行。既往身体健康,无重大疾病史。无药物、食物过敏史。无烟酒嗜好。无物质滥用情况。病前性格内向,无严重外伤史。精神检查:意识清,定向可,仪态整洁,接触被动,自知力不完整。体格检查:未发现异常。

诊断:精神分裂症——单纯型

(四)紧张型精神分裂症(catatonic schizophrenia)

此型好发于青壮年,起病较急,呈发作性病程,可自动缓解。主要表现为紧张症候群。紧张性木僵与紧张性兴奋可交替或单独出现,以木僵状态多见。但患者可突发冲动,伤人毁物,危及他人安全,应予以关注。此型产生精神衰退的情况较少,治疗效果和预后相对较好。

【典型病例】

患者,女性,45岁,初中文化,农民。已婚。6月前无明显诱因逐渐出现少语少动,常一个人发呆,坐在家中不与家人主动说话,丈夫和父母对其说话时亦不理睬,睁大眼睛向前看,而前面并无可看之物。日常生活如吃饭和洗脸、刷牙需经督促才能完成,动作明显迟缓。疑心别人谈话是针对她的,认为丈夫不回家是有外遇。并说有人要害自己,称有不认识的人要绑架她。整日呆坐,有时说自己压力大和浑身没劲,怕见生人。不出门,不能上班及做家务。有时突然出现兴奋话多,说自己什么都能干,做饭也不用别人帮忙,要求把周围闲置的两块地皮圈下来办养殖场和做生意,但做事虎头蛇尾,刚开头便不干了,持续1~2天后患者又表现为少语少动。几经反复。入院前1周患者少语、少动和呆滞情况加重,并有流口水、舔舌头现象。睡眠差,主要为入睡困难,半夜醒来后常独自呆坐2~3小时。家属感管理困难送至入院。

此次起病以来,睡眠差、进食少,无冲动、毁物及消极言行。既往身体健康,无重大疾病史。无药物、食物过敏史。无烟酒嗜好。无物质滥用情况。无严重外伤史。病前性格内向,少语,脾气怪,不合群。精神检查:意识清,定向可,仪态尚整,接触不言不语,自知力无。体格检查:全身肌张力增高,其他无异常。

诊断:精神分裂症——紧张型

(五)未分化型精神分裂症(undifferentiated schizophrenia)

如患者的临床表现同时存在上述各型的症状特点,但没有明显的分组特征,称为未分化型。患者主要表现为阳性症状,亦可伴有阴性症状。

(六)精神分裂症后抑郁(post-schizophrenia depression)

精神分裂症后抑郁是指在精神分裂症症状部分或基本消失后患者所出现的抑郁情绪或抑郁综合征。患者所出现的抑郁症状从轻度到重度不等,当其抑郁症状达到较为严重的程度时,可出现自杀观念或行为。据统计,在精神分裂症后抑郁的患者中,有50%的患者有过自杀观念或行为,其中10%的患者自杀成功。

(七) Ⅰ型和Ⅱ型精神分裂症

20世纪80年代初,Crow提出精神分裂症Ⅰ型和Ⅱ型的划分。这种划分不仅有利于判断患者的病情轻重和预后结局,还有助于指导药物治疗和康复治疗。

Ⅰ型精神分裂症主要以阳性症状为特征,患者的精神功能异常或亢进,可表现为幻觉、妄想、思维障碍、反复的行为紊乱和失控等。该型对抗精神病药物反应良好,患者无认知功能改变,预后良好,生物学基础是多巴胺功能亢进。Ⅱ型精神分裂症主要以阴性症状为主,患者的精神功能减退或缺失,可表现为情感淡漠、言语贫乏、意志缺乏、无快感体验、注意障碍等。该型对抗精神病药物反应差,伴有认知功能改变,预后差。

第四节 诊 断

根据ICD-10,精神分裂症的诊断标准包括以下3个方面:

(一) 症状标准

在1个月或1个月以上时期的大部分时间内确实存在以下(1)~(4)中的至少1组(如症状不明确常需要2组或多组症状),或(5)~(9)中至少2组十分明确的症状。

(1) 思维化声、思维插入或思维被夺取、思维被播散。

(2) 明确涉及躯体或四肢运动,或特殊思维、行动或感觉的被影响、被控制或被动妄想,妄想性知觉。

(3) 对患者的行为进行跟踪性评论,或彼此对患者加以讨论的幻听,或来源于身体某一部分的其他类型的幻听。

(4) 与文化不相称且根本不可能的其他类型的持续性妄想,如具有某种宗教或政治身份,或超人的力量和能力(如能控制天气,或与另一个世界的外来者进行交流)。

(5) 伴有转瞬即逝或未充分形成的无明显情感内容的妄想,或伴有持久的超价观念,或连续数周或数月每日均出现的任何感官的幻觉。

(6) 思潮断裂或无关的插入语,导致言语不连贯,或不中肯或语词新作。

(7) 紧张性行为,如兴奋、摆姿势,或蜡样屈曲、违拗、缄默及木僵。

(8) 阴性症状,如显著的情感淡漠、言语缺乏、情感迟钝或不协调,常导致社会退缩及社会功能下降,但须澄清这些症状并非由抑郁症或神经阻滞剂所致。

(9) 个人行为的某些方面发生显著而持久的总体性质的改变,表现为丧失兴趣、缺乏目的、懒散、自我专注及社会退缩。

(二) 病程标准

特征性症状在至少1个月以上的大部分时间内肯定存在。

(三) 排除标准

若同时存在广泛的情感症状,就不应作出精神分裂症的诊断,除非分裂症状早于情感症状出现;分裂症状与情感症状两者一起出现,程度均衡,应诊断为分裂情感性障碍;严重脑病、癫痫、药物中毒或药物戒断状态应排除。

第五节 治疗与预后

一、治疗

(一) 药物治疗

自20世纪30年代起采用的电休克、胰岛素昏迷治疗,帮助精神分裂症患者摆脱了长期的监禁和束缚,接触到了科学和人道的治疗。而自从20世纪50年代初,氯丙嗪等药物引入精神科临床治疗后,精神分裂症患者的治疗效果和预后更是大为改观。

精神分裂症强调早期、足量、足疗程的"全病程治疗"。一旦确诊为精神分裂症,患者应立即开始药物治疗。治疗应从低剂量开始,逐渐加量,一般情况下不能突然停药。不管是急性期还是维持期治疗,原则上单一用药,作用机制相似的药物原则上不宜合用。精神分裂症的药物治疗主要分为急性期治疗、巩固期治疗和维持期治疗3个阶段。急性期治疗的疗程至少6周;巩固期治疗的药物剂量原则上维持急性期的药物剂量,疗程一般持续3~6个月;维持期治疗的疗程应根据患者的情况而定,一般不少于2~5年。

目前抗精神病药物按作用机制可分为第1代抗精神病药物(经典抗精神病药物)与第2代抗精神病药物(非经典抗精神病药物)两类。第1代抗精神病药物主要通过阻断D_2受体起到抗幻觉妄想的作用,按临床特点分为低效价和高效价两类。前者以氯丙嗪为代表,镇静作用强,但对心血管和肝功能影响较大,锥体外系反应较小,治疗剂量比较大;后者以氟哌啶醇为代表,抗幻觉妄想作用突出,心血管及肝功能毒性小,但锥体外系反应较大。

第2代抗精神病药物则通过平衡阻断5-HT和D_2受体,起到治疗作用,不但对幻觉妄想等阳性症状有效,对情感淡漠、意志减退等阴性症状也有一定疗效。代表药物有利培酮、奥氮平、喹硫平、氯氮平等。

(二) 电抽搐治疗

电抽搐治疗(electroconvulsive therapy,ECT),又称电休克治疗(electrical shock therapy)是一种有效的治疗方法,对精神分裂症的兴奋躁动,特别是出现冲动伤人、木僵或亚木僵、拒食、出走、精神分裂症疾病过程中或病后较为严重的抑郁情绪等具有显著的疗效。近10多年来,电抽搐治疗已得到改良,患者在治疗过程中可使用短暂麻醉和肌肉松弛剂,保证其安全性的同时也增加了ECT的适用范围。

(三) 心理治疗

精神分裂症患者的症状多样,在不同病期应选择合适的心理治疗方法来帮助患者解决其心理问题。如急性期患者精神症状明显,受此影响,患者往往表现紧张、焦虑和恐惧等,此时可采用支持性心理治疗,给予患者一定的尊重、同情、理解和安慰以帮助患者尽快稳定情绪、控制心理。对于康复期患者,精神症状基本消失,自知力渐渐恢复,此时可采用集体心理治疗、认知行为疗法等,帮助患者全面了解自己的疾病,提高其治疗的依从性,学会应对社会应激的技巧,增加患者病后重返社会的信心等。

心理治疗不但可以改善患者的精神症状、提高自知力、增强治疗的依从性,也可改善家庭成员间的关系,促进患者与社会的接触。但要注意一点,不能过早、过多地让患者从事高技能的工作、学习和竞争性活动,这样容易给患者造成压力,从而增加其精神疾病复发的危险,最好鼓励患者参加一些轻松的社会活动以及从事一些力所能及的工作。

二、预后

早期干预和全病程治疗是提高精神分裂症治愈率、减少患者社会功能损害和改善预后的重要手段。精神分裂症的结局大致分为3种:1/3患者治疗后症状可彻底缓解;1/3患者治疗后残留部分症状,社会功能受到部分损害;1/3患者病情恶化,最终精神衰退。研究分析精神分裂症患者的预后,可能与以下因素有关:

(1) 起病急性者,预后明显好于起病缓慢者。
(2) 病程短者,预后好于病程较长者。
(3) 初次发病者,预后好于反复发作者。
(4) 情感症状,如抑郁、焦虑等症状明显者,预后好于情感淡漠者。
(5) 从亚型来看,偏执型和紧张型者预后较好,单纯型预后最差。
(6) 发病年龄越小者,预后越差。
(7) 有良好的治疗依从性者,预后好于治疗不合作者。
(8) 病前人格相对完好者,预后好于病前人格有明显缺陷者。
(9) 从家庭因素来看,婚姻保持完好者,预后好于家庭破裂者和单身者。
(10) 从社会因素方面看,有良好的工作记录、保持良好的社会关系者,预后好于没有固定工作和没有良好社会关系者。

第六节 精神分裂症患者的护理

一、护理评估

精神科护理评估的重点主要包括生理、心理和社会三个方面。护理人员应在与患者密切接触的过程中,仔细而全面地收集与病情相关的资料,在评估患者的身心状况和疾病症状时,应注意尊重患者的感受和需求。由于患者对自身的精神疾病缺乏自知力,护理人员可通过询问患者的家属、朋友或同事收集资料,以更好、更全面地反映病史,为诊疗和护理工作提供可靠依据。

(一) 生理方面

应评估患者的意识状态是否清晰,生命体征是否正常,有无营养失调情况,睡眠和饮食状况是否正常,有无便秘和尿潴留,生活能否自理,了解患者的精神疾病家族史、既往病史、既往的用药情况以及有无药物不良反应等。

(二) 心理方面

除了评估患者的人格特点、住院的态度、是否承认有病、能否配合治疗外,还应重点评估患者有无幻觉、思维障碍、情感障碍、意志和行为障碍等精神病性症状。

(三) 社会方面

应评估患者的人际关系、社会交往能力、社会文化背景、经济状况、工作学习环境、婚姻状况和家庭支持度等。

二、护理诊断

(一) 生理方面

1. **营养失调** 患者的营养摄入低于机体需要量。与患者的幻觉、妄想、极度兴奋、躁动等消耗量过大及摄入量不足有关。
2. **睡眠型态紊乱** 如入睡困难、早醒、多梦等。与患者的妄想、幻听、兴奋、对环境陌生和不适应、睡眠规律紊乱等有关。

(二) 心理方面

1. **感知改变** 与患者的感知觉障碍(幻觉、错觉)等有关。
2. **思维过程改变** 与患者的思维联想障碍、思维逻辑障碍、思维内容障碍有关。

(三) 社会方面

1. **部分生活自理缺陷** 与患者的意志减退、精神衰退等有关。
2. **有受伤的危险** 与患者的命令性幻听、被害妄想、被控制妄想、精神运动性兴奋、自知力缺乏等有关。
3. **不合作** 与患者的自知力缺乏、害怕药物不良反应等有关。
4. **社交孤立** 与患者的孤僻离群、行为退缩、怪异行为等有关。

三、护理目标

(一) 生理方面

(1) 患者营养充足,食量正常,能保证躯体所需能量,体重达标。
(2) 患者的睡眠问题得到控制,能按时入睡,睡眠时间保持在每天 7~8 小时。

(二) 心理方面

(1) 患者能识别症状与现实环境的差距,幻觉体验减少或消失。
(2) 患者的精神症状减轻或缓解。

(三) 社会方面

(1) 患者在生活上能自理,不需要他人帮助。
(2) 患者在住院期间情绪稳定,无冲动伤人、毁物的行为。
(3) 患者能够认识自己所患的精神疾病并愿意配合治疗和护理。
(4) 患者愿意参加社交活动并表达自己的内心感受。

四、护理措施

(一) 生理方面

1. **日常生活护理**
(1) 宣传个人卫生和防病知识,指导患者养成良好的卫生习惯:督促患者饭前便后洗手,每日按时洗脸、洗脚,定期让患者洗澡、洗发、理发、剃须、修剪指甲等。做好女性患者的经期卫生护理,预防尿路感染。

(2) 提高患者的生活自理能力：对木僵、行为紊乱、被约束等生活不能自理的患者应帮助其完成晨晚间护理。

(3) 加强大小便护理：每天观察患者的排泄情况，发现异常及时处理。对便秘的患者，应鼓励其多饮水、多活动、多吃蔬菜水果，严重便秘者，可请示医生，遵医嘱给予适宜的缓泻剂或灌肠。如患者发生尿潴留，在明确排除躯体疾患后，可采用听流水声，用温水冲洗会阴，下腹部放热水袋或按摩膀胱等方法诱导排尿，无效时可遵医嘱导尿。

(4) 加强饮食护理：安排固定座位，采用集体进餐制，打消患者对饭菜是否被人下毒的疑虑。患者进餐时，护理人员应全面观察其进食情况，一旦发现患者拒食、噎食或用餐具伤人或自伤时，应及时予以处理。对特殊病情者，应按医嘱给予流质、高蛋白、少盐、低脂、无牙饮食等特殊饮食。对于抢食、暴食者，应安排单独进餐，适当限制进食量，谨防意外发生。对有严重躯体疾患、卧床不起的患者，进食时，应将其头偏向一侧，避免大口及快速喂饭，以防其发生窒息等意外。对拒食的患者，应积极查找原因，妥善解决，以避免患者躯体衰竭，必要时可遵医嘱给予鼻饲或静脉输液等，保证患者营养和水分的摄入。对食异物的患者应重点观察，外出活动时需专人看护，严防吞服杂物、脏物等。患者会客时，护理人员应做好其家属的宣教工作，要求家属带来的食品安全、卫生，劝导患者适量进食。

(5) 加强睡眠护理：睡眠质量的好坏对于精神分裂症患者来说非常重要，常常预示着疾病的波动或恶化。护理人员应尽可能地为患者创造良好的睡眠环境，保持病房内空气流通、温度适宜、室内整洁安静，夜间入睡时光线宜暗，工作人员应说话轻、走路轻、关门轻、操作轻。床单位应保持干净整洁、床垫软硬适中、冷暖适度，使患者感觉舒适。兴奋吵闹的患者应安置于单间内，并遵医嘱给予镇静安眠处理。护理人员应认真分析不同患者睡眠障碍的原因，对症处理。对有入睡困难的患者，白天应尽量组织其参加各种活动，消耗其过盛的精力，睡前忌服用引起兴奋的药物、饮料或浓茶，避免参加激动、兴奋的娱乐或谈心活动，临睡前要解完小便，以保证其夜间安稳地入睡。新入院患者由于害怕陌生的医院环境或因反感、恐惧治疗而失眠，护理人员应耐心劝慰患者，增加其安全感。对有主观失眠的患者，可在其入睡后用红笔在其手臂上做个记号，待患者睡醒后告诉其睡眠情况较好，以帮助其缓解焦虑情绪。护理人员应加强夜间巡视，如在巡视中发现患者蒙头睡觉，应将其被子轻轻揭开，认真观察患者睡眠的姿势、呼吸声等，以防止患者伪装入睡。对于过度兴奋、焦虑或有消极意念的患者，应遵医嘱给予药物辅助入睡，密切观察和评估患者服药后的入睡时间、睡眠程度等，并做好睡眠记录，以防意外发生。

2. 安全护理　受精神症状的支配，精神分裂症患者常可出现自杀、自伤、伤人、毁物等破坏行为或反抗、出走等意外情况，在一定程度上危及患者与他人的生命安全和周围环境的安全。因此，安全意识要贯穿于护理活动的全过程，护理人员应随时警惕潜在的不安全因素，谨防患者冲动或意外的发生。

(1) 对于重点患者，应做到心中有数。护理人员应加强巡视，密切观察患者的病情，对有自杀、自伤、冲动、伤人、出走企图或行为的患者应随时警惕，密切注意其动向，详细了解其病史，重视患者的主诉，当病情有波动时应及时做好护理记录并做好交接班。

(2) 满足患者的合理需求，建立良好的护患关系。护理人员应同情、关心、理解和尊重患者，使其主动倾诉内心想法。

(3) 环境设施安全。加强病房设施的检查，若发现门窗、门锁、床、玻璃等有损坏时应及时报修,进出病区办公室、治疗室、备餐室、杂物间等场所应随手锁门。

(4) 加强安全检查。患者入院、会客、因假出院后返院及外出活动返回均需做好安全检查。凡属危险品,一律不得带入病区或存留在患者身边。病区内的危险物品如药品、器械、玻璃制品、绳带、易燃物、锐利物品等均须严格管理,交接班时务必认真清点,一旦发现缺少应及时追查并向科室领导汇报。每日例行安全检查时,护理人员不可遗漏病区内的任何一个角落,仔细查看患者的床单位、床旁柜内有无暗藏药物、绳带、锐利物品等危险物品,一经发现立即予以处理,以免发生意外。

(5) 安全护送患者。当患者因治疗或检查需要,外出离开病区时,必须由工作人员护送并视病情需要,适当配备相应的护送人员。护送途中患者必须在工作人员的视线范围内活动,特别是到了分岔路口、转弯处等,工作人员务必站好岗位,密切注意患者的动态。

3. **药疗护理** 药物治疗是精神分裂症最主要的治疗手段。患者由于受到精神症状的影响缺乏自知力,否认有病,大多不配合治疗,经常出现拒绝服药、藏药等行为。因此,精神科的给药治疗护理,除了按一般给药治疗护理常规外,应特别重视以下几个方面:

(1) 给药前应熟悉患者的精神症状和躯体状况。在患者接受治疗前,护理人员应掌握患者的病情,如思维、情感、认知行为等精神症状以作为患者用药前后症状改善与否的评判依据。在整个治疗过程中,患者的精神症状会有所改变,故护理人员应不断评估患者用药后的反应,及时发现药物的不良反应,为医生用药和调整剂量提供参考依据。同时,护理人员还需要密切观察患者的躯体状况,如营养、情绪、大小便、睡眠、生命体征等,以确保用药安全。对有严重心血管不良反应、恶性综合征的患者应高度警惕。

(2) 严格执行"三查八对"的发药制度,保证治疗安全和效果。发药时护理人员必须集中注意力,做好三查八对,认清患者的姓名、床号、面容等后再发药,并看着患者确实将药物吞下后方可离开。对有藏药行为的患者,应在其服药后,认真检查其口腔,确定其是否真正服药。除了防止患者弃药后影响治疗效果外,还要警惕患者藏药累积后发生吞服自杀等意外情况。

(3) 发药时,合作者先发,不合作者后发。若患者睡意蒙眬,必须唤醒后再服药,以免呛咳。对老年患者、吞咽困难的患者应一片一片给予吞服,或者碾磨成粉后服下,切勿数片一次吞服,以防发生喉头梗塞等意外。对拒绝服药者,要耐心说服、劝导,尽量取得合作。对极度兴奋躁动拒不服药或意识障碍的患者可遵医嘱鼻饲给药。

(4) 采用肌内注射药物时,必须取位臀大肌,两侧交替,进针要深,以利吸收。注射次数多时,应在局部注射部位给予热敷,避免形成硬结。药物注射后叮嘱患者卧床休息,谨防发生直立性虚脱。

(5) 药疗过程中随时警惕患者的暴力行为。治疗车、治疗盘等都应近身,不得随便放置,以免患者抢药或毁坏治疗车、治疗盘等。对兴奋冲动及不合作者,应由两人以上协作进行药疗。

(6) 给药治疗后及时收拾好用物,切勿将注射器、安瓿等物遗留在病房,以免被患者当作自伤、伤人的工具。

(7) 观察疗效及药物不良反应,如发现患者出现眩晕、心悸、面色苍白、皮疹、黄疸、吞咽困难、意识模糊等症状,应视情况暂缓给药,立即报告医生,进一步重点观察并详细交接班。

(8) 加强健康教育,提高患者服药的依从性。宣传药物治疗的有关常识,使患者了解用药目的、熟悉药物的不良反应,以解除患者的顾虑,使其主动配合治疗。

(二) 心理方面

1. **建立良好的护患关系** 精神分裂症患者大多意识清晰,智能良好,缺乏自知力,不认为自己有病,不安心住院,对医护人员有抵触情绪。建立良好的护患关系可取得患者信任,有助于深入了解其病情,提高其治疗的依从性。要建立良好的护患关系,护理人员首先应尊重患者的人格,关心、体贴患者的日常生活,理解患者的真实感受,其次应增强自身的技术业务能力,严防差错事故的发生。

2. **正确运用沟通技巧** 与患者交谈时,护理人员的态度应亲切温和,耐心倾听患者的诉说,不嘲笑、责备、讥讽患者。当患者的妄想内容荒谬离奇,与现实明显不符时,护理人员不要与患者争论有关妄想的内容,应同情、支持和理解患者,适当提出自己的不同感受和指导意见,避免一再追问妄想内容的细节。遇到容易激惹的患者,护理人员应鼓励其用语言表达内心感受而非行为冲动,并指导其采用其他非暴力的方式发泄愤怒和激动的情绪。对于思维贫乏的患者,护理人员不应提出过多的问题和要求,以免增加患者的压力。

3. **幻觉患者的护理** 护理人员应高度重视精神分裂症患者的幻觉体验,因为患者在鲜明生动的幻觉体验的支配下,其意志和行为可以失去控制,做出一些让人难以理解的事情,严重时可影响或干扰患者的正常生活,甚至导致患者发生自杀、自伤等危险行为。在护理上具体应做到以下几点:

(1) 尝试体验患者的感受,产生同理心,不要与患者争辩说话的对象是否存在。

(2) 了解患者幻觉的类型、内容及性质,根据患者对幻觉所持的态度合理安排病室,采取安全防范措施,必要时行约束带保护。

(3) 对于沉浸在病态体验中的患者,应给予其帮助,陪伴其参加一些喜爱的活动,尽量转移其病态注意力,减轻幻听对其的影响。

(4) 选择适当时机对患者的病态体验提出合理解释。如陪患者去声音的来源处散步,澄清事实;对认为饭菜有异味而拒食的患者,可更换其饮食或采用集体进餐制等,以缓解其焦虑不安的情绪;如患者反应强烈,有可能发生冲动或攻击行为,应注意加强管理,保证安全。

(5) 尽量设法不让患者独处,以防止其沉湎于幻觉状态,鼓励和督促患者参加各种工娱疗活动和康复活动,体验现实生活环境,以减少幻觉发生的频率。

4. **妄想患者的护理** 妄想是精神分裂症患者常见的症状之一。在被害妄想、关系妄想、嫉妒妄想、影响妄想等影响下,患者容易发生伤人、毁物或危害社会治安等行为。

(1) 避免引导患者反复体验其妄想。护理人员应耐心倾听患者的主诉、不轻易评论妄想的内容、不与患者争辩妄想的正确性,保持中立的态度,耐心引导,细心观察其言行及情绪的变化,给予适当的安慰、支持和疏导,转移患者的病态注意力。

(2) 不在患者面前低声交谈,以免加重患者的猜疑心理,强化其妄想内容。当医务人员被涉及为妄想对象时,切忌在患者面前做过多的解释,应尽量减少与患者的接触,注意安全。当其他患者被涉及为妄想对象时,应及时将其安排至不同病室,以确保其他患者安全,防止发生意外。

(3) 根据妄想内容,实施针对性护理。对被害妄想者,应耐心劝导;对关系妄想者,与其交流时,言行需谨慎,以免被涉入妄想体验中去;对自罪妄想者,应限制其劳动强度、诱导其进食,以免过度劳累,引发躯体衰竭;对疑病妄想者,应耐心解释疾病相关问题,必要时配合医生给予暗示治疗。

（4）加强治疗性沟通。随着药物治疗的开展，患者的妄想症状会逐渐减轻，对妄想的病态信念也会渐渐开始动摇。此时，护理人员应加强与患者之间的治疗性沟通，进一步启发患者，帮助其正确认识自己的病态思维，正确分析自己的病情，从而尽快恢复自知力。

（5）提高接触技巧。刚入院的患者，妄想内容丰富而又顽固，护理人员在与其接触时，尽量不要过多地谈论或触及其妄想内容。若患者主动提及妄想内容，护理人员应耐心倾听，运用语言性和非语言性的接触技巧，取得患者的信任，帮助其摆脱妄想的困扰和折磨。

（三）社会方面

1. 暴力行为患者的护理

（1）正确评估发生暴力行为的原因：护理人员应详细了解并掌握患者暴力行为的特点、规律，正确评估患者发生暴力行为的原因，提前做好防范。

（2）掌握暴力行为发生前的前驱症状：患者在发生暴力行为前，往往会有一些预兆，如紧握拳头、言语挑衅、激动不安、来回踱步等，护理人员若能尽早识别这些前驱症状，就能尽快做好患者的安置工作，将患者与其他兴奋状态的患者分开安置，以免相互影响。

（3）积极有效地控制患者的暴力行为：护理人员应尽量满足患者的合理需求，对言语增多、激惹性增高但尚能接受劝告的患者，可根据其特点或爱好，鼓励参加适当的工娱疗或户外活动，使其旺盛的精力集中于正常活动，稳定其兴奋激动的情绪。对有伤人毁物行为的患者，应将其安置于单人隔离室内，避免一切激惹因素。对极度兴奋、躁动的患者，应将其安置于重病室，必要时予以约束带保护。

（4）加强自身安全和防护：对有暴力行为的患者，工作人员切勿将自己单独和患者同锁一室，须由2人以上协同工作，以免受到患者伤害。若发现患者手持凶器时，应保持冷静，一方面劝说患者放下凶器，另一方面其他工作人员出其不意，从患者身后夹住其双手，在其他人员的相互配合下尽快夺去其手中凶器，在保护患者的同时，也要避免自身受到伤害。

2. 生活技能训练　精神分裂症患者由于病程迁延，进展缓慢，反复发作后，患者有精神衰退的可能。通过加强对患者的生活技能训练，可促进其生活技能的恢复，保持其部分或全部的社会功能，延缓其精神衰退的进展，从而增强患者在病愈后重返社会的信心。常见的生活技能训练主要包括代币制治疗、社交训练、工作康复和娱乐治疗4个方面。代币制治疗可以帮助患者纠正不良行为和形成适应社会的良好行为；社交训练则可以帮助患者重建人际交往的模式，更好地与人沟通和交往，保持自己的社会功能；工作实践和娱乐活动都是一种有价值的社会激励方式。工作康复可以促进患者相应的社会行为发生良性变化，帮助患者出院后更好地回归社会、适应社会，而娱乐活动可以帮助扩大患者的社交范围，让患者从娱乐活动中找回自信，有助于提高患者的社会适应能力。

3. 预防复发与健康教育　精神分裂症是一种慢性精神疾病，复发率很高，且复发次数越多，患者的社会功能损害和精神缺损越严重，给患者自身、家庭和社会造成的负担也就越大。能否有效地控制精神分裂症复发，使患者保持良好的健康状态，恢复原有的工作能力和学习能力，重建良好的社会功能，是精神分裂症康复期护理的主要目标。对康复期患者及其家属做好健康教育工作，对预防疾病复发具有非常重要的意义。具体的健康教育措施主要包括以下几个方面：

（1）帮助患者和家属熟悉精神分裂症的病因、治疗和预后，使其认识到疾病复发的危害以及药物维持治疗、心理治疗对预防疾病复发的重要性。

（2）帮助患者及其家属掌握有关精神药物的知识，尤其是应将药物的不良反应告知患者及其家属，以便其能识别药物的不良反应表现，并能采取适当的应急措施。指导患者正确服药，不得擅自增药、减药或停药。

（3）按时门诊复查，教会患者及其家属识别疾病复发的早期征兆，如睡眠障碍、拒服药、生活不能自理、懒散、外逃等现象，以便及早到医院就诊。

（4）保持良好生活习惯，避免精神刺激，生活要有规律。保持与亲朋好友的交往，避免应激性事件的刺激，克服自卑心理，保持良好的心境，加强身体锻炼，恢复生活和工作技能，以饱满的情绪、健康的心理回归社会。

五、护理评价

（1）患者的精神症状得到缓解或消失。

（2）患者的自知力部分或全部恢复。

（3）患者能正常进食，体重恢复正常标准。

（4）患者的睡眠状况良好，无入睡困难、失眠等障碍。

（5）患者的生活自理能力部分或全部恢复。

（6）患者无意外事件和并发症发生。

（7）患者能积极配合治疗和护理，积极参与工娱疗活动。

（8）患者能与护士和病友正常地进行交谈，并能较确切地反映心理问题与心理需要。

（赵 缨）

第八章 心境障碍患者的护理

第一节 概述

心境障碍(mood disorder)又称情感性精神障碍(affective disorder),是由各种原因引起的以显著而持久的情感或心境改变为主要特征的一组疾病。主要表现为情感高涨或低落,伴有相应的认知和行为的改变,重者可有幻觉、妄想等精神病性症状。该病有周期性反复发作的倾向,多数可缓解,间歇期患者精神活动基本正常,少数残留症状或转为慢性。

根据《国际疾病分类》第10版(ICD-10),心境障碍主要包括躁狂发作、双相情感障碍、抑郁发作、持续性心境障碍(环形心境障碍和恶劣心境)。双相障碍即病程中既有躁狂相又有抑郁相状态。病程中只有躁狂相或只有抑郁相,称为躁狂发作或抑郁发作。临床上以单相抑郁最常见。心境障碍的发病率因性别、年龄、社会地位、婚姻状况、种族状况和季节的不同而有所不同。1982年,我国在12个地区进行了精神障碍的流行病学调查,心境障碍的终身患病率为0.076%;1993年又对10年前调查的部分地区进行了复查,发现心境障碍的终身患病率为0.083%,较10年前有所增长。世界精神卫生调查委员会(WMH)2004年报道已完成对14个国家的15项调查结果,各国心境障碍的年患病率在0.8%～9.6%,其中美国最高,尼日利亚最低,北京、上海分别为2.5%和1.7%。心境障碍大多数为急性或亚急性起病,躁狂症以春末夏初发病较多,而抑郁症发病多见于秋冬季节。发病年龄为21～50岁。新近资料显示,20岁以下人口中重症抑郁的发病率有所上升,可能与该年龄组酒精和物质滥用的增加有关。女性患病率约为男性的2倍,可能与性激素、男女心理社会应激以及应对应激的行为模式不同有关,但女性的自杀死亡率低。男性患病率低,死亡率高。一般认为缺乏亲密人际关系、离异或单身者患抑郁症较多。单身者患双相障碍也较常见。根据西方国家调查,低社会阶层人群患重症抑郁的危险率较高社会阶层人群高2倍。但应指出并非所有遭受重大事件者都得该病,该病的发生还需从遗传、生理、生化等生物学因素的综合作用来全面考虑。

心境障碍的预后一般较好,但反复发作、慢性、老年、有心境障碍家族史、病前为适应不良人格、有慢性躯体疾病、缺乏社会支持系统、未经治疗和治疗不充分患者,往往预后较差。对心境障碍患者的护理措施重点是确保患者安全、保证充足睡眠和满足基本的生活需要,并做好患者的心理护理和健康教育。

第二节 病因与发病机制

心境障碍的病因尚未阐明,大量的遗传因素、生化因素和心理-社会方面的研究表明,遗传因素、生化改变和社会环境之间的相互作用共同导致了心境障碍。

一、遗传因素

家系研究显示,在心境障碍患者中,有家族史者为30%～41.8%。心境障碍先证者亲属患本病的概率为一般人群的10～30倍,血缘关系越近,患病概率越高。双生子研究与寄养子研究显示,国外研究发现单卵双生子的同病率为56.7%,而双卵双生子为12.9%,由此可说明遗传因素在该病的发病中占有重要地位。有研究发现,患有心境障碍的寄养子,其亲生父母患病率为31%,而其养父母中只有12%,进一步说明心境障碍发病中遗传因素的影响远甚于环境因素。至于遗传方式,有多种假说,有假说认为是单基因常染色体显性遗传,也有假说认为是性连锁显性遗传,还有学者认为是多基因遗传,但这些假说均尚未获得证实。

二、神经生化因素

近年来的研究认为,5-羟色胺(5-HT)、去甲肾上腺素(NE)和多巴胺(DA)直接或间接参与调节人的心境。5-HT功能活动降低与抑郁症有关,而5-HT功能增高与躁狂症有关。研究发现双相抑郁症患者尿中NE代谢产物3-甲氧-4-羟苯乙二醇(MHPG)较对照组明显降低,转为躁狂症时MHPG含量升高;抑郁症患者脑内多巴胺(DA)功能降低,躁狂时功能增高。

三、神经内分泌因素

许多研究发现,心境障碍患者有下丘脑-垂体-肾上腺轴(HPA)、下丘脑-垂体-甲状腺轴(HPT)、下丘脑-垂体-生长素轴(HPGH)功能异常。例如,通过监测血浆皮质醇含量及24小时尿17-羟皮质类固醇的水平,发现抑郁症患者血浆皮质醇分泌过多,提示患者可能有HPA功能障碍;此外还发现抑郁症患者不仅血浆皮质醇浓度增高,而且分泌昼夜节律也有改变。

四、脑电生理学

睡眠脑电图研究发现,抑郁症患者的睡眠有以下改变:总睡眠时间减少,觉醒次数增多;快动眼睡眠(REM)潜伏期缩短,抑郁程度越重,并且REM潜伏期的长短可作为预测治疗反应的指标。30%左右的心境障碍患者有脑电图异常,抑郁发作时多倾向于低α频率,而躁狂发作时多为高α频率或出现高幅慢波。

五、脑神经影像学

近年来,随着脑功能成像技术的发展和研究工作向分子水平的深入,人们逐渐认识到心境障碍患者在脑、神经细胞和信号分子水平都存在异常。有人发现抑郁症患者左额叶局部脑血流量(rCBF)降低,降低程度与抑郁的严重程度呈正相关。

六、心理-社会因素

应激性生活事件与心境障碍,尤其与抑郁症的关系更为密切。在心境障碍发作前常常会存在应激性生活事件。有报道称,最近6个月内有重大生活事件者其抑郁发作的风险较普通人增加6倍,自杀风险增加7倍,因而提出生活事件在抑郁症发生中起促发作用。一般认为负性生活事件,如丧偶、离婚、婚后不和谐、失业、严重躯体疾病、家庭成员患重病或突然病故均可导致抑郁症的发生,并指出丧偶是与抑郁症关系最密切的应激源。生活事件的严重程度与发病时间有关,遇有意外灾害、至亲亡故、较大经济损失等重大负性生活事件者1年内抑郁发作的危险性比正常人群高。慢性心理社会刺激如家庭关系破裂、失业、贫困、慢性躯体疾病持续2年以上等也会导致抑郁发作。

第三节 临床表现

一、抑郁发作

抑郁发作(depressive episode)以抑郁心境、兴趣或愉快感丧失为核心症状,同时可出现精神活动迟滞、认知功能损害等,还可伴有躯体症状。

(一)抑郁心境

患者主要表现为显著而持久的情感低落,抑郁悲观,终日郁郁寡欢、愁眉苦脸、长吁短叹。程度轻者感到闷闷不乐,无愉快感,凡事缺乏兴趣,对任何事都提不起劲,感到"心里有压抑感"、"高兴不起来",对前途缺乏信心;程度重者可痛不欲生,悲观绝望,有度日如年、生不如死之感,患者常诉说"活着没有意思"、"心里难受"等。典型病例抑郁心境具有晨重夜轻节律改变的特点,即情绪低落在早晨较为严重,而傍晚时可有所减轻。

(二)自我评价低

患者对任何事情只看到消极的一面,自感一切都不如人,并将所有的过错归咎于自己,产生无用感、无希望感、无助感和无价值感。感到自己无能力、无作为,觉得自己连累了家庭和社会。回想过去,一事无成,并对过去不重要的、不诚实的行为有犯罪感;想到将来,感到前途渺茫,预见自己的工作要失败,财政要崩溃,家庭要出现不幸,自己的健康必然会恶化。在悲观失望的基础上,常产生孤立无援的感觉,伴有自责自罪。

(三)自杀观念和行为

抑郁症患者随着症状加重自杀的念头日趋强烈,并会使自杀企图发展成为自杀行为。患者一方面认为"结束自己的生命是一种解脱"、"自己活在世上是多余的人",在无用无助、绝望中挣扎,感到生不如死;另一方面,认为"犯了不可饶恕的大罪"、"不配活在世上",自责自罪,通过自杀惩罚自己。有调查发现,抑郁者的自杀率是正常人的20倍,约有67%的患者有自杀观念,有15%的患者有自杀行为。患者采取的自杀行为往往计划周密,难以防范,因此,自杀是抑郁症最危险的症状,应提高警惕。抑郁症患者的自杀有两种变异:一种叫扩大性自杀,患者可怜配偶和子女在他(她)死后的悲惨处境,先将亲人杀死,然后自杀;另一种可称为曲线自杀,患者由于自杀未遂,而决心杀人。被杀者可以是陌生人或与患者毫无关系的人,在杀人后患者并不逃走,而往往向公安机关自首认罪,要求立即严惩,这才是患者行凶的目的,最终导致极严重后果。

(四)精神活动迟滞

患者思维联想速度缓慢,反应迟钝,思路闭塞,自觉"脑子好像是生了锈的机器"、"脑子像涂了一层糨糊一样"。临床上可见患者主动言语减少,语速明显减慢,声音低沉,对答困难,严重者交流无法顺利进行。患者意志活动呈显著持久的抑制,表现行为缓慢,生活被动、疏懒,不想做事,不愿和周围人接触交往,常独坐一旁,或整日卧床,不想去上班,不愿外出,不愿参加平常喜欢的活动和业余爱好,常闭门独居、疏远亲友、回避社交。严重者,连吃、喝、个人卫生都不顾,蓬头垢面、不修边幅,甚至发展为不语、不动、不食,可达木僵状态,称为"抑郁性木僵",但仔细进行精神检查,患者仍流露痛苦抑郁情绪。伴有焦虑的患者,可有坐立不安、手指抓握、搓手顿足或踱来踱去等症状。

(五)认知功能损害

研究认为抑郁症患者存在认知功能损害,主要表现为近事记忆力下降,注意力障碍(反应时间延长),警觉性增高,抽象思维能力差,学习困难,语言流畅性差,空间知觉、眼手协调及思维灵活性等能力减退。认知功能损害导致患者社会功能障碍,而且影响患者远期预后。

(六)精神病性症状

抑郁症患者悲观失望,有罪过感,无价值感,在此基础上形成妄想,如罪恶妄想、疾病妄想、被害妄想等。可有轻度的感知觉障碍,如幻听、幻视,但抑郁心境缓解后消失。患者对疾病缺乏自知力。

(七)躯体症状

躯体症状在抑郁发作时常见。主要表现为睡眠障碍、乏力、食欲缺乏、体重下降、便秘、身体任何部位疼痛、性欲减退、阳痿、闭经等。躯体不适的主诉可涉及各器官,如恶心、呕吐、心慌、胸闷、出汗等。自主神经功能失调的症状也较常见。病前躯体疾病的主诉通常加重。睡眠障碍主要表现为早醒,一般比平时早醒2~3小时,醒后不能再入睡,这对抑郁发作具有特征性意义。有的患者表现为入睡困难,睡眠不深;少数患者表现为睡眠过多。体重减轻与食欲缺乏不一定成比例,少数患者可出现食欲增强、体重增加。

二、躁狂发作

躁狂发作(manic episode)的典型临床表现是"三高"症状,即情感高涨、思维奔逸和活动增多。有较多患者也可表现出精神病性症状(如幻觉、妄想等)。

(一)心境高涨

患者主观体验特别愉快,自我感觉良好,整天兴高采烈,得意洋洋,洋溢着欢乐的风趣和神态,甚至感到天空格外晴朗,周围事物的色彩格外绚丽,自己亦感到无比快乐和幸福。患者这种高涨的心境具有一定的感染力,常博得周围人的共鸣,引起阵阵欢笑。有的患者尽管心境高涨,但情绪不稳,变幻莫测,时而欢乐愉悦,时而激动暴怒。部分患者则以愤怒、易激惹、敌意为特征,甚至可出现破坏及攻击行为,但常常很快转怒为喜或赔礼道歉。

(二) 思维奔逸

患者表现为联想过程明显加速,自觉思维非常敏捷,思维内容丰富多变,思潮犹如大海中的汹涌波涛,感到自己说话的速度远远跟不上思维速度。具体表现为言语增多,滔滔不绝,口若悬河,手舞足蹈,眉飞色舞,即使口干舌燥、声音嘶哑,仍要讲个不停。但讲话的内容较肤浅,且凌乱不切实际,常给人以信口开河之感。由于患者注意力随境转移,思维活动常受周围环境变化的影响致使话题突然改变,讲话的内容常从一个主题很快转到另一个主题,即表现为意念飘忽(flight of ideas),有的患者可出现音联和意联。

患者的思维内容多与心境高涨相一致,自我评价过高,表现为高傲自大,目空一切,自命不凡,盛气凌人,不可一世。可出现夸大观念,认为自己是最伟大的,能力是最强的,是世界上最富有的,甚至可达到夸大妄想或富贵妄想的程度,但内容并不荒谬。

(三) 活动增多

患者表现为精力旺盛,兴趣范围广,动作快速敏捷,活动明显增多,且忍耐不住,爱管闲事,整天忙忙碌碌,但做事常常虎头蛇尾,一事无成。对自己的行为缺乏正确判断,常常是随心所欲,不考虑后果,如任意挥霍钱财,有时十分慷慨,将高级烟酒赠送同事或路人。注重打扮装饰,但并不得体,招引周围人的注意,甚至当众表演,乱开玩笑。自认为有过人的才智,可解决所有的问题,乱指挥别人,训斥同事,专横跋扈,狂妄自大,自鸣得意,但毫无收获。社交活动多,随便请客,经常去娱乐场所,行为轻浮,且好接近异性。自觉精力充沛,有使不完的劲,不知疲倦,睡眠需要明显减少。病情严重时,自我控制能力下降,举止粗鲁,甚至有冲动毁物行为。

(四) 认知功能损害

患者的主动和被动注意力均有增强,但不能持久,易为周围事物所吸引,急性期这种随境转移的症状最为明显。

(五) 精神病性症状

部分患者可能出现幻觉与妄想。幻觉多见于幻听,内容大多是称赞自己的才能和权利,与其情绪相符合。妄想的内容常常与自我评价过高密切相关。患者自认为是世界上最聪明、能力最强、钱财最富有、最漂亮的,能解决所有问题,甚至形成夸大妄想,自称有显赫的家族或权威的地位,如称自己是"亚洲总统"、"能管理几十个国家"。有的由此派生出被害妄想,认为别人嫉妒他的钱财和地位,要加害于他。但妄想一般持续时间不长,多继发于情感高涨。

(六) 躯体症状

由于患者自我感觉良好,故很少有躯体不适主诉,常表现为面色红润,两眼有神,体格检查可发现瞳孔轻度扩大,心率加快,且有交感神经亢进的症状,如便秘。患者食欲增加,但因极度兴奋,体力过度消耗,容易引起失水,体重减轻。性欲亢进,睡眠需求减少,每日只睡2~3小时,主要表现为入睡困难。

三、环性心境障碍

环性心境障碍(cyclothymia)是指心境高涨与低落反复交替出现,但程度均较轻,不符合躁狂或抑郁发作时的诊断标准。轻度躁狂发作时表现为十分愉悦、活跃和积极,且在社会生活中会作出一些承诺;但转变为抑郁时,不再乐观自信,而成为痛苦的"失败者"。随后,可能回到情绪相对正常的时期,或者又转变为轻度的情绪高涨。一般心境相对正常的间歇期可长达数月,其主要特征是持续性心境不稳定。这种心境的波动与生活应激无明显关系,与患者的人格特征有密切关系,过去有人称之为"环性人格"。

四、恶劣心境

恶劣心境(dysthymia)是指一种以持久的心境低落为主的轻度抑郁,但从不出现躁狂。常伴有焦虑、躯体不适感和睡眠障碍,患者有求治要求,但无明显的精神运动性抑制或精神病性症状,生活不受严重影响。患者抑郁常持续2年以上,期间无长时间的完全缓解,如有缓解,一般不超过2个月。此类抑郁发作与生活事件和性格都有较大关系,也有人称为"神经症性抑郁"。焦虑情绪是常伴随的症状,也可有强迫症状,躯体症状也较常见。睡眠障碍以入睡困难、噩梦、睡眠较浅为特点。可有头痛、背痛、四肢痛等慢性疼痛症状,尚有自主神经功能失调症状,如胃部不适、腹泻或便秘等,但无明显早醒、昼夜节律改变及体重减轻等生物学方面的改变。

第四节 诊 断

心境障碍的诊断标准可以分为抑郁、躁狂发作的诊断标准以及各种类型情感障碍的分类标准。目前国际上通用的诊断标准有《国际疾病分类》第10版(ICD-10)和美国《精神障碍诊断与统计手册》第4版(DSM-Ⅳ)。但任何一种诊断标准都难免有其局限性,而密切的临床观察、把握疾病横断面的主要症状和纵向病程的特点及进行科学的分析是临床诊断的可靠基础。

一、抑郁发作的诊断标准

根据ICD-10标准,抑郁发作是指首次发作的抑郁症和复发的抑郁症,不包括双相抑郁。患者通常具有心境低落、兴趣和愉快感丧失、精力不济或疲劳感等典型症状。其他常见症状包括:①集中注意和注意力降低;②自我评价降低;③自罪观念和无价值感(即使在轻度发作中也有);④认为前途暗淡悲观;⑤有自伤或自杀的观念或行为;⑥睡眠障碍;⑦食欲缺乏。病程持续至少2周。

根据抑郁发作的严重程度,将其分为轻度、中度和重度3种类型。

1. 轻度抑郁 具有至少2个典型症状,并加上至少2个其他症状,且患者的日常工作和社交活动有一定困难,患者的社会功能受到影响。

2. 中度抑郁 具有至少2个典型症状,并加上至少3个(最好4个)其他症状,且患者工作、社交或家务活动有相当困难。

3. 重度抑郁 3个典型症状都应存在,并加上至少4个其他症状,其中某些症状应达到严重程度;症状极为严重或起病非常急骤时,依据不足2周的病程作出诊断也是合理的。除了在极有限的范围内,患者几乎不可能继续进行社交、工作或家务活动。

应排除器质性精神障碍或精神活性物质和非成瘾物质所致精神障碍。

二、躁狂发作的诊断标准

根据 ICD-10 标准,轻躁狂发作和躁狂发作的特点如下:

1. 轻躁狂　心境高涨或易激惹,对个体来讲已达到肯定异常程度,且至少持续 4 天。必须具备以下 3 条,且对个人日常的工作及生活有一定的影响:①活动增加或坐卧不宁;②语量增多;③注意集中困难或随境转移;④睡眠需要减少;⑤性功能增强;⑥轻度挥霍或行为轻率、不负责任;⑦社交活动增多或过分亲昵。

2. 躁狂发作　心境明显高涨,易激惹,与个体所处环境不协调。至少具有以下 3 条(若仅为易激惹,需 4 条):①活动增加,丧失社会约束力以致行为出格;②言语增多;③意念飘忽或思维奔逸(语速增快、言语迫促)的主观体验;④注意力不集中或随境转移;⑤自我评价过高或夸大;⑥睡眠需要减少;⑦鲁莽行为(如挥霍、不负责任,或不计后果的行为等);⑧性欲亢进。严重者可出现幻觉、妄想等精神病性症状。

严重损害社会功能或给别人造成危险或不良后果。病程至少已持续 1 周。排除器质性精神障碍或精神活性物质和非成瘾物质所致。

【典型病例】

患者,男性,56 岁,离婚,金融公司经理。2010 年患者公司被骗 200 多万元后出现情绪低落,不想吃饭,不想动,不想做事,自觉对不起家人,易激惹,家人言语稍有不对,即打骂家人,甚至惊动"110",有过消极观念,未实施。在门诊治疗,患者抗拒,依从性很差。2 年后患者激惹性明显增高,称"要报仇",维持数月至半年后多自行缓解。一年前患者被公司聘为金融顾问后开始认为可以东山再起,渐再次出现兴奋话多,易激惹,想法明显增多,自认为能力强大,家人稍不如意即言语威胁,称"我要杀掉你"、"我要报仇",甚至对家人拳打脚踢。自称是"公司老总",选择 12 月 26 日毛泽东生日当天去注册 10 余家公司,常一人至附近一网球中心静坐喝茶,思考事情,称有很多事要去组织筹划,脑中常有"Good ideas",与朋友发短信称"讨债 2 个亿",要"收购自己常去的网球中心,收购地球,做地球村长",要"搞磁悬浮列车",要进行一次"有里程碑意义的"产业革命,睡眠需要明显减少。

诊断:双相情感障碍——躁狂发作

三、环性心境的诊断标准

环性心境障碍是指反复出现轻度心境高涨或低落,但不符合躁狂或抑郁发作的症状标准。心境不稳定至少 2 年,期间有轻度躁狂或轻度抑郁的周期,可伴有或不伴有心境正常间歇期,社会功能受损较轻。排除标准:①心境变化并非躯体疾病或精神活性物质的直接后果,也非精神分裂症及其他精神病性障碍的附加症状;②躁狂或抑郁发作,一旦符合相应标准即诊断为其他类型心境障碍。

四、恶劣心境的诊断标准

恶劣心境是慢性的心境低落,无论从严重程度还是一次发作的持续时间,目前均不符合轻度或中度复发性抑郁标准,同时无躁狂症状。至少 2 年内抑郁心境持续存在或反复出现,其间的正常心境很少持续几周。社会功能受损较轻,自知力完整或较完整。排除标准:①心境变化并非躯体疾病(如甲状腺功能亢进症),非精神活性物质导致的直接后果,也非精神分裂症及其他精神病性障碍的附加症状;②各型抑郁(包括慢性抑郁或环性心境障碍),一旦符合相应的其他类型心境障碍标准,则作出相应的其他类型诊断。

第五节 治疗与预防

心境障碍是一种慢性且会复发的疾病。治疗主要分成两部分:一是急性期治疗;二是预防复发。目前通过各种治疗可以减轻或缓解症状,减少并发症及病死率,逐渐恢复其社会功能。主要治疗包括药物治疗、电抽搐治疗和心理治疗等。

一、药物治疗

(一) 抑郁发作的药物治疗

抗抑郁药是当前治疗各种抑郁障碍的主要药物,能有效解除抑郁心境及伴随的焦虑、紧张和躯体症状,有效率为 60%～80%。抗抑郁药治疗原则主要有:①全面考虑患者症状特点、年龄、躯体状况、对药物的耐受性、有无并发症,因人而异地个体化合理用药;②剂量逐步递增,尽可能采用最小有效量,使不良反应减至最少,以提高服药依从性;③小剂量疗效不佳时,根据不良反应和耐受情况,增至足量(有效药物上限)和足够长的疗程(4～6 周);④如仍无效,可考虑换药,换用同类另一种药物或作用机制不同的一类药;⑤尽可能单一用药,应足量、足疗程治疗。当换药治疗无效时,可考虑两种作用机制不同的抗抑郁药联合使用。一般不主张联用 2 种以上抗抑郁药。

抑郁症为高复发性疾病,目前倡导全程治疗。抑郁症的全程治疗分为:急性期治疗、巩固期治疗和维持期治疗。①急性期治疗:控制症状,尽量达到临床痊愈。治疗严重抑郁症时,一般药物治疗 2～4 周开始起效。如果患者用药治疗 6～8 周无效,改用同类另一种药物或作用机制不同的另一类药物可能有效。②巩固期治疗:目的是防止症状复燃。巩固治疗至少 4～6 个月,在此期间患者病情不稳,复燃风险较大。③维持期治疗:目的是防止症状复发。维持治疗结束后,病情稳定,可缓慢减药直至终止治疗,但应密切监测复发的早期征象,一旦发现有复发的早期征象,迅速恢复原有治疗。

有学者对抑郁症患者进行多年追踪,有 75%～80% 的患者多次复发,故需维持治疗预防复发。多数学者认为,首次抑郁发作维持治疗为 3～4 个月;有 2 次以上复发,特别是起病于青少年、伴有精神病性症状、病情严重、自杀风险大并有家族遗传史的患者,维持治疗时间至少 2～3 年;多次复发者主张长期维持治疗。

(二) 躁狂发作的药物治疗

躁狂发作的药物治疗主要使用心境稳定剂及抗精神病药物治疗。

(1) 心境稳定剂:①锂盐:临床上常用碳酸锂,是治疗躁狂发作的首选药物,既可用于躁狂的急性发作,也可用于缓解期的维持治疗,有效率约 80%;②抗惊厥药:此类药物主要有酰胺咪嗪(卡马西平)和丙戊酸盐(钠盐或镁盐),广泛用于治疗躁狂发作、双相障碍维持治疗及用锂盐治疗无效的快速循环型及混合性发作。

(2)抗精神病药:在急性躁狂发作时,锂盐起效前,为了控制患者的高度兴奋症状以防衰竭,可合用抗精神病药物,如氯丙嗪、氟哌啶醇、奥氮平、利培酮及氯氮平等,能有效控制躁狂发作的兴奋症状,且疗效较好。

二、改良电抽搐治疗

对有强烈自杀观念的抑郁症及重症躁狂急性发作的患者或在使用药物治疗效果不佳时,可单独应用改良电抽搐治疗(MECT)或合并药物治疗,且见效快,疗效好。一般隔天一次,6~10次为一个疗程。合并药物治疗的患者应适当减少药物剂量。MECT后仍需用药物维持治疗。

三、经颅磁刺激

经颅磁刺激(transcranial magnetic stimulation,TMS)是一种神经电生理技术,是应用脉冲磁场作用于脑组织,诱发出一定强度的感应电流,使神经细胞去极化,产生诱发电位,导致局部代谢水平增加。

四、心理治疗

对有明显心理-社会因素作用的心境障碍患者,在药物治疗的同时常需合并心理治疗,来疏导患者的不良情绪,学习正向的理性思维。目前用于治疗心境障碍,尤其是抑郁症的心理治疗方法主要有:动力性心理治疗、人际心理治疗、行为治疗、认知治疗、婚姻和家庭治疗等。心理治疗能帮助患者识别和改变认知歪曲,矫正患者适应不良性行为,改善患者人际交往能力和心理适应功能,对减轻症状、恢复正常的社会功能、预防复发和改善患者依从性、矫正因抑郁或躁狂症状发作所产生的继发后果(如人际关系紧张等)方面有很好作用。躁狂症的临床治疗显示,在躁狂症患者接受药物治疗的过程中,配合进行心理治疗能显著提高治疗效果,并且有助于持久保持疗效。

五、预防复发

长期随访研究发现心境障碍患者有多次复发,复发的主要原因是停药,因而坚持服药是预防复发的主要手段。因此,要提供患者和家属一些基础知识(疾病性质、复发因素等),以增加对疾病治疗和服药的依从性。心理治疗和社会支持系统对预防本病复发也有非常重要的作用,应尽可能解除或减轻患者过重的心理负担和压力,帮助患者解决生活和工作中的实际困难及问题,提高患者应对能力,并积极为其创造良好的环境,以防复发。

第六节 心境障碍患者的护理

一、护理评估

在评估心境障碍患者时,应系统地分析认识患者的整体健康状况,更应从生理、心理、社会功能等多方面评估患者。在评估时应充分运用治疗性人际关系、会谈及观察的技巧,还可借助于量表等作为辅助检查工具,常用量表有 Bech-Rafaelsen 躁狂量表及 Hamilton Depression Scale(HAMD)抑郁量表和 Self-Rating Depression Scale(SDS)抑郁自评量表,以反映疾病的性质和严重程度。

(一)生理评估

1. 评估营养状况　患者有无食欲缺乏或旺盛、体重下降、营养不良。
2. 评估睡眠状况　患者有无入睡困难、早醒、醒后难以入睡等情况。
3. 评估排泄情况　患者有无排尿困难、便秘。
4. 评估生活自理能力　患者的个人卫生是否能自理,衣着、仪表是否脏乱;有无躯体疾病和自杀、自伤所致躯体损伤。

(二)心理评估

1. 评估认知活动　患者有无思维过程及内容改变,如幻觉、妄想、语速、语量,应答是否准确及时,判断患者对疾病有无自知力及对住院治疗的态度。
2. 评估情感活动　患者有无情绪低落或高涨,如抑郁、焦虑或易激惹、兴奋、夸大,是否有正确的自我评价。
3. 评估意志行为　患者有无减弱或增强,如生活懒散、活动增多、性欲亢进,尤其是否有自杀意念、伤人毁物等表现。

(三)社会评估

1. 评估社交功能　如与患者他人的沟通能力以及对亲人的态度,家庭成员之间的关系如何。
2. 评估社会支持系统　如家庭、社会对患者的支持情况及患者的感受。
3. 评估近期生活事件　患者近期是否有考试、结婚、离婚、丧偶、怀孕、工作生活上与人摩擦等生活事件,以及患者应对挫折与压力的调节方式及效果。

二、护理诊断

(一)抑郁发作相关护理诊断

1. 有自伤、自杀危险　与自责、自罪、自我评价低有关。
2. 营养状况的改变(低于机体需求量)　与情感障碍食欲缺乏、自罪妄想有关。
3. 睡眠型态紊乱　与严重抑郁有关。
4. 生活自理能力下降　与精神运动迟滞、无力照顾自己有关。
5. 低自尊、绝望　与感到无用、无助、无价值有关。
6. 社交障碍　与精神活动下降、焦虑、自我评价低、思维过程改变有关。
7. 个人应对无效　与不切实际的感受、不恰当的应对方式有关。
8. 便秘与尿潴留　与日常活动减少、饮水量不足、药物不良反应有关。

(二)躁狂发作相关护理诊断

1. 暴力危险(针对自己或他人)　与精神运动兴奋有关。
2. 营养状况的改变(低于机体需求量)　与兴奋、机体消耗过度、进食无规律有关。

3. 睡眠型态紊乱　与严重精神活动兴奋有关。
4. 生活自理能力下降　与严重的兴奋状态有关。
5. 社交障碍　与自我评价过高、易激惹、爱管闲事、思维过程改变有关。
6. 个人应对无效　与不切实际的感受、不恰当的应对方式有关。
7. 便秘　与饮水量不足、药物不良反应有关。

三、护理目标

(1) 通过护理，建立良好的护患关系，患者能接受治疗和护理。
(2) 患者能维持营养、水分、排泄、休息和睡眠等方面的生理功能。
(3) 患者内心的愤怒和抑郁能以正向积极的方式宣泄，有正性的自我认识。
(4) 患者不发生因行为不当造成的对自己或对他人的躯体或物品的损害。
(5) 患者学会控制和疏泄自己的高亢或低落的心境。
(6) 患者穿着修饰得当，能自理个人卫生及衣食起居。
(7) 患者能描述抑郁或躁狂发作的相关因素，认识和分析自己鲁莽、激越行为是病态；能恰当表达自己的需要及欲望，人际关系和行为方式改善。

四、护理措施

(一) 抑郁发作患者的护理措施

1. 消极情绪和消极行为患者的护理

(1) 建立有效的护患沟通：抑郁患者往往情感低落、对任何事物都失去兴趣，甚至有自责、自罪感，意志活动减退等症状，因此护理人员需以和善、真诚、支持、理解的态度，耐心地协助患者，使患者体会到自己是被接受的，不像自己所想象的那样没有用、没有希望。与患者交流时应保持一种稳定、温和与接受的态度，适当放慢语速，允许患者有足够反应和思考的时间，并耐心地倾听患者的述说，不可表现出不耐烦、冷漠，甚至嫌弃的表情和行为。避免根据自己的价值观判断患者的做法是对还是错，比如"你不应该……"、"你不要……"等直接训斥性语言，以免加重患者自卑消极情绪。护士可采用一些非语言的沟通方式，如身体前倾、面带微笑，温柔的眼神和手势都会传递护理人员的关怀，让患者有安全感，以帮助建立良好的护患关系。

(2) 防止自杀和自伤：抑郁患者自杀的预防，关键在于准确及时评估患者的自杀风险，采取及时恰当的护理措施，防止自杀行为的发生。多数抑郁患者在自杀前都有一些先兆，如行为突然改变，将自己的财物送人，流露出自杀意图，或情绪突然好转等。护理人员需通过观察患者的情感变化、行为、语言和书写的内容等，早期辨认自杀的意图及可能采取的方式，及时采取有效的阻止措施，防止意外发生。同时对有自杀意念和想法的患者要严密观察，30分钟巡视一次，必要时专人陪护。尤其做好晨间的巡视工作，对于早醒的患者要特别关心，因为早醒是患者抑郁情绪最严重的时候，很多意外事件多发生在凌晨时间。另外，要为患者创造一个安全的治疗环境，做好危险品管理工作。同时要鼓励患者参加集体活动，而不是单纯限制其活动环境，要让患者感受到被关心及被尊重。

(3) 训练患者学习新的心理应对方式：抑郁患者对自己或外界事物常不自觉地持否定的看法(负性思考)，护理人员必须协助患者确认这些负性思考，然后设法打断这种负性循环。

在与其沟通时,鼓励患者抒发自身的感受,当患者用消极的观点谈他们的问题时,护士接受患者这种感受,但没有必要接受患者的这种自我屈服、自我挫折。护士可以帮助患者探索为什么会产生这种负性的想法,一旦患者明白原因,就会开始学习自己怎样去形成一个现实的想法。另外,积极营造、利用一切个人或团体的人际交往机会,如组织鼓励患者参加娱乐、体育等活动,使患者从中产生健康的感受、自尊和成就感,改善患者以往消极被动的交往方式,逐步建立积极健康的人际交往方式,改善人际交往技巧。通过学习和行为矫正训练方式,改变患者的病态应对方式,建立新的应对技巧。

2. 生理方面的护理

(1) 加强饮食管理,保证营养:轻度抑郁患者可能会以进食来作为调适手段,缓解压力,以至于体重增加,形成另一种压力源;严重的抑郁患者则通常有拒绝进食现象。患者可能因没有食欲或企图饿死或自责、自罪,认为自己不配进食。护理人员应先了解患者拒绝进食的原因,针对原因进行处理。护士应为患者选择易消化、高热量、高蛋白、高维生素的食物,可采用少量多餐方式给予。鼓励患者进食或喂食,必要时鼻饲流质或输液以保证患者营养。

(2) 改善睡眠:睡眠障碍是抑郁患者最常见症状之一,可出现入睡困难或早醒。护士在患者生活计划的安排中,要求患者白天应尽量不卧床,可用坚定、温和的口气鼓励患者下床活动,从而使患者晚上能获得充分的休息;对入睡困难或半夜醒来不能再入睡者,可按医嘱适当给予帮助睡眠的药物,以达到减轻焦虑和入眠。另外,可采用一些放松技术帮助患者放松,如热水沐浴、听轻松音乐、肌肉放松运动等促进患者放松;减少或限制喝含酒精的饮料,以及咖啡、浓茶等有中枢兴奋作用的饮料,在睡前喝些牛奶或睡前进食少许点心有助患者睡眠。

(3) 排泄护理:患者因少动或药物的不良反应造成或加重便秘和尿潴留等问题,护理人员要尽量鼓励患者多喝水、常活动、多吃新鲜的蔬菜和水果、经常做腹部按摩。每天做好两便的监测工作,3天未解大便者,遵医嘱给予缓泻剂,必要时给予灌肠。发现患者尿潴留时,及时查明原因,给予诱导排尿,如让患者听流水声、温水冲洗会阴、下腹部放热水袋、按摩膀胱等,无效时可遵医嘱给药或者导尿。

(4) 做好日常生活护理:由于患者精神活动抑制、疲乏、缺乏兴趣和低自尊而忽略自己的个人卫生。护理人员可以帮患者拟订一个简单的作息时间表,内容包括起居、梳理、洗漱、沐浴,每天让患者自行完成作息时间表所规定的内容,同时给予积极的鼓励和支持,辅以信任、关切的表情和目光,使患者逐步建立起生活的信心。

3. 治疗护理 护理抑郁患者时要多考虑其自杀因素,护士应确保患者每次将药物全部服下,既保证药物治疗的效果,又能防止患者蓄积药物而达到自杀的目的。治疗药物的不良反应常是患者不能坚持服药的原因,故应将常见的不良反应及处理措施告诉患者,让其有心理准备,告知患者若有不适要及时与医生、护士沟通,不要自行减量。护士应密切观察患者服药后的不良反应并采取适当的措施。若采用无抽搐电休克治疗,需做好治疗前的准备和治疗后的观察(详见无抽搐电休克治疗护理)。

4. 健康宣教 抑郁症患者在疾病转归后,非常渴望获得疾病的相关知识,患者家属也希望了解如何照顾、帮助患者方面的知识。因此,护理人员应耐心细致地作好患者和家属的卫生宣教工作:①用通俗易懂的言语,从疾病的发生、发展、治疗、预后等多层面对疾病知识进行宣教。②由于抗抑郁药的不良反应,且出现于药效前,常使患者不愿服药。需讲解维持量药物治疗的重要性和常见不良反应及处理方法。③讲解疾病复发可能出现的先兆表现,如睡眠不佳、情绪不稳、烦躁、疲乏无力等,尽早识别复发症状,及时到医院就医。并嘱患者即使病情稳定,也要按时门诊复查,在医生的监护、指导下服药,巩固疗效,不可擅自加药、减药或停药。④鼓励锻炼,培养健康的身心和乐观积极的生活态度,生活要有规律,积极参加社会娱乐活动,避免精神刺激,保持稳定的心境。指导家属为患者创造良好的家庭环境,学会初步的自杀风险评估和预防。

(二)躁狂发作患者的护理措施

1. 激惹情绪及暴力行为患者的护理

(1) 提供安全的环境:躁狂症患者往往躁动不安,很容易受周围环境刺激的影响。因此,提供一个陈设简单、空间宽大、安静的环境,常具有镇静作用,可以稳定患者的情绪。

(2) 建立良好的护患关系:尊重、关心患者是建立良好关系的基础。在建立关系的过程中,患者可能经常以要求的姿态提出需要或以讨价还价的方式表现出来,或是爱说些淫猥的、粗俗的、挑拨的言语。护理人员面对这样的患者,应以平静、温和、诚恳、稳重以及坚定的态度来接纳他(她),促进患者表达内心的真实想法,有利于建立良好的护患关系。

(3) 缓和患者激惹情绪:患者由于症状的干扰可能出现一些越轨行为,如粗鄙、性骚扰、大声命令、操纵或破坏性行为。另外,患者由于夸大,自认为自己很有本事或很富有等而做出一些不切实际的行为,如随意购物造成财务上的浪费。因此,护理人员须了解其原因,尽量淡化,不要羞辱、指责患者;在患者表现幽默、夸大的言谈时,护理人员最好以中立的态度对应,转移其谈话主题。若护理人员此时听他(她)高谈阔论而跟着参与或随兴大笑,则容易造成患者更加急躁。引导患者朝建设性方向消耗过剩的精力,根据患者的病情,安排患者参与其喜爱的活动,如书写、绘画、打球、跑步等有益活动,并让患者学习不干涉别人,对其作品和进步给予表扬,这样既增强了患者的自尊,又使患者过盛的精力得以自然疏泄。

(4) 防止暴力行为的发生:部分躁狂症患者以愤怒、易激惹、敌意为特征,动辄暴跳如雷、怒不可遏,甚至可出现破坏和攻击行为。护理人员应了解患者既往暴力行为的原因,评估目前的状态,设法消除或减少这些诱发因素。在疾病急性阶段尽可能地满足其合理要求,对于不合理、无法满足的要求也应尽量避免采用简单、直率的方法直接拒绝,以避免激惹患者。可以根据当时的情景尝试采取婉转、暂缓、转移等方法,稳定和减缓患者的激越情绪。鼓励患者用言语表达其焦虑、愤怒或恐惧的感受,在患者的行为无法自控时,以坚定的口气制止患者的行为,若患者仍无法抑制其冲动,可采取隔离或保护约束患者。待患者平静后鼓励其说出原因或刺激,引导其对攻击行为讨论如何预防和如何恰当处理类似事件,指导患者自我控制和表现社会可接受的行为。

2. 生理方面护理

(1) 保证足够的营养和水分:患者由于极度兴奋、精力充沛,整日忙碌于其认为有意义的活动,经常用餐不专心或无暇用餐等,容易造成营养和水分的不足。因此护理人员必须为患者提供高热量、高营养、易消化的食物,定时、定量督促者饮用。对于不能安静进食的患者应考虑安排其单独进餐,以防止周围环境对患者的影响。

(2) 保证休息和睡眠:患者活动过度,睡眠需要减少,对环境又很敏感,常常入睡困难。护士须为患者提供安静的环境,适当陪伴患者,必要时遵医嘱给予适当的药物帮助患者入睡。

(3) 排泄护理:鼓励患者多饮水、多食蔬菜和水果等。每天做好排便的监测工作,对 3 天大便未解的患者,遵医嘱给予缓泻剂等处理。

(4) 督促个人卫生和维持日常仪态:躁狂患者因受症状影响,对自己的行为缺乏判断,常常过分打扮,有时也可能为显露身材不穿衣服。护理人员应鼓励患者自行完成个人卫生,进行适宜的打扮,对其不恰当的言行给予适当的引导和限制。

3. 治疗护理 患者常不承认有病,拒绝服药。有的患者过度兴奋,对治疗不合作,护士需督促和保证药物治疗的顺利完成,并观察药物疗效及不良反应。大多数患者采用碳酸锂治疗,而锂盐的治疗剂量和中毒剂量又十分接近,所以护士必须了解锂盐的治疗作用及不良反应,并认识锂盐中毒的症状和处理方法。若采用改良电抽搐治疗,需做好治疗前的准备和治疗后的观察(详见"改良电抽搐治疗与护理"章节)。

4. 健康宣教 大部分躁狂症患者对所患疾病没有系统了解,服药依从性差,患者若停药有复发的危险,其发作的频率与其预后有密切关系。因此,指导患者和家属学习相关疾病知识和预防复发的常识非常重要。向患者家属宣教疾病病因、临床表现及药物治疗、不良反应等问题,使之保持健康稳定的情绪、合理的营养、充足的睡眠。良好的心境对疾病康复、巩固治疗、预防复发起到重要作用。指导家属创造良好的家庭环境,锻炼患者生活及社会交往的能力。

五、护理评价

(1) 护理人员与患者是否建立良好的护患关系,患者是否能配合治疗和护理。

(2) 患者的基本生理需求是否得到满足:睡眠充足、营养状况良好、个人生活主动料理、生活有规律等。

(3) 患者是否学会控制和疏泄自己的高亢或低落的心境。

(4) 患者是否发生过异常情绪状态下的冲动、伤人、自伤、自杀等意外行为。

(5) 患者是否有正确的自我认识,能恰当地表达自己的需要及欲望,人际关系和行为方式改善。

(6) 患者是否穿着修饰得当,能自理个人卫生及衣食起居。

(7) 患者是否对自身疾病有所了解,能否认识和分析自己的病态行为。

(8) 家属是否了解疾病知识,掌握照顾患者的方法。

(徐 云)

第九章 神经症性障碍患者的护理

第一节 概述

神经症性障碍（neurosis），是一组包括病因、发病机制和临床表现不一致的精神障碍的总称，主要表现为精神活动能力下降、烦恼、紧张、焦虑、抑郁、恐怖、强迫症状、疑病症状、分离症状、转换症状或各种躯体不适感。

神经症性障碍是一类患病率较高的疾病。2001~2003年世界卫生组织领导的精神卫生调查协作组对美洲、欧洲、非洲、亚洲及中东地区的14个国家的60 643名成人进行了相关调查，结果表明各国焦虑性障碍的年患病率为2.4%~18.2%，中国北京为3.2%，上海为2.4%。2006年，有学者在北京和上海调查5 201人，焦虑性障碍的年患病率为2.7%。2009年，在山东、浙江、青海和甘肃的调查发现焦虑性障碍的年患病率为5.6%。一般认为，神经症性障碍以40~44岁年龄段患病率最高，初发年龄多为20~29岁年龄段，女性患病率高于男性。神经症性障碍患者主要就诊于综合性医院的内科、神经科及心理咨询门诊，很少到精神科就医，占门诊患者的6%~15%。

关于神经症性障碍的概念、临床症状的描述，不论国内或国外，均可追溯到2 000年以前。当时的概念与现代观点相去甚远。至20世纪初，神经症的概念和内涵已基本形成，并在西方世界广为流行，后传入中国。目前对于神经症概念的变迁我国大多数精神病学工作者均持十分谨慎的态度。1980年，美国《精神障碍诊断与统计手册》第3版（DSM-Ⅲ）将神经症一词取消，其内容被分解，而《国际疾病分类》第10版（ICD-10）仍然保留了神经症的基本框架和基本内容，但是用"神经症性障碍"一词取代原来的"神经症"。本章遵照ICD-10使用"神经症性障碍"的名称，但在引用以往各种资料时，为了尊重原著，很多地方仍会使用"神经症"一词。

神经症性障碍作为一组人为合并起来的疾病单元，各亚型有着各自不同的特点，症状复杂多样，其共同的特点如下：

1. **病前有一定的人格基础** 艾森克认为情绪不稳定型和性格内向者易患神经症；巴甫洛夫认为神经类型属于弱型或强而不均衡型的人，较易患神经症；边缘型人格障碍与躯体化有关；强迫性人格与强迫症有关；疑病性人格在精神创伤体验作用下易患疑病症等。

2. **起病多与精神应激或心理-社会因素有关** 随着社会现代化的发展，人口密集、交通拥挤、竞争激烈、社会变迁、突发事件增多等，人们长期处于情绪紧张状态，使得神经症性障碍的发病率明显上升。神经症性障碍的患病率是发达社会高于不发达社会、竞争意识强的人群高于竞争意识弱的人群、高度紧张工作的人群高于按部就班工作的人群、西方高于东方、城市高于农村。

3. **临床上呈现精神和躯体方面的多种症状,但无相应的器质性基础** 主要表现为脑功能失调症状、情绪症状、强迫症状、疑病症状、躯体不适感等,反复就医,但经多种检查,无可证实的器质性病理改变。

4. **对疾病有相当的自知力** 患者对自己的疾病状况通常都有着良好的判断能力,能正确判断属于病态的自身体验,经过适当解释能认识所患的是心理障碍性疾病;有明显的痛苦感,常常有夸大疾病严重程度的倾向,反复主动求医。患者适应现实和社会能力良好,人格完整,无严重的行为紊乱。

第二节　病因与发病机制

一、病因

1. **精神应激因素** 神经症性障碍被认为是一类主要与社会-心理应激因素有关的精神障碍。研究表明,多数神经症性障碍患者在发病前都有精神应激事件的发生,如失业、更换工作、失去社会地位或威信、事业失败、失去贵重财物、夫妻不合、离婚、失去亲人或亲人死亡、住院、搬家或安全受到威胁等。一方面,可能是遭受精神事件多的个体易患神经症性障碍;另一方面,可能是神经症性障碍患者的个性特征易于损害人际交往过程,从而导致产生更多的冲突与应激。

一般而言,引起神经症性障碍的精神应激事件有以下特点:①应激事件的强度往往不是十分强烈,但是多个事件反复发生,且持续时间长;②应激事件往往对神经症性障碍患者具有某种独特意义;③患者对应激事件引起的心理困境或冲突有一定的认识,但不能将理念化解为行动,将自己从困境和矛盾中解脱出来,以致应激持续存在,最终超过个体的应付能力或社会支持能提供的保护水平而导致发病;④神经症性障碍患者的精神应激事件不但来源于外界,更多地源于患者的内在需求。

2. **人格特点** 大多数研究者认为,与精神应激事件相比,神经症性障碍患者个性特征或个体易感素质对与神经症性障碍的病因学意义更为重要。例如,焦虑症患者多具有敏感、怯懦、易紧张、过分自责、适应环境差的个性特点;强迫症者有强迫人格,要求过分严格、思想紧张、忧心忡忡、惶惶不安、反复思考;恐怖症患者常具有害羞、被动、依赖等人格特征;疑病症者在艾森克人格问卷则严重表现为N分和E分均较高。N分高的人为神经质,对体内变化敏感,易认为自己有病;E分高的人性格外向、喜诉说、喜找人表达自己的感受。神经衰弱患者的个性具有敏感、自卑、多疑、急躁、情绪不稳定等特点;分离(转换)性障碍者具有情感丰富、暗示性强、自我中心和富于幻想的人格特点。情感丰富是指情感鲜明强烈但不稳定容易,易走极端,对事物的判断容易感情用事;暗示性强是指在一定环境气氛和情感基础上容易接受外界的影响和观念以及容易对自身的某种感觉或某种观念无条件地接受(自我暗示);自我中心是指处处吸引他人对自己的注意,爱炫耀自己,富有夸张、表演及戏剧色彩,目的是为了博得人们对自己的重视与同情;富于幻想是指在情感基础上想象丰富、生动、活泼,甚至难以区别现实与幻想。

一般认为,患者的个性特征首先决定着患神经症性障碍的难易程度;其次,不同个性特征决定患某种特定的神经症性障碍亚型的倾向,如巴甫洛夫认为,第二信号系统较第一信号系统占优势者易患强迫症。

3. 生物学因素

(1) 遗传因素:双生子研究和家系调查发现神经症性障碍有家族集中倾向,如焦虑症在近亲中的患病率高于普通人3倍。神经症性障碍在同卵双生子的共患病率(59.24%)高于异卵双生子(28.22%);同卵双生子的人格特征及神经症性障碍症状的一致性很高。但是遗传学研究一般认为,亲代的遗传影响主要表现为易感个性,即在环境因素的影响下容易发病。

(2) 脑器质性因素:儿童早期脑损伤可能促使神经症性障碍的形成。研究发现与健康儿童相比,患过脑炎、癫痫、脑损伤的儿童对事物的认知能力弱,克服生活中各种冲突的能力较差。

(3) 生理生化因素:神经症性障碍还可能与某些神经递质和化学物质的改变有关。焦虑伴有交感神经活动增强的表现,提示患者的肾上腺素能活动增强;5-羟色胺释放过多可能与焦虑症及强迫症的发作有关;γ-氨基丁酸(GABA)是中枢主要的抑制性递质,具有抗焦虑作用,可达到减轻和消除焦虑的目的。

二、发病机制

神经症性障碍的发病机制至今尚无公认一致的解释。生物学研究表明,中枢神经系统一些结构或功能的变化可能与神经症性障碍的发生有关。心理学研究历史较长,不同心理学派对其有不同解释。精神分析学派把神经症性障碍看作是本我和超我发生冲突时,自我不能运用理性机制来调节它们的冲突以缓解冲突引起的焦虑,因此焦虑被认为是神经症性障碍最基本的核心症状,由焦虑转换、分离、转向外部世界或隔离而形成转换性障碍、分离性障碍、恐惧症和强迫症。行为主义学派认为,许多神经症性障碍如恐怖症和焦虑症都是早年生活经历了某些习惯的社会性行为的强化所致。认知心理学认为,由于神经症性障碍患者有特殊的个体易感素质,因此常常做出不现实的估计与认知,以致出现不合理、不恰当的反应,这种反应超过一定限度与频度,便出现疾病。人本主义心理学认为神经症性障碍是自我完善潜力遭到压抑、发生扭曲的外在表现。

第三节 临床表现

一、焦虑性障碍

焦虑性障碍(anxiety)是一种以焦虑情绪为主的神经症性障碍,是个体或集体在对一个模糊的、非特异性的威胁做出反应时所经受的不适感和自主神经系统激活状态,其紧张、惊恐的程度与现实情况很不相称,常伴有自主神经紊乱、肌肉紧张与运动性不安。焦虑情绪在每一个人的日常生活中均可出现,在正常的范围内可以帮助人们克服困难,达到预定目标。

但焦虑持续不断,长期无法排除或数次突发极度焦虑而找不到明显的诱因,并明显影响生活及工作能力时,表明焦虑的程度超过了正常范围,属于病态性焦虑,则成为一种精神障碍,即所谓的焦虑症。全国12个地区神经症性障碍的流行病学调查显示,焦虑症的患病率为14.8%,在综合医院门诊病例中焦虑障碍占神经症性障碍的13.5%,而在精神病门诊中占神经症性障碍的46.6%,好发年龄在20~40岁,女性多于男性。焦虑障碍主要分为广泛性焦虑障碍和惊恐障碍两种。

(一)广泛性焦虑障碍

广泛性焦虑障碍(generalized anxiety disorder)又称慢性焦虑障碍,是焦虑障碍最常见的表现形式,缓慢起病,以经常或持续存在的焦虑为主要临床表现。其临床表现包括:①精神焦虑:精神上的过度担心是焦虑症状的核心症状,表现为对未来难以预料的、可能发生的某种危险或不幸事件感到经常性担心。有的患者不能明确意识到担心的对象或内容,只是一种强烈的提心吊胆、惶恐不安的内心体验;有的患者担心的也许是现实生活中可能会发生的事情,但其担心、焦虑、烦恼的程度与现实很不相符。患者终日心烦意乱、忧心忡忡、坐卧不安,似有大祸临头之感,从而出现神经过敏、缺乏自信、失去控制;容易激动、没有耐心、发脾气、哭泣、退缩、缺乏动机、自责和谴责他人等。②躯体症状:表现为运动不安和多种躯体症状。患者不能静坐,不停地来回走动,搓手顿足,无目的的小动作增多,主观上感到一处或多处肌肉不舒服的紧张感,严重者有肌肉酸痛,多见于胸部、颈部和肩背部肌肉,紧张性头痛也很常见。自主神经功能紊乱者表现为心悸、血压升高、胸闷气短、瞳孔散大、口干、皮肤潮红或苍白、出汗、尿频、便秘或腹泻等。③警觉性增高:表现为对外界刺激敏感,容易出现惊跳反应,注意力难以集中,容易受干扰,难以入睡,情绪易激惹,感觉过敏等。④其他症状:广泛性焦虑障碍常合并其他症状,如抑郁症、强迫、恐惧、惊恐障碍及人格障碍等。

【典型病例】

患者,女,16岁,中学生。2年前开始常常感到疲劳、焦虑。进入重点中学后,变得更加严重,甚至孤僻,并伴有记忆力下降的现象,学习成绩也退步了,最怕考试,更怕将成绩给别人看。大凡考前均出现食欲缺乏,睡眠不足,坐卧不安,心情惶乱,不能集中注意,缺乏克服困难的信心,智力活动效果下降。随着焦虑反应的持续往往引起心悸、多汗、呼吸急促、肌肉紧张、头昏、恶心、食欲缺乏和手脚发冷等症状。而躯体上的症状又可导致健忘,失去学习兴趣和生活情趣,进而更加焦虑。躯体及神经系统检查无阳性发现。

诊断:广泛性焦虑障碍

(二)惊恐障碍

惊恐障碍(panic disorder)又称急性焦虑障碍,其特点是发作的不可预测性和突然性,反应程度强烈,患者有濒死感或失控感,有严重的自主神经功能紊乱症状。患者在没有客观危险的环境下突然发作,出现强烈恐惧或难以忍受的不适感,觉得大难临头、窒息、死亡将至,伴胸闷、胸痛、心悸、呼吸困难或过度换气、头晕、头痛、出汗、全身发抖或无力等自主神经系统症状。因此患者常会打开窗户或冲到户外去"呼吸新鲜空气",并四处奔走、惊叫、求救,直至发作减轻或缓解后才开始其他活动。

惊恐障碍常起病急骤,终止迅速,一般历时5~20分钟,但不久可突然再发作。两次发作的间歇期,患者始终意识清晰,能回忆发作经过,没有其他明显症状,但是高度警觉,心有余悸,担心下次再发。60%的患者由于担心发病时得不到帮助而产生回避行为,不敢单独出门,不敢到人多热闹的场所,渐渐发展为广场恐怖症。惊恐障碍患者也可并发抑郁症状,可有自杀倾向,应注意防范。

【典型病例】

患者,女,30岁,公司职员。1年前担任经理职务,自觉工作压力大,事务繁忙,晚上还要服侍卧病在床的婆婆,给正在上小学的儿子辅导功课。由于丈夫经常出差,家里的大小事都落在她的肩上。即使休息时,她的脑子里也总在想工作或儿子学习的事情,久久不能入睡。同年婆婆逝世,这让患者产生惊惶感。她每天回到家的第一件事就是打开所有的灯,把电视机的声音调到最大。逐渐患者变得沉默寡言,只要一个人待在家里就异常害怕。3个月前患者独自在家,突然有一种心慌的感觉,就像快死了一样,手脚也不听使唤,全身冒冷汗,喘不过气来,十分惊恐,大喊大叫"我要死了"。于是拨打了120求救电话,送到医院后症状很快消失。心电图检查显示窦性心动过速,其他躯体及神经系统检查无阳性发现。这样的经历,一个月有好几次。患者说这种感觉来得很快,去得也快,但发作过后又开始担心下一次的发作,感到很不安,非常苦恼。

诊断:惊恐障碍

二、强迫性障碍

强迫性障碍(obsessive-compulsive disorder)是以强迫症状为主要临床表现的一类神经症性障碍,包括强迫思维和强迫行为。该病多在无明显诱因下缓慢起病,特点是有意识的自我强迫和反强迫并存,两者强烈冲突使患者感到焦虑和痛苦。患者意识到强迫症状的异常性,深知这些强迫症状不合理、不必要,却无法控制或摆脱。据全国12个地区流行病学调查,我国强迫症的患病率为3‰,国外报道患病率为1%~3%,男女相似,通常在青少年期发病。

(一) 强迫观念

1. **强迫性穷思竭虑** 患者对自然现象或日常生活中的一些缺乏实际意义的问题反复思考、寻根问底,明知毫无现实意义但不能自控。如反复思考"太阳为什么每天从东边升起而不是从西边升起?"、"为什么一个人要长两个眼睛?"、"一把凳子为什么要四条腿?"、"树叶为什么是绿色的?"、"人为什么要分男女?"、"牛为什么长角?"等。

2. **强迫性怀疑** 患者对自己做过的事情的正确性反复产生怀疑,明知毫无必要,但难以控制和摆脱。如怀疑门窗是否已经关好锁好,导致反复回家检查;信已投出,怀疑没有贴上邮票、写错地址,担心对方无法收到;怀疑水龙头、煤气开关是否关好,要反复检查等,严重者影响工作及日常生活。

3. **强迫性对立思维** 患者头脑中出现一个观念或看到一句话便不由自主地联想起另一个对立性质的观念或词句,如看到"胜利",马上就联想到"失败";听到别人受到表扬,立刻想到"批评";想起"和平、快乐"时,则立即反映出"战争、悲伤"等相反的概念等。虽然患者不能摆脱,但是不会出现相应的行动。

4. **强迫性回忆** 患者不由自主地反复回忆经历过的事情,无法摆脱。

(二)强迫意向

患者体验到一种强烈的内在冲动要去做某种违背自己意愿的事情。如患者一看到电插头就想去摸;一位母亲看见一列火车开过时就想将怀里的孩子扔进轨道。但这种意向一般不会转变为真正的行动,因为患者知道这种冲动是非理性的、荒谬的,所以努力克制,但内心冲动无法摆脱,常常影响工作和学习,痛苦万分。

(三)强迫情绪

主要是指一种不必要的担心。如一位患者坐公共汽车时总把双手举过头顶,防止万一车上有人丢失钱包会涉嫌自己;寝室里丢了一块香皂,某同学担心失主怀疑自己,又不好主动向失主说明,一直耿耿于怀,10多年后还写信给那位失主询问香皂是否找到,声明此事与己无关等。自知如此十分荒唐,却非如此不能释怀。

(四)强迫行为

1. **强迫检查** 多为减轻强迫怀疑引起的焦虑而采取的行为。常表现为反复检查门窗、煤气是否关好,电源插头是否拔掉,账目是否算错等。

2. **强迫洗涤** 多源于害怕受到污染这一强迫观念而表现为反复洗手、洗衣物、消毒家具等。如一同室工友得了脑瘤而病故,患者担心传染而反复洗手,一天要洗掉3块肥皂;某妇女担心年龄大,外观不美,丈夫会抛弃她,反复洗脸,一天至少洗脸50次等。

3. **强迫计数** 患者不自主地计数一些事物,甚至走路时计数自己的脚步;去商场购物时计数商场建筑的玻璃一共有几块;从家里到单位的路上计数一共有几根电线杆、几棵树和几朵花;上楼时计数楼梯的阶梯数等。患者要计数如愿才罢休,为此常常耽误了正事而痛苦不堪。

4. **强迫性仪式动作** 为了对抗某种强迫观念而引发的一套重复刻板的相互联系的仪式性动作。这种动作往往对患者具有特殊的意义,以此象征着吉凶祸福,从而感到对内心的一种安慰。如患者进门时先进一步,再后退二步,表示他父亲的病就会逢凶化吉;出门时必须侧着身走;上床睡觉前,脱衣服要按一定程序进行,否则不能入睡等。

5. **强迫询问** 患者常常不相信自己,为了消除疑虑或穷思竭虑带来的焦虑,常反复询问家人、医生等,以获得解释与保证。

强迫性障碍的名人故事

霍华德·休斯(Howard Hughes)是20世纪美国电影界和航空界的风云人物,他创造了人类飞行史上的多项纪录,在美国的电影业、飞机制造业、航空航天业都是举足轻重的人物,但是,他也是一名严重的强迫症患者。霍华德·休斯在吃他最喜欢吃的豆子时对豆子的大小非常介意,要用一个特殊的叉子把豆子按大小排序后再吃。他坚持拿东西的时候要垫上纸巾,这样可以把他和细菌隔开。霍华德·休斯很年轻的时候就感染了梅毒,在三期梅毒阶段他的手上长了小水疱,医生曾经在这一阶段告诫他不要同别人握手,霍华德·休斯把不和别人握手的习惯保持了终身。霍华德·休斯还曾经烧毁了自己的全部衣物,有人认为这是因为他害怕梅毒细菌会寄生在他的衣物中。晚年的休斯,由于恐惧细菌,把自己和外界完全隔离开来,甚至不敢穿衣服,最后,在孤独中悲惨地死去。关于霍华德·休斯患强迫症的原因,西方分析学派认为可能与其童年的经历有关。霍华德·休斯的童年时期,美国正经历鼠疫等流行疾病,休斯的母亲把他关在家中,反复地给他洗澡。这个记忆的片段,成了休斯脑海中的长期烙印。

【典型病例】

患者,男,52岁,小学教师。事业心强,做事特别认真,对什么事都要做得尽善尽美。其居室外,只要邻居的自行车放在走道上,自己看到了就忐忑不安、难过异常,总希望把它搬走,否则脑中始终想着这车的事,情绪烦躁,从头到脚感到气胀、肠子蠕动;如果强迫自己继续在这种环境待下去,那就睡不着觉,甚至浑身直冒冷汗、心跳加快、左侧头痛、左侧腰痛。若能立即把自行车搬走,则会感到心情舒畅、浑身轻松,各种不适症状也都自行消失。为了摆脱这种环境,患者经常异地睡觉,甚至在回家或出门时干脆闭上眼不去看那辆自行车,但终究没有根除这个强迫念头。自己也感到这种想法是可笑的、无聊的,没有任何实际意义,但就是克服不了,长时间精神沮丧,情绪忧郁不堪,头脑昏昏沉沉,工作效率降低,内心十分痛楚。躯体及神经系统检查无阳性发现。

诊断:强迫症性障碍

三、恐怖性障碍

恐怖性障碍(phobia)是指由于对特定对象或情景产生强烈的焦虑或恐惧反应,从而导致对对象或情境期望回避或真正回避,恐怖发作时,往往伴有显著的自主神经症状,如头晕、昏倒、心慌、颤抖和出汗等。患者知道这种恐惧是过分的、不应该的、不合理的,但仍不能防止恐惧的发作,因而极力回避所害怕的物体或情景,或者带着畏惧去忍受。患者常回避某种特定的对象、地点或情境,害怕单独外出、单独在家,害怕社交和公众场合,恐惧与人交往,程度严重者可能会出现社交隔离,甚至影响患者的日常生活、工作或社会功能。恐怖性障碍患者所恐惧的对象多达数百种,通常将其归纳为三大类。

(一) 广场恐怖症

广场恐怖症(agoraphobia)又称场所恐怖症,是恐怖性障碍中最常见的一种,约占60%,多起病于中青年(25~35岁),女性多于男性。主要表现为对某些特定环境的恐惧:①害怕到人多拥挤的场所,如会场、剧院、餐馆、菜市场、百货公司或排队等候等;②害怕使用公共交通工具,如乘坐汽车、火车、地铁、飞机等;③害怕单独离家外出,或单独留在家里;④害怕到空旷的场所,如旷野、空旷的广场和公园等。恐怖场所的关键特征之一是没有即刻可用的出口供患者逃离。当患者进入这类场所或处于这种状态便感到紧张、不安,出现明显的头昏、心悸、胸闷、出汗等自主神经反应,严重者可出现人格解体体验或晕厥。由于患者有强烈的害怕、不安全感或痛苦体验,常随之出现回避行为。在有一次或多次类似经历后,常产生预期焦虑,因而回避这些环境,甚至根本不敢出门,以避免在公共场所感到焦虑和不安。

广场恐怖症又分成广场恐怖症不伴有惊恐发作和广场恐怖症伴有惊恐发作两类。广场恐怖症不伴有惊恐发作的患者在场所恐惧症状出现前和病程中从无惊恐发作。广场恐怖症伴有惊恐发作的患者则有以下3种情况:①广场恐怖起病前从无惊恐发作,不在害怕的场所也无惊恐发作,只在经历害怕的场所或境遇时极度恐惧,达到惊恐发作的诊断标准。回避害怕的场所或境遇,恐怖症状得到有效控制,惊恐发作便会停止。这种情况广场恐怖是原发病,惊恐发作属继发反应。②广场恐怖起病前经历过一次或多次惊恐发作,害怕单独出门或单独留在家里,担心自己出现惊恐发作时无亲友在身旁救助,如果有人陪伴便可消除担心。在惊恐障碍得到有效治疗后,广场恐怖会逐渐消失。这类病例的基础病是惊恐障碍,广场恐怖为继发症状。③广场恐惧和惊恐发作见于同一患者,患者既在人多拥挤的场合感到紧张不安,也可在一般情况下出现惊恐发作。

(二) 社交恐怖症

社交恐怖症(social phobia)又称社交焦虑障碍,患者主要表现为对社交场合和人际接触的过分担心、紧张害怕,伴随出现自主神经兴奋症状及回避行为。多于17~30岁起病,男女发病率相似,常无明显诱因突然起病,恐惧对象主要为社交场合和人际接触。表现为在社交场合下感到害羞、脸红心跳、局促不安、口吃、尴尬、笨拙、害怕被人耻笑;一旦发现别人注意自己就不自然、脸红、不敢抬头、不敢与人对视,甚至觉得无地自容。患者不敢在公共场所操作,集会不敢坐在前面,不敢与重要人物交谈,更不敢当众演讲,害怕届时脸红出丑。社交恐怖症既可发生在与陌生人交往时,也可是熟人,甚至是自己的亲人、配偶。社交恐怖症又可分成两类:①一般社交恐怖症:往往在任何地方、任何情境中,都害怕自己成了别人注意的中心;害怕周围人都在看着自己,观察自己的每个小动作;害怕被介绍给陌生人;甚至害怕在公共场所进餐、喝饮料,从而会尽可能地避免去商场和餐馆,也从不敢和老板、同事或任何人进行争论。这类患者常害怕出门,不敢与人交往,甚至长期脱离社会生活,无法工作。有的患者可同时伴有回避型人格障碍。②特殊社交恐怖症:一般情况下可以完全没有症状,其焦虑症状只在担心会遇到害怕的社交场合(预期焦虑)或已经进入害怕情境才会出现。比如,患者害怕当众发言,当众表演,多见于推销员、演员、教师、音乐演奏家等。

(三) 特定恐怖症

特定恐怖症(specific phobia)又称特殊恐怖症、单纯恐怖症,大多发生在儿童时期,少数可持续到成年,恐惧对象主要为某一特定的物体或情境。如①动物恐惧:害怕蜘蛛、昆虫、老鼠等。②自然环境恐惧:害怕雷电、登高等。③场所恐惧:害怕进入汽车、电梯、飞机等封闭空间。④血-伤害-注射恐惧:害怕看到流血、暴露的伤口和接受注射。⑤其他:害怕引起窒息、呕吐或疾病的场所;害怕在公共厕所排尿;害怕出门找不到厕所,会把粪便排在身上等。特定恐怖症的症状恒定,多只限于某一特定的对象,既不改变,也不泛化,但部分患者可能在消除了某一物体恐惧之后,又出现新的恐惧对象。

常见恐怖症的比较见表9-1。

表9-1 常见恐怖性障碍的比较

类型	恐惧对象或情境	回避的具体实例
广场恐怖症	难以逃脱或感到窘迫的地点或情境	单独外出,乘坐汽车或飞机,乘坐电梯,去车站、商店、书店、超市、影剧院、教室等
社交恐怖症	社交场合和人际接触	恐惧公开讲话,不能在教室回答问题,当众不能进食,舞台上不能表演等
特定恐怖症	某一特定对象或情境	如狗、蜘蛛、高处、暴风雨、水、血液、封闭的场所、隧道或桥梁等

【典型病例】
患者,男,15岁。患病3年来目光不敢与人相对,否则就惊恐万分。患者在3年前发现有近视,因而配了眼镜,但迟迟不敢戴,怕别人笑话。某日上课时,因感到老师在黑板上写的字看不清,试着第一次戴上了眼镜,这时老师正好回转身,无意中看了他一眼,患者在与老师目光相对的一瞬间,突感内心一阵莫名其妙的恐惧,此后再也不敢与这位老师对视。为了回避老师的目光,他由前排座位调到后排,但仍不敢抬头看黑板,总觉得一抬头就会与老师目光相对。不久,他扩大到怕见其他老师、同学,以致所有人的目光,继而又发展到怕与电视、电影荧幕上的人对视,最后竟连回想起与别人目光对视时的情景,都会感到心惊肉跳。他想控制自己不看别人,如走路、吃饭都低着头,不敢到人多的地方去。偶尔真的与别人目光对视了,他就紧张害怕到浑身发抖,面部肌肉抽搐,为此痛苦不已,曾想弄瞎自己的双眼,也曾想轻生,但却下不了决心。躯体及神经系统检查无阳性发现。

诊断:社交恐怖症

四、躯体形式障碍

躯体形式障碍(somatoform disorder)是一种以持久的担心或相信各种躯体症状的优势观念为特征的神经症性障碍。患者反复陈述躯体症状,不断要求给予医学检查,无视反复检查的阴性结果,不理会医生关于其症状并无躯体疾病基础的再三解释。这些躯体症状被认为是心理冲突和个性倾向所致,但即使与应激性生活事件或心理冲突密切相关,患者仍然拒绝探讨心理病因的可能。躯体形式障碍包括躯体化障碍、疑病障碍、躯体形式自主神经功能紊乱、持续的躯体形式疼痛障碍、未分化躯体形式障碍等多种形式,患者常伴有焦虑或抑郁。

(一)躯体化障碍

躯体化障碍(somatization disorder)是一种以多种多样、经常变化的躯体症状为主的神经症性障碍。女性多见,起病年龄多在30岁以前,病程至少2年以上。主要表现为多种多样、反复出现、经常变化的躯体症状,症状可涉及身体的任何部分或器官,各种医学检查的正常结果和医生的合理解释均不能打消患者的疑虑,患者常反复就医,有明显的社会功能障碍。常见的症状有:胃肠道症状,如疼痛、反酸、呃逆、恶心、呕吐等;呼吸循环系统症状,如胸闷、胸痛、心悸、呼吸困难;异常的皮肤感觉,如痒、麻木感、刺痛、烧灼感、酸痛等;假性神经系统症状,如共济失调、肢体瘫痪或无力、吞咽困难、抽搐等;以及性及月经方面的异常表现。患者常常伴有明显的抑郁和焦虑。躯体化障碍的临床特征是描述症状时有夸大的、实质性的内容;常同时在几个医生那里就诊,因而同时接受几种治疗;有频繁使用药物造成药物滥用的风险;常进行许多不必要的,甚至创伤性的检查和手术,有的患者反复住院;多伴社会、人际关系或家庭行为方面的严重障碍;慢性波动性病程,很少完全缓解,多在成年早期起病。

【典型病例】

患者,男性,48岁。反复出现多种多样、变换不定的躯体不适主诉10余年。自小性格内向、倔强。20世纪70年代曾下乡劳动,有一恋爱对象,80年代因回沪工作而中断恋情。1992年因厂里效益差而下海做生意,2年后生意失败。逐渐感到胃部有气体游窜全身,到达舌部时被牵拉;肋侧有两根管子直通下面。看过无数中医均无明显缓解,被建议精神科治疗时勃然大怒,和家人关系也非常紧张。已多年未工作,生活拮据,仍四处求医,躯体及神经系统检查无阳性发现。

诊断:躯体形式障碍

(二) 疑病障碍

疑病障碍(hypochondriasis)是一种以担心或相信自己患严重躯体疾病的持久性优势观念为主的神经症性障碍。主要表现为患者坚持认为自己可能患有一种或多种严重的进行性躯体疾病,主诉和症状可只限于某一部位、器官或系统,也可涉及全身。症状表现形式多样,有的描述鲜明、逼真、定位清楚,如肝脏肿胀、胃肠扭转、脑部充血等感受;有的性质模糊、定位不清、难以言表。因而患者四处就医、反复检查,各种医学检查和医生的解释均不能打消其疑虑,其关注程度与实际健康状况很不相符,常伴有焦虑、抑郁情绪。对身体畸形的疑虑或优势观念也属本症。疑病障碍男女均有,无明显家庭特点,常为慢性波动性病程。

(三) 躯体形式自主神经功能紊乱

躯体形式自主神经功能紊乱是一种主要受自主神经支配的器官系统(如心血管、胃肠道、呼吸系统)发生躯体障碍所致的神经症样综合征。患者常表现为循环、呼吸、消化、泌尿生殖等系统的症状,如心悸、出汗、脸发热或潮红、口干、震颤等。同时在自主神经紊乱症状基础上,又发生了非特异的但有个体特征和主观性的症状,如部位不定的疼痛、烧灼感、沉重感、紧束感、肿胀感,经检查这些症状都不能证明有关器官和系统发生了躯体障碍。该病的特征在于明显自主神经受累,非特异性的症状附加了主观的主诉,以及坚持将症状归咎于某一特定的器官或系统。

(四) 躯体形式疼痛障碍

持续的躯体形式疼痛障碍(somatoform pain disorder)是一种不能用生理过程或躯体障碍予以合理解释的持续、严重的疼痛。女性多见,发病高峰年龄为30～50岁。疼痛的发生常与情绪冲突或心理-社会因素有关,医学检查不能发现疼痛部位有相应的器质性变化,病程常迁延6个月以上。患者的社会功能明显受损,常以疼痛为主诉反复就医,伴有焦虑、抑郁、失眠等。

(五) 未分化躯体形式障碍

未分化躯体形式障碍(undifferentiated somatoform disorder)患者常诉一种或多种躯体症状,症状具有多变性,临床表现类似躯体化障碍,但不够典型,病程不足2年。

【典型病例】

患者,女,41岁。感头颈、背部肌肉疼痛20余年。患者17岁读高中时起病,当时因学习压力大,加上谈了一男友受到家人坚决反对,出现头部刺痛感,部位不定。曾到内科检查无异常,服用中药无效。以后和该男友恋爱、结婚、生子。症状逐步扩大加重,全身多处肌肉出现刺痛、跳痛,经多方治疗无效。患者感痛苦万分,不断求医,躯体及神经系统检查无阳性发现。常年病假,无法工作,家庭也面临解体。

诊断:躯体形式疼痛障碍

五、其他神经症性障碍

(一) 神经衰弱

神经衰弱(neurasthenia)是一种以脑和躯体功能衰弱为主的神经症性障碍,以精神易兴奋却又易疲劳为特征,常表现为紧张、烦恼、易激惹等情绪症状,以及肌肉紧张性疼痛、睡眠障碍等生理功能紊乱症状。这些症状不能归因于脑、躯体疾病及其他精神疾病。常缓慢起病,呈慢性迁延波动病程,病情波动常与心理、社会因素有关,多数病例发病于16~40岁,脑力劳动者多于体力劳动者,男女发病率无明显差别。

1. 精神易兴奋、脑力和体力易疲劳 由于兴奋阈值降低,患者的精神活动极易发动,周围一些轻微的甚至是无关的刺激也能引起患者较强烈或持久的反应,因而患者的注意力容易分散,不由自主的联想和回忆增多,情绪易激惹。精神易疲劳是神经衰弱患者的主要特征,常有以下特征:①疲劳常伴有不良的心境;②疲劳常有情境性;③疲劳常有弥散性;④疲劳不伴有欲望与动机的减退。患者常苦于"力不从心"或"心有余而力不足",为自己因病而不能实现自己的抱负而感到苦恼,在感到疲劳的同时往往伴有精神的易兴奋,不同于抑郁症的疲劳;⑤患者经常感到精力不足、委靡不振、不能用脑或脑力迟钝、肢体无力、困倦思睡,特别是工作稍久即感注意力不能集中,思考困难,工作效率显著减退,即使充分休息也不足以解除疲劳感。

2. 情绪症状 神经衰弱患者突出的情绪症状是易激惹、易烦恼和易紧张。患者感到遇事难以自控,受到轻微刺激便易发怒,发怒后又容易后悔,一般早晨情绪较好,晚上差。约1/4的患者有焦虑情绪,对所患疾病产生疑虑、担心和紧张不安。例如,患者可因心悸、心率增快怀疑自己患了心脏病;或因腹胀、食欲缺乏担心患了胃癌。这种疑病心理,可加重患者焦虑和紧张情绪,形成恶性循环。精神衰弱的情绪症状一般具有以下特点:①患者感到痛苦或影响社会功能而求助;②难以自控;③情绪的强度及持续时间与生活事件或处境不相符。

3. 心理-生理症状 神经衰弱患者常有大量的躯体不适症状,经各种检查找不到病理性改变的依据。这些症状实际上是一种生理功能的紊乱,多与患者的心理状态有关。患者的最常见病状是紧张性头痛,感到头重、头胀、头部紧压感或颈项僵硬;有的则诉腰酸背痛或四肢肌肉疼痛;睡眠障碍,主诉多梦、易惊醒、醒后感到不解乏,或感到睡眠很浅,似乎整夜都未曾入睡。部分患者表现为自主神经功能紊乱症状,主要表现为:①心血管系统:如心动过速、心前区疼痛、四肢发凉、皮肤划痕症、血压偏高或偏低等;②胃肠道症状:如消化不良、食欲缺乏、恶心、腹胀、便秘或腹泻等;③泌尿生殖系统症状:如尿频、遗精、阳痿、早泄和月经不调等。

【典型病例】

患者，女，21岁，大学生。10年前因担心不能考取大学而常常哭泣，伴有失眠、头昏脑涨、上课注意力不集中、记忆减退。入大学后上课时开始15分钟内尚能专心听课，之后疲劳倦怠、思睡、精神委靡。在宿舍中怕声音和光亮，常因小事控制不住与人发生争执，但事后又懊悔或道歉。入夜，辗转反侧，难以入睡，多噩梦。求治心切，四处求医，各种贵重药宁可自费也要一试。平时好静，喜文学，多思虑，遇事敏感。患者不厌其烦、反复诉说各种躯体不适感，唯恐患有重症，迫切求治。未发现精神病性症状，情感适切。身体与神经系统检查无阳性发现。

诊断：神经衰弱

（二）慢性疲劳综合征

慢性疲劳综合征(chronic fatigue syndrome，CFS)患者主要表现为经临床评估后存在原因无法解释的持续或反复发作的严重慢性疲劳，疲劳不是由于正在从事的劳动引起，经过休息不能缓解，病史不少于6个月。

1. 心理症状　慢性疲劳综合征患者有时心理方面的异常表现要比躯体方面的症状出现得早，也更为突出，可表现为抑郁、焦虑、急躁、易怒、情绪不稳、思绪混乱、反应迟钝、记忆力下降、注意力不集中等。

2. 躯体症状　躯体方面的症状可表现为：①体型容貌：容颜早衰，面色无华，过早出现面部皱纹或色素斑；肢体皮肤粗糙、干涩、脱屑；指(趾)甲失去平滑与光泽；毛发脱落、易断。②运动系统：疲惫、乏力、不适，活动迟缓、肌痛、关节痛等。③消化系统：如食欲缺乏、偏食、消化不良、腹胀、便秘、大便次数增多等。④神经系统：如头晕、头痛、多梦、夜惊、早醒、失眠、视物模糊、耳鸣、听力下降等。⑤泌尿生殖系统：如尿频、尿急、遗精、阳痿、早泄、性欲缺乏、月经不调等。还有一些患者表现为低热、畏寒、咽痛、淋巴结肿大等类似病毒感染的症状。患者的职业能力、接受教育能力、社会活动能力及个人生活等各方面较患病前有实质性下降，一般体格检查及实验室检查结果常无重大异常。

【典型病例】

患者，女，37岁，外企销售经理。工作兢兢业业，每天工作到晚上9:00。在销售岗位上工作9年，从众多推销员中脱颖而出，成了老板和同事们公认能干的经理。但最近3个月，她失去了以往的干劲，老是觉得累，每天腰酸背痛的，莫名其妙地感到烦躁，气色也越来越差。工作10多年从未休过假的她第一次给自己放了假，休息了整整1个星期，就待在家里，吃了睡，睡了吃，"把失去的觉都补回来"。可是，完全放松了1周后，不但没有好转，反而觉得更累了。到医院经过检查并未发现重大疾病。

诊断：慢性疲劳综合征

六、分离(转换)性障碍

分离(转换)性障碍旧称"癔症"(hysteria)，是指一种以分离症状和转换症状为主的精神障碍。分离，是指患者(完全或部分)丧失对过去的记忆和自我身份的识别。转换，则是患者遭遇精神刺激后引起的不快情绪以躯体症状的形式表现出来,而且一旦转化为躯体症状,情绪反应便褪色或消失,这时的躯体症状便叫做转换症状,转换症状的确诊必须排除器质性病变。

该病在普通人群中的患病率约 3.55‰(我国 12 个地区调查结果,1982 年发布)。首次发病年龄在 20 岁以前占 14%,20~30 岁者占 49%,30~40 岁者占 37%,40 岁以上初发者少见。女性多于男性。患者往往有人格基础,如情感丰富、暗示性强、自我中心和富于幻想等;起病常受心理-社会(环境)因素影响,如患者感到委屈、气愤、羞愧、窘迫、悲伤、恐惧等;多数患者自知力基本完好,病程多反复迁延。患者往往在多种因素促发下急性起病,临床表现复杂多样,归纳起来可分以下几类:

(一) 分离性遗忘

主要表现为患者无器质性脑损害,突然出现的不能回忆某阶段的经历或某一性质的事件,遗忘内容往往与精神创伤有关,遗忘可以是部分性或选择性的。

(二) 分离性漫游

分离性漫游,即患者突然从家中或工作场所出走,貌似有目的的旅行,此时患者意识范围缩小,但日常的基本生活(如饮食起居)能力和简单的社交接触(如乘车、购物、问路等)依然保持,历时数小时到数天,清醒后对病中经过不能回忆。

(三) 分离性木僵状态

患者的行为符合木僵的标准,对外界刺激无反应,在相当长时间内维持固定的姿势,完全或几乎没有言语和自发的有目的活动。虽可存在一定程度的意识紊乱,但肌张力、姿势、呼吸、有时睁眼、协调的眼部运动均表明患者既非处于熟睡之中,也不是无意识状态。

(四) 分离性身份识别障碍

表现为对自己原来身份的觉察障碍,发作时患者暂时丧失个人身份识别能力和对周围环境的完全意识,以另一身份进行日常活动。常表现鬼魂或神灵附体,多见于农村妇女,发作时意识范围狭窄,以死去多年的亲人或邻居的口气说话,或自称是某某神仙的化身,或称进入阴曹地府,说一些"阴间"的事情,与迷信、宗教或文化落后有关。有时表现为两种或两种以上不同的人格交替出现,即交替人格、双重人格、多重人格等。

(五) 分离(转换)性运动障碍

1. **站立不能或瘫痪** 患者发作时不能站立,寸步难行,体检发现患者卧位时双下肢活动正常,肌力良好,神经系统无阳性体征。严重者表现为单瘫、截瘫或偏瘫,体检时被动活动明显抵抗,无神经系统损害的体征,腱反射存在,无病理反射和膀胱、直肠括约肌功能障碍,病程持久者可有失用性肌萎缩。

2. **失音症或缄默症** 患者想说话,但发不出声音,或只能用耳语或嘶哑的声音交谈,称为失音症。如不用言语回答问题,而是用手势或书写表达意思,称为缄默症。

(六) 分离性抽搐

1. **痉挛发作** 表现为缓慢倒地,痉挛发作无规律性,呈全身僵直或角弓反张状态,肢体不规则抖动、呼吸急促、呼之不应,但面色潮红、双目紧闭、眼球游动、瞳孔正常,对光反应存在、各种病理反射阴性。一般无咬破舌头、口吐白沫、尿失禁和其他外伤。发作可持续数十分钟,有不完全意识丧失,发作后能部分回忆。

2. 局部肌肉的抽动或阵挛　表现为肢体的阵发性粗大不规则的抖动或某一肌群的抽动,或是声响很大的呃逆,症状可持续数分钟至数十分钟,或中间停顿片刻,不久又可持续。

(七) 分离性感觉障碍

1. 感觉缺失　局部或全身皮肤感觉缺失,可表现为全身型、半侧型、截瘫型、手套或袜套型等形式,以半侧型多见,麻木区与正常侧界限明确,沿中线或不规则分布,其范围与神经分布不一致。

2. 视觉障碍　可表现为失明、管窥、视野缩小等,常突然发生,也可经过治疗突然恢复正常。患者虽有视觉丧失的主诉,但却保留完好的活动能力。

3. 听觉障碍　表现为突然听力丧失,电测听和听力诱发电位检查正常。

4. 感觉过敏　身体某部位皮肤对触觉特别敏感,实际并无神经病变,如皮肤痛觉过敏,腹部疼痛容易误诊为急腹症。

(八) 其他分离性障碍

1. 情感爆发　患者受精神刺激后突然出现以激情发泄为特征的临床症状。常在与人争吵、情绪激动时突然发作,嚎啕痛哭、吵闹不休、捶胸顿足、尽情发泄,或者唱儿歌、戏曲等,以极其夸张的姿态向人诉说所受的委屈和不快,甚至以头撞墙、地上打滚、伤人毁物,但意识障碍不明显。情感反应迅速,可破涕为笑并伴有戏剧性表情动作。发作持续时间的长短与周围环境有关,多人围观时发作更为剧烈。情感爆发是分离(转换)性障碍患者最常见的精神障碍。

2. 朦胧状态　患者突然出现意识范围缩小,时空感知局限,其言行大多只反映其精神创伤内容,而对外界其他事物反应迟钝。此种状态常突然发生,历时数十分钟,然后自行中止。恢复后患者对发病经过通常不能回忆。

3. 假性痴呆　患者精神创伤后突然出现严重智力障碍,但无器质性病变或其他精神病存在,表现为对简单问题给予近似的错误回答。如患者回答1+1=3,一只手有4个指头等,此表现称为Ganser综合征。精神创伤后突然表现为儿童样的幼稚语言和动作,患者以幼儿自居,逢人就称"叔叔"、"阿姨",称为童样痴呆。

(九) 癔症的特殊表现形式

1. 流行性癔症　即癔症的集体发作,多发于共同生活且经历、观念基本相似的集体中。起初有一人发病,可能是癔症或其他精神障碍,周围目睹者受到感应,出现类似症状。通过自我暗示和相互暗示,可短期内呈现爆发性流行。发作一般历时数天,症状相似,女性居多。

2. 赔偿性神经症　有人认为这是癔症的一种特殊形式。在工伤、交通事故或医疗纠纷中,受伤者往往显示、保留或夸大症状。如处理不当,这些症状往往可持续很久。一般认为,症状的夸大或持续,并非出于患者的主观意志,而可能是无意识机制在起作用。

3. 职业性神经症　是一类与职业活动密切相关的运动协调障碍,如从事抄写工作者的书写痉挛,舞蹈演员临演出时的下肢运动不能,教师走上讲台时的失声、声音嘶哑或口吃。当进行非职业活动时,上述功能皆恢复正常。

4. 癔症性精神病　除典型的分离(转换)性障碍症状外,通常在有意识朦胧或漫游症的背景下出现行为紊乱、言语凌乱、哭笑无常、表演性矫饰动作、思维联想障碍或片段幻觉、妄想、人格解体等症状。此病一般急起急止,病程可持续数周,缓解后无遗留症状,但可再发。

【典型病例】

患者,女,19 岁。系独生女,自幼娇生惯养,稍不顺心即在地上打滚撒娇。成年后,家中凡事要按照她的意思做,否则便沉默不语数日。善文艺,但心胸狭隘,某日排练时,稍受批评,感委屈受不了,顷刻伏倒在地,意识不清,双目紧闭,大喘气,四肢挣扎状乱动。约 1 小时后平静,不能说话,但能用笔对答,双下肢呈瘫痪状。既往无重病史。其母每受刺激时常有"晕厥"现象。身体评估:仪态端正,意识尚清,用手势示意有块状物自小腹上升至喉头部,逐作喘气状。两下肢痛觉消失,肌张力正常,卧床时两腿运动不能,膝及腱反射正常,无病理征,无尿潴留或失禁。

诊断:分离转换障碍

第四节　治　疗

神经症性障碍的治疗主要包括药物治疗与心理治疗的联合应用。药物治疗对控制神经症性障碍的症状是有效的,但由于神经症性障碍的发生主要与心理-社会应激因素、个性特征有密切关系,因此心理治疗更为重要,不但可以缓解症状,对于一定比例的患者,甚至可以达到根治的目的。

一、心理治疗

心理治疗方法的选择取决于患者的人格特征、疾病类型以及治疗者对某种心理治疗方法的熟练程度与经验。由于不同心理学派对神经症性障碍的发病机制解释不同,所用的心理治疗方法也不尽相同。随着医学的发展,各种心理学派的方法和技术逐渐整合,形成了较为宽泛和实用的模式。常用的心理治疗方法有:心理疏导、认知行为治疗、行为治疗、精神分析治疗、森田疗法和暗示疗法等。其原理在于让患者逐渐了解所患疾病的性质,改变错误的观念,解除或减轻精神因素的影响,帮助患者学会新的应对应激的策略和解决问题的方法,从而达到治疗神经症性障碍的目的。

1. **心理疏导**　由治疗者向患者系统讲解该病的医学知识,帮助患者分析发生神经症性障碍的原因及机制、早年的经历、个性特征、发作时如何面对和解决的策略,使其增强治愈的信心,自觉地去尝试治疗方法,克服焦虑和烦恼,从而改善症状。

2. **认知行为治疗**　认知行为治疗是一组通过改变思维和行为的方法来改变不良认知,达到消除不良情绪和行为的短程心理治疗方法。它的发展基于这样的发现,即寻求心理治疗的患者通常具有根深蒂固的对自身、对将来以及对其环境负性的偏误认识,也就是障碍不是由于事件造成的,而是由于患者对事件所持有的观点造成。强迫症患者的主要特征是刻意追求完美,过分压抑和克制自己,使自己的思想过于紧张,因而可采用顺其自然调节法,即不要苛求自己,让事情顺其自然发展,从而缓解患者内心的冲突和对立,达到消除强迫症状的最终目的。或者可以采用夸张调节法,对异常观念和行为进行戏剧性的夸张,使自己也感到可笑、无聊,由此消除强迫性表现而最终矫正。

> **强迫症患者的过度道德**
>
> 强迫症患者常常有一个显著的性格因素即道德感太强,认为人只能有积极的、健康的、美好的、善良的、孝顺的、符合道德标准的想法,不能有消极的、丑恶的、下流的、邪恶的想法。一旦出现这类不好的想法,他们就认为自己不好,从而引起焦虑。比如他们看到自己的孩子就有想将孩子从窗户扔出去的想法,于是就自责,认为自己不爱孩子,不是一个合格的父母;看到新闻里一些车祸的报道会联想到自己亲人死亡的场面,认为自己不孝顺等。真正使患者焦虑的并不是这些想法本身,而是对这些想法的看法。所以,治疗的目标不是去消除这些想法,而是改变患者对这些想法的看法。

3. 行为治疗 行为治疗是指基于学习理论的技术被用来消退适应不良的行为并代之以适应性行为。多采用系统脱敏法、冲击治疗/爆炸治疗、行为矫正、厌恶疗法等逐步对患者进行训练。行为治疗是治疗恐怖症的首选方法,系统脱敏疗法、暴露冲击疗法对恐怖症的治疗已取得了相当好的治疗效果。在建立良好护患关系的基础上,鼓励患者面对所恐惧的事物或处境,鼓起勇气,逐步加以锻炼并克服它,按照由轻到重顺序分出级别,逐级脱敏至消除。对焦虑症患者可以根据具体症状的不同选择情境分析法找出引起患者焦虑症状的关键因素,然后运用系统脱敏法逐步降低患者对特定因素的焦虑程度;也可运用放松训练来降低患者的总体紧张水平。强迫症常采用系统脱敏疗法,将强迫症状进行分级,然后按治疗程序由浅入深地逐渐减少重复行为的次数和时间,定期训练、脱敏,逐级减轻和消除强迫症状。对神经衰弱患者常采用心理放松疗法来缓解其紧张压抑的心情。同时,引导患者建立合理的作息制度,劳逸结合,积极参加体育锻炼,以增加大脑的兴奋和抑制交替过程。对分离(转换)性障碍患者可以进行功能训练,适用于暗示治疗无效的肢体或言语有障碍的患者。针刺人中、合谷、内关穴位对具有痉挛发作、朦胧状态、昏睡状态、木僵状态的患者有效;对有瘫痪、挛缩、呃逆、呕吐等症状的患者,可选用直流感应电兴奋治疗或针刺治疗等。

> **暴露疗法**
>
> "暴露疗法"是一种让患者暴露在使其感到强烈恐惧的刺激情境之中,使之逐渐耐受并能适应的一种行为治疗方法。主要分为两类:一类是快速暴露法,又称满灌疗法;另一类是缓慢暴露法,即系统脱敏疗法,它是治疗恐怖症和强迫症最常用的行为疗法。满灌疗法:不需要经过任何放松训练,一开始就让患者进入最使他(她)恐惧的情境中。不允许患者采取堵耳朵、闭眼睛、叫喊等逃避措施。在反复的恐惧刺激下,即使患者因焦虑或紧张而出现心跳加剧、呼吸困难、脸颊发白、四肢冰冷等反应,但最终患者担心的可怕灾难并没有发生,其焦虑反应也就相应地消退了。系统脱敏疗法:是对同一可引起恐惧的刺激用新的反应(放松)来替代旧的反应(焦虑紧张),恐惧刺激逐步升级,直至最后给予最强的恐惧刺激时患者仍然做出放松反应,从而达到了治疗目的。这一缓慢的逐步消退过程需要经过一定按部就班的训练,使患者逐渐适应引起恐惧的情境。系统脱敏疗法对有明显环境因素引起的某些恐怖症、强迫症特别有效。

4. 精神分析治疗 精神分析学把焦虑症的起因归结为压抑的无意识冲突,因此,焦虑症的精神分析治疗就是帮助患者领悟其内在心理冲突的根源。通过疗程治疗,患者全身放松,生理性的警觉水平降低,使生命体征及自主神经功能亢进等症状发生逆向变化,从而逐渐恢复至正常水平。

5. 森田疗法　主张顺应自然,是治疗神经衰弱的有效方法之一。森田疗法认为神经症性障碍患者与正常人一样,只是因为他们总是把该专注于外部的力量投射到内心,不断内化,过分地关注内在情绪,才导致神经症性障碍的发生。若遵循森田疗法顺其自然、彻底接纳,不抱着先痊愈后生活的念头,做到为所当为、带着症状做事、对症状不对抗、不在意,逐渐打破精神交互的怪圈,这样就会慢慢忘记自己的症状,从而达到治愈效果。

6. 暗示疗法　适用于急性发作又暗示性较高的分离(转换)性障碍患者。患者迫切要求治疗时,在觉醒状态下,通过语言暗示,或配合适当理疗、针刺和按摩,即可取得良好效果。对于病程较长、病因不明确的患者,往往需要借助药物或语言催眠疗法。在催眠状态下,可使被遗忘的创伤性体验重现,受到压抑的情绪获得释放,从而达到消除症状的目的。强迫症患者亦可通过自我暗示法调节,其调节效果是令人满意的。行暗示治疗时需注意两方面问题:①向患者询问病史,做全面检查的过程中,态度应热情沉着、自信,对治疗充满信心,取得患者的信任,使治疗者在患者心目中树立权威性。患者对治疗者的信赖和治疗者具有权威性的程度往往是决定暗示治疗成败的关键。②治疗环境要安静,以消除环境对患者的各种不良影响。

> **暗示疗法**
>
> 在第一次世界大战期间,英国前线战场上流行着一种因受炸弹爆炸的震惊而患的心理恐惧症——"弹症病",严重者四肢瘫痪。此病无药可治,蔓延较快,令英国当局头痛。这时,英国著名心理学家麦独孤(William McDollgall,1871~1938)参加了战时治疗,经了解后他发现这是种"心病",于是凭借以往的社会声望成功地进行了暗示心理疗法。他用笔在下肢失去知觉的士兵膝盖以下若干寸的地方画了一圈,然后以毋庸置疑的口吻告诉求治者,明天线圈以下部位一定恢复正常。第2天,这个士兵果然恢复了知觉。这样日复一日地提高画圈的位置,直到士兵痊愈。

二、药物治疗

药物治疗主要是对症治疗,可针对患者的症状及不同亚型选药。药物治疗的优点是控制靶症状起效快,早期与心理治疗合用有助于缓解症状,提高患者对治疗的信心,促进心理治疗的效果与依从性。但应该注意的是,用药前要先向患者说明所用药物的起效时间以及治疗过程中可能出现的不良反应,使其有充分的心理准备,否则许多患者可能因求效心切或因过于敏感、疑病的个性特点而中断、放弃治疗或频繁变更治疗方案。

治疗焦虑症常用的药物分为抗焦虑药物和有抗焦虑作用的药物。抗焦虑药物最常用的是苯二氮䓬类药物、5-羟色胺(5-HT)部分受体激动剂;有抗焦虑作用的药物主要是不同化学结构的抗抑郁药。苯二氮䓬类药物可作为较早期的辅助用药和对急性焦虑的急性干预,但由于其依赖、镇静和认知损害等,仅限于短期应用。新型抗抑郁药如选择性5-HT再摄取抑制剂(SSRI)、5-HT和去甲肾上腺素再摄取抑制剂(SNRI)、去甲肾上腺素和特异性5-HT能抗抑郁药(NaSSAs)等都具有不同疗效,并且更为安全,耐受性更好。强迫症的首选药物是氯米帕明,从小剂量开始,2~3周显效,4~6周无效时可考虑改用或合用其他药物,如其他三环类和四环类抗抑郁药或者新型抗抑郁药物 SSRI,尤其是 SSRI 对强迫症有疗效好、不良反应少的优点,使用越来越广泛。恐怖症缓解症状可使用三环类抗抑郁剂丙咪嗪、氯米帕明、β-受体阻滞剂普萘洛尔(心得安),SSRI 类药物如帕罗西汀、氟西汀等。躯体形式障碍的药物治疗主要在于缓解患者的焦虑和抑郁情绪,可用苯二氮䓬类、三环类抗抑郁药、SSRI 或镇痛药、镇静药等。对神经衰弱患者,可选用抗焦虑药物帮助患者改善焦虑、紧张和睡眠障碍。

第五节 神经症性障碍患者的护理

一、护理评估

(1) 评估引起各种神经症性障碍的健康史,了解病因和诱因。

(2) 通过观察、交谈、体检及应用心理量表等评估患者发作时的特征性表现、主要临床相以及精神状态。

(3) 评估患者有无躯体器质性病变,如心脏病、甲状腺功能亢进等。

(4) 评估患者的意识状况、生命体征、营养状况、睡眠及活动有无异常。

(5) 评估患者的个性特点,有无突出的人格缺陷特征。

(6) 评估患者的社会环境情况,如家庭的教育方式、幼年的生活环境、所受教育程度及患者成年后的行为模式等;评估患者个人及社会的支持系统是否良好。

二、护理诊断

1. **睡眠型态紊乱** 与焦虑、恐惧、自主神经功能紊乱等引起的症状有关。
2. **自理能力受损** 与严重焦虑发作、强迫行为或思维、精神委靡等有关。
3. **疼痛** 与自主神经功能紊乱、焦虑等有关。
4. **皮肤完整性受损** 与强迫行为过度洗涤有关。
5. **焦虑** 与由于缺乏疾病知识导致不愉快的观念反复出现有关。
6. **抑郁** 与思维困难、长期自我贬低有关。
7. **恐惧** 与心理-社会因素、个人应对无效、社交障碍有关。
8. **个人应对无效** 与焦虑、恐惧而无力应对压力情境有关。
9. **自我概念紊乱** 与缺乏自信、角色功能改变有关。
10. **相关知识缺乏** 缺乏神经症性障碍的相关知识。

三、护理目标

(1) 护患关系良好,症状减轻或消失。

(2) 患者的基本生理或心理需求得到满足,舒适度增加。

(3) 患者能正确认识疾病的表现,以及与个性、内心冲突的关系。

(4) 患者能运用有效的心理防御机制及应对技巧处理不良的情绪。

(5) 患者与他人建立良好的人际关系,社会功能疾病恢复正常。

四、护理措施

(一) 焦虑性障碍患者的护理措施

1. **惊恐发作和严重焦虑患者的护理** 将患者安置在安静舒适的房间,保护患者的隐私,避免干扰;周围的设施要简单安全,最好能有专人看护,使之尽量保持平静;密切观察并记录生命体征和躯体情况的变化。对伴有躯体疾患者,要向其讲明激烈的情绪会对身体造成不良的影响,让患者能从主观上控制情绪反应。待患者情绪稳定时,应不失时机地为其做心理护理,通过安慰和鼓励帮助患者认识到身体症状来源于焦虑,鼓励患者探究引起焦虑的情境及如何降低应激源作用。

2. **放松训练** 当患者经历应激和焦虑时,护士应指导患者运用放松技巧,如使用腹式呼吸、慢跑、静坐、听音乐、练气功、打太极拳等,也可利用引导想象、肌肉放松方法和生物反馈仪等使紧张的肌肉得以放松。

想象放松技巧

(1) 放轻音乐,想象自己在轻柔的海滩上,暖暖的阳光照在身上,赤脚走在海滩上,海风轻轻吹拂,听海浪拍打海岸,将头脑倒空,达到放松的目的。

(2) 天上下着毛毛雨,我漫步在雨中,毛毛细雨淋湿了自己的头、胸、背、腿、脚,感到无比地舒适。感觉到自己越来越清醒,原来的紧张和疲惫一点点地被冲刷掉,真是无比舒适,无比舒适……我的身心越来越放松,越来越放松……

(3) 想象重重跌坐在棉花上/白云上……

---

3. **安全护理** 患者可出现继发性情绪低落,可能会出现自伤,甚至自杀行为,需预防患者的自杀企图,尤其是对于实施过自杀行为的患者,要保障患者的安全。为患者提供安静、舒适、安全的治疗环境,减少外界刺激,避免环境中的危险品及其他不安全因素。在患者注意力集中时,护士使用流畅、平静的语调给予简短的指导,向患者保证他们是安全的,这样同样有助于降低患者的焦虑感。当患者感觉不能静坐和谈话时,护士可以陪伴患者散步。

4. **饮食护理** 患者可能会有食欲缺乏、体重下降等情况,其原因可能是抑郁、焦虑等负性情绪和胃肠不适、便秘、腹胀等躯体不适所致。因此,护士要对患者进行解释,使患者能有正确的认识,鼓励其进食,帮助选择易消化、营养丰富和色香味俱佳的食物。对便秘患者鼓励其多喝水,多吃蔬菜水果,适当运动,养成每天排便的好习惯。

5. **治疗性沟通** 惊恐发作时,由于患者不能够理解冗长的句子,护士应采取简单和平静的沟通方式。待焦虑消退后,患者认知恢复正常,护士可使用开放性沟通技巧讨论患者的经历。注意沟通时要运用良好的护理交流技巧,以真诚、理解、接纳的态度对待患者。当患者述说躯体不适时,要耐心倾听,并认真进行体格检查,不要轻易否定症状的存在。选择适当的时机,结合正常的检查结果,使患者相信其不适并非器质性病变所致。要允许患者适当地宣泄情绪,当患者表达自己的情绪和感受时,护士要态度和蔼,注意倾听患者的心声,提问要简单。对不太合作的患者,护士应耐心等候,给患者足够的时间以做调整,以温和的态度面对,或择期再询问;患者愿意诉说时,要及时给予鼓励,逐步深入,帮助患者识别自己的焦虑情绪。逐步引导他(她)接受自己的负性情绪,共同来寻找出负性情感发生前有关的事件,进一步探讨应激源和诱因。帮助患者认识自己的负性情绪,也有利于护士发现患者的心理问题,制订相应的护理措施。

6. **护士心理状态**　患者惊恐发作时,护士可能有挫折感或愤怒感,会受到患者影响出现焦虑和恐惧。应懂得焦虑是所有人不可避免的,严重时会影响人的学习、工作和正常生活。因此,应经常与更有经验的护士讨论不舒适的感觉,提高在自我生活实践中应对应激与焦虑的技巧,以一种平静的心态面对、接受并帮助患者。

7. **健康指导**　向患者及其家属解释焦虑的有关知识,使其认识精神心理疗法与药物疗法结合的重要性。指导患者学会应对应激、应激反应和引起应激的情境,告知患者药物的剂量、预期作用、不良反应以及与药物具有协同或拮抗作用的物质。指导家属对焦虑症患者持有正确态度,对患者的关心保持在适当的范围内,根据患者的实际情况和以往的习惯在生活中给患者以适度的关心和照顾,不要让患者的疾病成为家庭日常生活的中心,让患者做些力所能及的或感兴趣的事情,转移患者的注意力,减低焦虑的程度;同时督促患者服药治疗,药物最好由家属保管,防止意外事件发生。

(二)强迫性障碍患者的护理措施

1. **行为治疗护理**　在患者愿意暴露自我感受并参与防止仪式性行为的情况下,护士可与患者共同逐渐纠正强迫行为。开始时,患者逐步减少完成仪式行为花费的时间,而后在焦虑时延迟仪式行为的实施,最终患者能够去除仪式行为的反应,将其对日常生活的干扰降到最低点。同时,护士应指导患者使用放松技巧,如深呼吸、肌肉放松疗法和引导想象等,开始时护士与患者共同练习,然后鼓励患者自己练习,直到患者能够独立完成。

2. **皮肤护理**　每日对患者洗涤处皮肤的健康状况做详细、认真的评估。了解并记录其损伤的程度;让患者使用性质温和、刺激性小的肥皂;对水的温度进行控制,不能过热或过冷;临睡前,在皮肤上涂以护肤的营养霜或药膏。尽可能避免让患者在有水的地方停留过长的时间,以减少患者洗涤的次数和时间;营养丰富的食物有助于提高机体和皮肤的抵抗力,可以预防皮肤的损伤;对症状顽固者应适当地限定其活动范围和施行必要的保护。

3. **治疗性沟通**　对患者表示提供鼓励、支持和同情,明确告知患者你相信他(她)能够改变行为,鼓励患者谈论自我感觉、强迫观念和仪式行为,在其能够承受的范围内,尽量让其细致描述思想细节,从而逐步减轻患者的思想负担。

4. **健康指导**　让患者及其家属认识到强迫症的本质,帮助患者和家属谈论强迫观念、焦虑和仪式行为,降低患者保守秘密的需求,减轻患者负罪感,使家庭成员能够更好地给予患者情感支持。鼓励患者参加集体性活动及文体活动,多从事有兴趣的工作,培养生活中的爱好,以建立新的兴奋点去抑制病态的兴奋点。采取顺应自然的态度,有强迫思维时不要对抗,要带着"不安"去做应该做的事。有强迫动作时,要理解这是违背自然的过度反应形式,要逐步减少这类动作反应直到和正常人一样。

(三)恐怖性障碍患者的护理措施

1. **确定恐怖症的类型**　为了帮助患者克服或减轻恐惧,医护人员应首先分析患者恐惧的对象和原因,然后有针对性地进行支持性心理护理。确定恐怖症是否由于创伤、儿童期的经历或成人经历的结果造成的,确定恐怖症第一次出现的时间。让患者列出接触令人恐惧对象的结果,分离与特定对象相关的特定恐惧,如飞行特定恐惧可能是害怕在飞机坠毁中受伤,这些信息能够帮助治疗师运用行为疗法。

2. **恐惧时的护理** 患者出现恐惧情绪时,要给予支持和安慰;患者多汗、晕厥时,可遵医嘱给予药物;对患者的焦虑情绪,应允许其在屋内来回走动,并倾诉恐怖体验;观察患者恐惧发作时间,给予安全保护。

3. **运用各种放松疗法** 由于焦虑降低了患者参与复杂工作的能力,所以对于患者的期望值不要过高。可指导患者进行系统脱敏、自我暗示、放松疗法(如深呼吸训练、沉思、进行性肌肉放松疗法)等训练,鼓励患者正视并接触恐怖和害怕的事物及情景,以适应环境,消除恐惧,促进患者控制自我感觉和焦虑水平。在患者认为的恐怖情境下,护士为患者做出示范,显示出无恐惧行为,并与之讨论感受,使患者逐渐产生健康行为。

4. **轻度社交恐惧症的护理** ①增强自信:从心理上去掉自卑感,增强自信,自信就是自我接纳的程度,一个能完全接纳自己的人是非常自信的。②克服害怕心理:社交恐惧症主要是由一种"害怕"心理引起,如怕见陌生人、怕难为情、怕表现自我等。要求患者在长期的日常生活、工作、学习中,逐步培养对外界的适应能力,有意识地多接触周围的人和事。③举止随和:不要过分注意自己的举止,在正常的社交活动中要表现随和、大方、自然。

5. **健康指导** 很多社交紧张的人是因为过于追求完美,对自己要求过高,太在意别人对自己的看法,一心想要得到别人的承认,反而不悦纳自己、对自己不自信造成的。要指导患者接受自己的现况,不管别人怎么看,首先得在心里接受和悦纳自己,树立起对自我的信心。紧张时也别太在意自己的身体反应,根据强化理论,如果紧张时我们太在意自己的身体某些部位的紧张反应,就相当于在强化自己的紧张行为;当我们不去管自己的紧张反应后,由于紧张得不到注意和强化,紧张反应就会随着时间的推移而逐渐消退。同时,鼓励患者要勇敢面对,逃避并不能消除紧张,相反,它会使你感到自己的懦弱,使你责备自己,以致下次会更加紧张。

(四)躯体形式障碍患者的护理措施

1. **建立良好的护患关系** 躯体化患者的一大特点就是反复地诉说自己的躯体不适,对于这类患者的诉说要耐心倾听,尽量不要去评论患者自我感觉的对与错,对患者要采取关心、尊重、接纳的态度,在合适的时机表达自己的理解和同情,取得患者的信任,为治疗打下良好的基础。

2. **提高患者的应对技巧** 指导患者了解疾病,正确地认识疾病,引导患者暂时接纳症状,不要把注意力过多地专注在对症状的体验上;让患者改变消极的生活态度而将其行为逐渐投入到积极向上地、有建设性地生活中;让患者明白,情绪剧烈改变往往是致病的原因,而通过情绪的调节又是治疗疾病的重要手段。

3. **治疗性沟通** 使用简单、通俗易懂的语言向患者解释实验室和诊断结果。详细说明药物的服用方法、注意事项及不适反应,对患者提出的服药后不适要及时给予解释,以防引起误解,增加患者的躯体不适。

4. **健康指导** 帮助患者找出自己性格上的弱点,妥善处理好各种人际关系,保持积极向上的心境,增强适应环境的功力。同时由于患者反复求医,引起家庭负担增加,家属误解,因而要对家属进行宣教,寻求其支持,指导患者家属认识这一病症,让家属了解这一疾病治疗的长期性和坚持服药的重要性,使家属改变态度,关心、体贴患者,为患者创造一个健康轻松的家庭环境。

(五)神经衰弱和慢性疲劳综合征患者的护理措施

1. **睡眠护理** 要为患者创造良好的睡眠环境,安排合理的作息时间,养成良好的睡眠习惯。患者的卧室应尽量舒适,无压迫感,可以改变卧室的摆设,用患者喜爱的色调来装饰;或做好室内的隔音设备,挂深色的窗帘。对于住院患者,护士应尽量给患者提供适当的睡眠环境,如安静、冬暖夏凉的房间,不与其他精神运动性兴奋患者同一病室等。白天督促他们参加工娱疗活动,使患者产生疲乏感,晚间有助于改善睡眠。教会患者促进入睡的方法,如喝热牛奶、用温水泡脚、按摩涌泉穴、听轻音乐、忌饮浓茶和咖啡及睡前不做剧烈运动等。评估患者睡眠情况,包括睡眠时间、睡眠质量、入睡时间、醒来的时间及使用镇静药物的情况,要准确记录睡眠时间,做好交班,并制订可行的护理措施。

2. **改善生活和工作环境** 告诉患者避免长期紧张而繁重的工作,注意劳逸结合,必要时可减轻学习或工作量。一天紧张工作后,给自己一些休闲时间,如听音乐、看电视、锻炼,以彻底身心放松,每天至少半小时,每周至少半天。

3. **定期运动** 体育活动具有增强体质和增加神经系统功能的作用。神经衰弱和慢性疲劳者参加体育锻炼,应按照量力而行、循序渐进、持之以恒的基本要求,要根据个人的身体情况、锻炼水平、病情的轻重,严格掌握运动负荷,一般以中等为宜;锻炼中间要安排适当的休息,不可凭一时热情,练得过久、过量、过猛;锻炼后以感到精神振奋、睡眠改善为度。国外有采用交替运动的方法改善疲劳的报道。交替运动是指使人体各个系统交替进行锻炼,如体脑交替、冷热交替、动静交替、左右交替、上下交替、前后交替等。以体脑交替为例,是指体力活动和脑力劳动交替进行,脑力劳动者工作一段时间后,可散步、做操或者活动一下筋骨;体力劳动者进行棋类活动、智力游戏,可以使肌肉得到休息。

4. **饮食护理** 建议慢性疲劳患者多吃新鲜蔬菜,可以选择含50%生菜及鲜果汁的均衡饮食,主要包括蔬菜、水果、谷类、干果、深海鱼等;多喝蔬菜汁以补充维生素,如胡萝卜汁、黄瓜汁、青菜汁等;补充嗜酸菌;多喝水,每天8杯水;摄取纤维素,保持大便通畅;少吃多餐,一天吃4~6餐,避免任何一餐吃得过饱。

5. **健康指导** 对神经衰弱和慢性疲劳综合征患者的健康指导除相关的疾病知识如病因、疾病表现、药物治疗及不良反应外,还应针对患者的具体情况帮助其制订健康、合理的生活方式,使患者认识到只要有与疾病作斗争的愿望和决心,从解决认识问题入手,并在行为上进行自我调节,完全可以依靠自己的力量恢复健康。帮助患者增加自己的心理自由度,认识到人的命运掌握在自己手中,现实中永远有机会和挑战;认识到世上完人是不存在的,要允许自己有缺点,自由自在地表现自我、享受生活;认识到凡事只要自己尽了力,所作所为合乎社会规范(法律、道德等),那么就不必介意别人失望与否。

(六)分离(转换)性障碍患者的护理措施

1. **有暴力行为风险患者的护理** 严格控制可能会对患者构成不良刺激,而有关人员的探视,有利于患者的尽快康复。与患者接触时避免用过激的言词刺激,或过分地关注,要讲究语言的使用,使语言既要有权威的力量让患者听从,又不对患者的心理构成恶性刺激。患者发作时,尽可能地维持好周围的环境,保持安静,避免嘈杂,减少过多人的围观,以减轻患者发作的程度,也有利于治疗护理的顺利进行。对极度兴奋、躁动、有强烈情绪反应的患者要严密监护。

2. 有失用综合征风险患者的护理　掌握运用药物、催眠、结合良性语言暗示的方法和技巧协助医生,帮助患者定期训练肢体的功能活动,防止肌肉萎缩。患者出现"瘫痪"时,要为患者讲清这种病症的性质,减轻患者的恐惧、焦虑情绪。告诉患者只要配合治疗是完全可以治愈的,以坚定其战胜疾病的信心,赢得他们的合作。对于长期卧床患者,每日定期帮助患者翻身、擦洗、按摩,促进局部组织的血液循环,预防感染。为患者提供含高纤维素且营养丰富的食物,保持其大便通畅。

3. 有受伤风险患者的护理　家属要对有神游症行为患者倍加关注,及时做好防范措施,防止意外伤害的发生。最好能做到有专人看护,不让患者独居一室,晚上房门要上锁。不在患者居住的房间内放置危险物品,以减少安全隐患;为患者佩戴可以表明身份的证件,以防走失等意外的发生。

4. 健康指导　帮助患者正确认识疾病,使他们了解本病是由于高级神经活动失调所致的发作性症状,是暂时性的脑功能障碍,不会留下任何后遗症。指导患者在生活与工作中要有意识地调整自己的心理状态,情感强烈而不稳定、急躁及任性的人要加强对意志品质的训练,培养开阔的心胸和脚踏实地的务实精神。要求患者有意识地转移自己的注意力,做一些其他事情或暂时离开当时的环境,以改变心境,从而防止发作。向患者周围的人如同学、亲属等介绍本病的特点,告知当患者发作时,周围人不要过分的关注和紧张,以免引起不良影响。此外,要注意减少生活中的负性刺激,如自尊心受到挫折、人格遭受侮辱、家庭不和、父母冲突、父母对孩子态度生硬、同学之间的纠纷等。

五、护理评价

(1) 患者的焦虑、恐怖、强迫、躯体形式的精神障碍、神经衰弱、分离(转换)性障碍的症状是否控制和改善。

(2) 患者是否学会了放松疗法以及释放各种压力源。

(3) 惊恐发作、转换性障碍发作时患者有无发生意外伤害。

(4) 患者是否学会通过森田疗法、系统脱敏疗法和心理支持疗法,控制自己的情绪和行为。

(5) 患者在督促下是否可以参加每日的工娱疗活动,身心上感到舒适。

(6) 患者家属能否对患者提供较为满意的监护、支持。

(汪庆玲)

第十章 应激相关障碍患者的护理

第一节 概述

应激(stress)是指机体通过认识、评价而察觉到应激源的威胁时,引起的心理、生理改变的过程,是个体对面临的威胁或挑战做出适应和应对的过程。应激源(stressor)是指需要个体动员自身的心理、生理资源或外部资源进行调节,重新加以适应的生活境遇的改变和环境改变,也称应激性生活事件(stress life event)。

应激反应(stress reaction)即机体对应激源的反应。应激反应不等于应激障碍,通常应激反应是一种保护机制,不一定引起病理改变过程,但当应激反应超出一定强度或持续时间超过一定的限度,导致整个人体的应激系统失调,并对个体的社会职业功能和人际交往产生影响时,就构成应激相关障碍。

应激相关障碍(stress related disorder)是指一组主要由心理、社会环境因素引起异常心理反应所导致的精神障碍,亦称为反应性精神障碍(reactive mental disorder)、心因性精神障碍(psychogenic mental disorder),包括急性应激障碍(acute stress disorder,ASD)、创伤后应激障碍(posttraumatic stress disorder,PTSD)和适应障碍(adjust disorder)。其共同特点为心理-社会因素是导致发病的直接原因;症状表现与心理-社会因素的内容有关;病程、预后与精神因素的消除有关;病因大多为剧烈或持久的精神创伤因素,如战争、亲人突然亡故、经历重大的灾害事故、罹患重大疾病等;人格特点、受教育程度、智力水平、生活态度与信念等因素可构成易感素质。影响应激相关障碍临床表现和疾病过程的有关因素,大致可归纳为3个方面:一是应激性生活事件或不愉快的处境;二是患者个体的易感性;三是文化传统、教育水平及生活信仰等。

在我国,通过对12个地区精神疾病流行病学调查发现,应激相关障碍总患病率为0.68‰(1984)。有关ASD的流行病学研究很少,仅有个别研究指出,严重交通事故后的ASD发生率为13%~14%;暴力伤害后ASD发生率大约为19%;集体性大屠杀后的幸存者中ASD发生率为33%。有关PTSD的患病率,2007年中国河北资料显示PTSD的时点患病率为0.35%,终身患病率为0.85%。在特殊群体中,国内报道1998年张北地震受灾群体3个月和9个月内PTSD的发生率分别为18.8%和24.2%;唐山大地震所致孤儿PTSD的发病率为23%;湖南某地矿难的104名幸存者中,2个月后PTSD发病率高达50%,两年后发病率仍有26.8%。适应障碍的患病情况国外报道较为多见,但无精确的数字统计。据美国Iowa

的报道,在收入精神病机构的 2 699 例患者中,有 5% 的患者以适应性反应入院。从患病年龄来看,应激相关障碍的患病年龄分布较广,可发生在各年龄段,尤以青壮年多见,男女患病率无明显差异,但研究资料显示 PTSD 的终身患病率女性是男性的 2 倍。

第二节 病因与发病机制

对于应激相关障碍,剧烈的精神创伤、严重的生活事件或持久的困难处境,是本病发生的直接原因,但并非每个遭受这些应激性生活事件的人都会出现精神障碍,这表明个体在创伤前的生物学或心理学易感性起着不可忽视的作用。

一、精神应激事件

对急性应激障碍和创伤后应激障碍的诊断中,强调应激性生活事件是异乎寻常的、危及生命安全或可能造成躯体严重损伤,且几乎对任何人都可能造成痛苦的事件,患者亲身经历或目睹这样的场面,感受到强烈的害怕、孤立无援或恐慌。有学者将应激性生活事件分为以下几类:

1. 严重的生活事件 如亲人突然亡故,尤其是配偶或子女的死亡;严重的交通事故;遭受歹徒袭击;受到性侵害或财产被抢劫等创伤性体验。

2. 重大的自然灾害 如剧烈地震、山洪暴发、泥石流、特大火灾等突然且危及生命和财产安全的灾害性事件。

3. 战争场面 战场上遭受炮击、轰炸、血肉横飞、尸横遍野,随时面临死亡危险的恐惧体验。如伊拉克战争、叙利亚战争等。

4. 日常生活中的困扰 多为生活中的一些不愉快事件,如邻里吵架、社交关系紧张和学习压力大等。

造成适应障碍的应激性生活事件可以是急性的,如突如其来的自然灾害,也可以是慢性和持久性的,如长期的家庭关系不和、学习压力大等。某些看似正常的人生过程,比如退休、衰老、疾病都会带给个体一种失落感以及对未来的恐惧感;结婚、生育时个体面临角色转换困难、责任的增加和丧失自由的恐惧等都可引起适应障碍。引起适应障碍的生活事件可以是一个,也可以是多个,如事业失败和亲人伤亡接踵而至。应激性障碍可发生于个体,也可发生于一个集体。

二、个体的易感素质

在相同的应激性生活事件的作用下,只有部分人出现应激相关障碍,因此可以推断本病的发生与个体的易感性及应对能力有关。个体心理脆弱,即使生活事件的强度不大,也可能引起应激相关障碍。但何种人格特征的人易患此病尚无定论。

另外,个体的生理状态、既往经验、对自我的认识、生活态度、个人信仰、智力水平、受教育程度、适应调节能力、家庭支持系统以及社会文化背景等也与疾病的发生以及症状的维持有关。

三、生物遗传因素

有文献报道单卵双生子应激障碍的同病率为 29.5%,明显高于双卵双生子的发病率,提示遗传因素在本病发生中起一定作用。

近年来,生物病因学方面的研究多集中在 PTSD。研究发现,PTSD 患者存在神经内分泌的异常,有肾上腺素和去甲肾上腺素分泌的增加;PTSD 患者与有创伤性经历但未患病的对照组相比,患者的基础心率和血压都高于对照组,一些与创伤有关的线索,如图片、声音等,能引起患者更大的生理反应;PTSD 与正常人及有创伤性经历但未发病的对照组相比,存在皮质醇水平的低下和糖皮质激素受体的增加。动物研究证实,只有当皮质功能完整时,条件化的恐惧反应才能消除。研究发现 PTSD 患者存在杏仁核或投射区域的功能紊乱,使其在创伤有关刺激形成的恐惧反应消退的过程中存在问题。

第三节 临床表现

应激相关障碍主要包括 ASD、PTSD 和适应障碍。

一、ASD

ASD 又称为急性应激反应(acute stress reaction),是指在遭受极其严重的躯体或心理应激后,出现的短暂的一过性精神障碍。本病起病急骤,精神症状在受刺激后数分钟或数小时内出现,历时较短暂,经及时治疗,预后良好,可在几天至 1 周内恢复正常。症状因个体易感程度和应付能力而有较大的变异性。主要表现为意识障碍、精神运动性兴奋或抑制和情绪障碍等多种症状。

1. **以意识障碍为主的表现** 患者在遭受突如其来的应激事件时,初期可处于"休克期",表情茫然,表现为不同程度的意识障碍。与患者接触时,可见意识范围缩小,注意力狭窄,不能领会外在刺激,并有定向力障碍,因此难以进行言语交流,偶有自发的只言片语,语句凌乱或不连贯,无条理性,令人难以理解。动作杂乱而无目的性,偶有冲动行为和人格解体。

2. **以伴有情感迟钝的精神运动性抑制为主的表现** 患者表现为表情茫然,目光呆滞,情感迟钝、麻木,行为退缩,少语少动,严重者可呈现亚木僵状态,可在较长时间内毫无动作,保持呆坐或卧床不起。此型历时短暂,一般不超过 1 周。

3. **以伴有强烈恐惧体验的精神运动性兴奋为主的表现** 患者表现为激越兴奋、喊叫失眠,活动过多,行为紊乱,可有冲动、毁物行为,或情感爆发、言语增多,内容常与发病因素或个人经历有关。

4. **情绪障碍和自主神经系统症状** 部分患者可伴有严重的情绪障碍,如焦虑、抑郁,也可伴有自主神经症状,如心动过速、震颤、出汗和面部潮红等。

以上症状可单独出现,也可混合出现。创伤性经历常因想象、考虑、梦境、闪回、触景生情等多种途径引发个体反复重新体验,而个体则对能勾起痛苦回忆的刺激尽量回避。这些症状往往在 24~48 小时后开始减轻,多在 1 周内消失,若应激因素持续存在,症状在 3 天后也会变得轻微。恢复后患者对病情可有部分或大部分遗忘,难以全面回忆。如果症状存在时间超过4周,应该考虑诊断为"PTSD"。

ASD还有一种临床亚型,称为急性应激性精神病,是指由强烈并持续一定时间的心理创伤性事件直接引起的精神病性障碍。以妄想、严重情感障碍为主,症状内容与应激源密切相关,较易被人理解,而与个人素质因素关系较小,一般病程时间不超过1个月。

【典型病例】

周某,女,35岁,已婚,农民。自幼生长发育正常,适龄上学,初中毕业后在家务农,身体健康,性格开朗,平时做生意卖衣服。

2周前的一天上午周某与其丈夫在市场卖衣服,与当地村民发生纠纷,被人拳打脚踢,当时周某突然躺在地上,呼之不应,掐人中后苏醒。此后感到有人还会打她,很害怕,自述脑子忘不了被打情境,晚上做噩梦。有时四肢发抖,坐卧不安,无心操持家务及照料孩子。故送当地精神病院治疗。既往史、个人史:无特殊。精神检查:意识清楚,仪态整,接触良好,答话切题,能叙述事件发生的经过,提起被打之事,显得紧张、恐惧不安。自认为病情很重,要求报复对方,谈话时情绪低落、哭泣。思维联想无障碍,未发现幻觉、妄想等精神病性症状。体格检查:神经系统无阳性体征。

诊断:ASD

二、PTSD

PTSD又称为延迟性心因性反应(delayed psychogenic reaction),是指突发性、威胁性或灾难性生活事件而导致个体延迟出现和长期持续存在的精神障碍。症状通常在创伤后延迟出现,即经过一段无明显症状的间歇期后才发病,间歇期为数日至数月,甚至长达半年以上。症状一旦出现,则可持续数月至数年。大多数患者可自愈或治愈,少数患者由于病前有人格缺陷或神经症病史导致预后不良,迁延不愈或转化为持久的人格改变或社会功能缺损。

在日常生活中,许多超出意料的事件都可以称为"创伤性"的,如离婚、失业或考试失败。研究发现,大约只有0.4%的事件具有"创伤性"意义。所谓"创伤性体验"应该具备两个特点:①对未来的情绪体验具有创伤性影响,例如被强奸者在未来的婚姻生活或性生活中可能反复出现类似的体验;②对躯体或生命产生极大的伤害或威胁。当然,个体人格特征、个人经历、社会支持、躯体健康水平等也是病情和病程的影响因素。

(一)核心症状

PTSD的核心症状有3组,即闯入性症状、回避性症状和警觉性增高症状。

1. **闯入性症状** 表现为无法控制的以各种形式反复体验创伤性情景,使患者痛苦不堪。一方面患者难以控制症状的发生时间和次数,另一方面症状会引起患者强烈的痛苦感受,就像再次经历创伤事件一样。闯入性症状主要有以下几种表现形式:

(1) 短暂"重演"性发作:即在无任何因素或相关事物的影响下,创伤情景不由自主地出现在患者的联想和记忆中,或反复发生错觉、幻觉或幻想形式的创伤性事件"重演"的生动体验,此时患者仿佛又完全身临创伤性事件发生时的情境,重新表现事件发生时所伴发的种种情感和明显的生理反应如心跳、出汗、面色潮红等,持续时间可从数秒到几天不等,**此种现象称为闪回(flashback)**。

(2) 类似事件引起的痛苦反应：面临或接触与创伤性事件相关联或类似的事件、情景或其他线索时，出现强烈的心理痛苦或生理反应，如事件发生的周年纪念日、相近的天气及各种场景因素都可能促发患者的心理与生理反应。

(3) 以梦魇的形式发现：闯入性症状还会在睡眠状态中以梦魇的形式出现，表现为患者在梦中反复出现创伤性事件内容的噩梦。

2. 回避性症状　即在创伤性事件后患者对创伤相关的刺激存在持续的回避。反映了患者试图在情感和生理上远离创伤。主要表现如下：

(1) 持续回避：表现为患者极力控制自己不去想与创伤有关的人或事，尽量避免接触可能勾起痛苦回忆的活动或场所，回避与人交往，尤其避免与创伤性事件有关的人和事接触，回避有关的想法、感觉和话题。

(2) 心理麻木：患者整体上给人以木然、淡漠的感觉。表现为对周围环境的一般刺激反应迟钝，很少参加活动，患者自己感到似乎难以对任何事情发生兴趣，对过去热衷的活动同样兴趣索然，似乎对什么都无动于衷，与人疏远，不亲切，难以表达与感受各种细腻的情感，对未来缺乏思考和计划，轻者抱着听天由命的态度，严重者可万念俱灰，甚至自杀。

(3) 选择性遗忘：个别患者对创伤性情境或创伤性事件的某些重要方面不能回忆，即使经过提醒仍然难以回忆。这种对创伤性经历的选择性遗忘也被视为回避的表现之一。

3. 警觉性增高症状　表现为自发性的高度警觉状态，反映患者长时间处于对创伤事件的"战斗"或"逃避"状态。警觉性增高的症状在创伤暴露后第1个月最为普遍，具体表现如下：

(1) 难以入睡或易醒。

(2) 注意力集中困难，做事无法专心。

(3) 激惹性增高：过分的心惊肉跳，坐立不安，遇到与创伤事件类似的场面或轻微的感觉刺激，则产生明显的心理、生理反应，如紧张、恐惧、心慌、心跳加快、出汗、面色苍白和四肢发抖等。

(二) 其他症状

有些患者还可表现物质滥用、攻击性行为、自伤或自杀行为等，抑郁症状是很多PTSD患者常见的伴随症状。大多数PTSD患者可出现认知功能的下降，如思考困难、联想变缓、记忆力下降、注意力难以集中等。儿童因为受到大脑语言表达、词汇等功能发育尚不成熟的限制，常常无法清楚叙述噩梦的内容，仅表现为从梦中惊醒、在梦中尖叫或主诉头痛、胃肠不适等躯体症状。

【典型病例】

胡某，女，44岁，大学文化，公司职员。5个月前，丈夫出差在外，突遇车祸而亡。在出差前，患者与丈夫曾为一件小事而"拌嘴"，丈夫一气之下，说出了"我再也不回来了"的气话。丈夫过世后，患者悲痛欲绝，常常自责，认为是自己和丈夫吵架，导致丈夫再也无法回到这个家了。常常喃喃自语："我要和他说清楚，我是要他回家的。我只是和他怄气，不是真的不要他回家。"每天晚上做噩梦而惊醒，梦见丈夫和自己吵架的情景，所以害怕睡觉。有过自杀的念头，认为只有这样才能和丈夫沟通。至于工作和孩子的培养问题，患者表示从来就没有考虑过，认为这些已经不重要了。发病以来和绝大多数朋友没有任何交往,原因是自己觉得有罪,对不起大家,不愿意"拖累"朋友。对生活也没有了兴趣,从来不外出,甚至自己的衣物也是家人帮助买的。精神检查:患者意识清晰,对答切题,语调低沉,语速很慢,面部表情淡漠。

诊断:创伤后应激障碍

三、适应障碍

适应障碍(adjustment disorder)是因为长期存在应激源或困难处境,加上患者有一定的人格缺陷,产生以烦恼、抑郁等情感障碍为主,同时有适应不良的行为障碍或生理功能障碍,并使社会功能受损的一种慢性心因性障碍。本病的发生是对某一明显的生活变化或应激性生活事件表现出不适应反应,如更换新的工作岗位、移居国外、离退休、丧偶、患重病后等,是一种短期的、轻度的烦恼状态和情绪失调,常影响到社会功能,但不出现精神病性症状。患者中男女两性无明显差异,任何年龄都可发病,但是多见于成年人。

本病的临床症状主要表现为情感障碍,或出现适应不良行为和生理功能障碍。临床表现与年龄之间有某些联系,儿童多表现为退化现象,如尿床、幼稚言语或吮指等;青少年多表现为品行障碍,如攻击或敌视社会行为;成年人多表现为抑郁或焦虑症状;老年人则可伴有躯体症状。根据临床症状的不同本病可分为以下几种类型:

1. 焦虑型 表现为紧张不安、担心害怕、敏感多疑、注意力不能集中、易激惹、心烦等还可伴有心慌、心悸、震颤等身体症状。

2. 抑郁型 是成年人中最常见的适应障碍。表现为情绪低落、沮丧哭泣、悲观绝望,对生活丧失兴趣,自责无助,无望感。

3. 品行障碍型 多见于青少年。表现为对他人利益的侵犯或不遵守社会准则和规章,不履行法律责任,目无法纪,违反社会公德,如说谎、逃学、打架斗殴、离家出走、盗窃、破坏公物、物质滥用、过早性行为等。

4. 行为退缩型 主要表现为孤僻离群,不参加社会活动,不愿与人交往,不注意个人卫生,生活无规律,尿床、幼稚语言或吮手指等。

以上类型均可出现生理功能障碍,如头痛、疲乏、胃肠道不适、食欲缺乏、体重下降和睡眠障碍等。也可表现为情绪和品行障碍的共同存在,或仅表现为躯体不适、社会功能退缩、工作和学习能力受抑制。患者通常在应激事件或生活改变发生后1~3个月内起病,病程一般不超过6个月,随着时过境迁,刺激的消除或经过调整形成新的适应,精神障碍也随之缓解,社会功能恢复。

【典型病例】

王某,女,16岁,初三学生。从小活泼外向,处处严格要求自己,做事尽善尽美。在两个月前的一次上课时发呆,被老师点名回答问题,没有听清老师的问题是什么,就根据当堂所讲内容猜测回答,同学们听后哄堂大笑,被老师严厉批评,当时恨不能找个地缝钻进去,心怦怦乱跳,双手发抖。第2天上学时走到校门口就感觉紧张害怕、心发慌,不敢进校门,遂到学校旁边的书店看书。老师发现她没有上学,也没有请假,请家长到学校说明情

> 况,父母回家批评了她,并要求她正常上学。次日上课时,突然觉得头晕目眩,心慌胸闷,呼吸急促,全身发抖,大汗淋漓,送到医院后很快缓解,父母不放心而让其住院1周,各项检查未发现器质性病变。出院后只要提起与上学有关的事就很不舒服,情绪低落,惊慌,感觉气不够用,发抖,如果不去想上学的事,则一切如常。2个月来请家教在家学习,一个人在家心情不好,常为一些小事跟父母发脾气,学习效率也低,还会控制不住自己看电视、上网,考试成绩下降。据母亲反映:她从小活泼外向,认识的人都很喜欢她,但自尊心比较强,接受不了别人的批评。自从被老师批评后,一提起上学就不高兴,身体不舒服,能在家学习,接受家教的辅导,跟亲友交往正常。
>
> 诊断:适应障碍

第四节 治疗与预后

应激相关障碍的治疗主要为心理治疗与药物治疗相结合。治疗的关键在于尽可能去除精神因素或脱离引起精神创伤的环境,转移和消除应激源。

一、心理治疗

心理治疗是应激相关障碍患者主要的治疗手段。根据患者的病情特点,选用支持性心理治疗、指导性心理咨询、精神分析治疗、认知行为治疗、催眠疗法和家庭治疗等方法。通过解释、支持、鼓励、指导和疏泄等手段,帮助患者摆脱痛苦,接受所面临的不幸与自身反应,调整有缺陷的个性系统,加强和重建其社会支持系统,建立有效的心理应对方法,提高适应能力。如对于ASD患者在能接触的情况下,建立良好的医患关系,与患者促膝交谈,帮助患者有效地应付心理应激,避免过大的创伤。同时给患者最好的社会支持,尽快缓解其应激反应,充分调动患者的主观能动性,摆脱困境,树立战胜疾病的信心。对于PTSD患者应采取危机干预的原则和技术,鼓励患者面对事件表达宣泄与创伤事件相伴随的情感,帮助患者认识其所具有的应对资源,学习新的应对方式,并动员患者家属及其他社会关系的力量,强化社会支持。对于适应障碍的患者则主要是帮助其解决应激性问题,也可以让其发泄情绪;对于青少年的行为问题则除了要进行家庭治疗外还要定期进行心理咨询,并给予鼓励,促进恢复。

二、药物治疗

对于精神症状明显的患者,需要用药物治疗进行对症处理,为心理治疗打好基础。对焦虑、恐惧不安的患者,可使用一些抗焦虑药;对抑郁症状突出的患者,可选用抗抑郁药;对有妄想、幻觉、兴奋躁动的患者可短期应用抗精神病药。症状消失后可继续服药数周再停药。

三、其他治疗

对有严重自杀企图或有自伤、自杀行为,或有明显冲动、伤人毁物行为的患者,可采用电休克治疗,以迅速控制症状,保证患者和周围人的安全。对于木僵、抑郁等不能主动进食或进食较少的患者,可给予补充营养、纠正水电解质平衡等支持治疗。

四、预后

应激相关障碍的患者在脱离应激源后,大多数预后良好,少数精神应激过于强烈,或心理素质缺陷较严重的患者,疾病可能迁延不愈。一般而言,ASD患者常常预后较好,一般经过系统治疗后可以完全康复。PTSD患者预后较差,这与患者所受的文化教育程度、宗教信仰以及是否处在持续伤害中等因素有关,也与患者往往把创伤归咎于自己的错误,从而不愿就医有关。适应障碍则可能在生活中长期存在,主要以情绪变化为主,应及早进行干预。

第五节 应激相关障碍患者的护理

一、护理评估

对应激相关障碍患者的护理评估主要包括生理、心理、社会行为、应激源等方面的内容,其中尤其要注意的是有无危及生命和安全的行为存在。对应激源、应对方式、人格特征的评估有助于选择针对性的护理措施。

(一) 生理功能评估

(1) 评估患者身体的一般情况和各器官的功能水平、意识状态、对周围环境的感知度、生活自理能力以及进食营养状况、睡眠和排泄情况等。

(2) 评估此次发病的时间、表现、诊疗经过、用药情况、有无药物不良反应等;是否为初次发病,类似病情发作的时间、表现、治疗经过、用药情况及有无药物不良反应、病后的精神状况和社会交往能力等。

(3) 评估有无神经系统及其他器官组织的阳性体征,结合躯体各项检查结果确认患者是否有器质性改变。

(4) 评估患者的家族史、既往疾病史。

(二) 心理和认知功能评估

1. **评估患者的个性特征** 包括患者的思维方式、认知结构、情感表现和行为方式等。应激相关障碍的患者常具有敏感多疑、自我中心、性格懦弱、情绪不稳和遇事耐受性差等个性特征。

2. **评估患者的心理应对方式** 如患者平时对压力事件的处理方式、应对压力事件所需的时间、对应激事件的认识和对疾病的态度等。

3. **评估患者对疾病的了解程度及有无消极自伤、自杀的风险等**

(三) 精神状况和行为方式评估

评估患者的精神症状、情感状态、行为表现等,包括有无幻觉、妄想以及其种类、内容、与精神创伤的关系、思维逻辑性和连贯性的改变等;有无遗忘、错构、虚构、痴呆等智力与记忆力的损害;情感是否低落、抑郁、焦虑、恐惧、愤怒、淡漠、烦躁不安等;行为动作是否具有潜在或现存的冲动、伤人、自伤、自杀、毁物和木僵等行为;有无退缩、不愿接触人、生活无规律和品行障碍等行为。

（四）社会功能评估

（1）评估患者的文化水平和信仰，有无人际交往能力、日常生活能力、职业功能、角色功能和经济状况等改变。

（2）评估患者对疾病的认识情况，学习、工作效率是否改变。

（3）评估患者的家庭、婚姻、子女、生活环境、工作环境、受教育程度、社会支持系统等，尤其要了解对患者有重要影响力的人，包括患者家属及朋友对本病的认识情况、对患者所持的态度，以及可利用的社会资源等。

（五）应激源评估

评估应激源发生的原因、种类、强度、持续时间、发生频率、当时的情景、严重性、与患者的切身利益关系是否密切、与疾病发生的关系等。

二、护理诊断

1. **创伤后综合征** 与所发生的事件超出一般人承受的范围，感受到对自己或所爱者受到的严重威胁和伤害等有关，如遭受躯体和心理社会的虐待、经历多人死亡的意外事故、被强暴、面临战争场面、目击其他恐惧事件等。

2. **急性意识障碍** 与强烈的应激刺激、应对机制不良等有关。

3. **情绪障碍** 与应激事件所引起的冲击、对应激事件的回忆或由于应激事件所导致的丧失与挫折等有关。

4. **营养失调** 患者的营养摄入量低于机体需要量。与焦虑、抑郁、情绪低落导致的胃肠功能紊乱、食欲缺乏和其他生理功能紊乱等有关。

5. **睡眠型态紊乱** 与应激事件导致的情绪不稳、主观感觉不安、恐惧、愤怒、焦虑、激动、精神运动性兴奋、环境改变等有关；也与应激引起的生理功能紊乱所导致的躯体不适感有关。

6. **自理能力下降** 与应激所致的行为紊乱或兴趣低下、行为退缩和意识障碍等有关。

7. **有自伤自杀的风险** 与应激事件引起的焦虑、抑郁、失望和无助等有关。

8. **有暴力行为的风险** 与应激事件引起的兴奋状态、行为紊乱等有关。

9. **有受伤的风险** 与意识范围缩小、兴奋躁动和行为紊乱等有关。

10. **个人应对无效** 与知识缺乏、心理应对方式有缺陷而无力应对压力情境有关，也与应激源持续存在有关。

11. **语言沟通障碍** 与极度的悲伤、情感麻木或兴奋躁动等有关。

12. **社交能力和职业功能受损** 与应激事件引起的情绪障碍、意识障碍及行为障碍等有关。

13. **家庭应对无效** 与家人不能建立合适的情感交流、不切实际的角色期望等有关。

三、护理目标

（1）患者生活自理能力提高，能正常摄入足够的营养物质，维持机体需要量。

（2）患者的情绪改善，症状减轻或消失，睡眠型态紊乱得到改善。

（3）患者不发生自杀、自伤、伤人等行为，未造成走失、跌伤的后果。

（4）患者对自身的生理、心理状况有客观的认识，能正确分辨、感受与表达自己的负性情绪，愿意与他人探讨内心冲突，恰当地宣泄焦虑、抑郁情绪，能正确认识疾病。

（5）患者能正确认识应激事件，认识应激与疾病的关系，并学会正确的应对方式。

（6）患者能建立正确的行为模式和有效的人际交往关系，家庭及社会支持增加，社会功能逐步恢复。

四、护理措施

应激相关障碍主要是一组由心理、社会因素引起心理异常反应而导致的精神障碍，故对应激相关障碍患者的护理重点应结合患者的具体情况落实相应的护理措施，主要包括生理、心理和社会功能等多方面的综合护理措施。由于应激源不同，患者的表现也不同，因此不同类型的患者，其护理各有所侧重。对 ASD 发作期的护理重点在于保证患者的安全，满足患者的基本生理需要以及稳定患者的情绪；对缓解期患者主要在于增强其应对周围事物及各类生活事件的能力。对 PTSD 患者的护理主要在疾病早期以保证患者安全、消除情绪障碍为主，后期则以帮助患者建立有效应对机制为主。对适应障碍患者的护理主要在于帮助患者提高对应激的应对能力。

（一）脱离应激源

由于应激相关障碍病因都较明确，均为应激事件所引起，因此对于应激相关障碍患者的护理，首要的护理措施是帮助患者尽快消除精神因素或脱离引起精神创伤的环境，以转移或消除应激源，避免对患者的进一步刺激，如调换工作岗位、改善人际关系、避开不愉快的处境和建立新的生活规律等。同时提供安静、宽敞、温馨怡人、简单安全的环境，减少各种不良环境因素对患者的刺激和干扰。由于应激相关障碍患者富有暗示性，不宜将这类患者安排在同一病房，以免相互影响和暗示，增加新的症状或使原有症状更顽固。通过脱离应激源，降低不良刺激对患者的作用，可消除患者的创伤性体验，加速症状的缓解。

（二）安全护理

ASD 患者常由于意识障碍、精神运动性兴奋或抑郁等症状易导致跌倒、出走、伤人、自伤等安全问题。而 PTSD 患者和适应障碍患者常常因情绪低落发生自杀、自伤行为。因此，对于应激相关障碍患者需严密观察和护理，防止各种安全问题的发生。具体措施如下：

（1）提供安全舒适的住院环境，将患者安置在易观察的房间内，并保证房间内设施安全、光线明亮、整洁舒适、空气流通。同时加强对各种不安全因素的排查和危险物品（如刀剪、绳索、玻璃制品、药物和火柴等）的管理，定期进行安全检查，发现危险物品或安全隐患及时处理，杜绝不安全因素。

（2）加强巡视，密切观察患者的各种临床表现，注意有无自杀、自伤、暴力行为的先兆行为。一旦发现有明显的自杀、自伤、暴力行为先兆时，应立即采取有效的措施，确保患者及周围人员的安全。

（3）鼓励患者主动参加各类工娱疗活动，使患者在轻松愉悦的活动中分散注意力，转移对疾病及痛苦体验的过分关注，从而使其忘记心身痛苦的经历。

（4）对消极抑郁、有自杀、自伤危险的患者，需加强沟通，及时掌握其心理活动状况，并利用各种机会，运用沟通技巧，鼓励患者表达自己的思想和情感，争取动摇或消除其自杀、自伤的意念。同时应将患者安置在工作人员的视线之内,避免患者独处一隅或接触到各类危险物品,必要时予以专人护理,严密监护,特别要加强夜间、清晨、中午、节假日等工作人员较少时段的防范工作,确保患者的安全。

(5) 对行为紊乱、冲动毁物等有严重精神运动性兴奋的患者,应将其安置在重症监护病室或隔离室,加强观察和心理护理,必要时予保护性约束,减少对周围人员及患者自身的伤害。

(6) 对有意识障碍的患者,应加强观察和护理,根据意识障碍的程度不同,做好对症护理,加强安全防护,防止患者跌倒、走失或受其他患者的伤害。

(三) 基础护理

1. **饮食营养护理** 应激相关障碍患者常因抑郁情绪不思进食,或者因处于行为紊乱、木僵等状态而拒绝进食,导致患者营养状况差。因此,保证患者的正常摄入量,维持水、电解质、酸碱平衡是应激相关障碍患者护理中的一项重要工作。护理人员应尽可能了解患者的饮食习惯,尽量满足患者的口味需要,以增强患者的食欲。也可以安排患者与其他病友一起集体就餐,或采用少食多餐的形式鼓励患者进食,以保证患者的正常需要量。对抑郁、木僵、退缩的患者,可安排专人耐心劝导,必要时协助喂食。对有躯体症状的患者,应用暗示性的言语引导患者进食,或分散其注意力,避免其全神贯注于自己的进食障碍而妨碍进食,并在其少量进食后,给予阳性强化,以没有出现不良反应的事实鼓励其继续进食。如上述方法均未奏效,可按医嘱行鼻饲流质饮食或静脉补充营养,以保证患者的营养需求。

2. **睡眠护理** 睡眠障碍是应激相关障碍患者比较常见的症状,尤其是合并抑郁、焦虑情绪的患者,其睡眠障碍更为突出。因此,护理人员应加强对患者的睡眠护理,保持病区环境安静,病室光线柔和,合理安排患者的作息时间,尽量减少白天的睡眠时间,仔细观察并记录患者的睡眠情况,包括午休和夜间睡眠质量,必要时遵医嘱给予镇静催眠药助眠。

3. **日常生活护理** 意识障碍或处于木僵、退缩状态的应激相关障碍患者常丧失料理日常生活起居的能力,甚至对穿衣、洗漱、如厕等都有困难,需要护理人员的悉心照料。对于终日卧床不起、生活完全不能自理的患者,护理人员需要做好患者的各项基础护理,如晨、午、晚间护理,包括饮食护理、口腔护理、皮肤护理、大小便护理、会阴护理等,以保证患者的各项基本生理需要得到满足,防止因长期卧床所致的压疮、便秘、口腔溃疡等并发症的发生。利用患者有暗示性的特点,以暗示言语鼓励患者循序渐进地加强自主功能训练,当患者病情开始缓解、意志活动逐渐增强时,应鼓励患者自行料理个人卫生。

(四) 心理护理

1. **建立良好的护患关系** 良好的护患关系是实施心理护理的基础,而心理护理又是应激相关障碍患者护理中十分重要的内容。如果护患之间没有良好的沟通和合作关系,那么心理干预技术则难以实施,从而难以达到干预的最佳效果。因此,护理人员应主动关心患者,以真诚、友善的态度关怀、体谅和尊重患者,接纳患者的病态行为,不加以批评和指责,允许其保留自己的空间和隐私。主动关心患者,经常与其交谈,耐心倾听患者的诉说,不催促或打断患者的谈话。各项操作前应耐心解释,以取得患者的合作,减少不良刺激。适时还可以运用非语言沟通技巧如抚触、静静陪伴、鼓励的眼神等传达对患者支持和关心的情感。

2. **合理的解释指导** 保持与患者密切接触,每天定时或在治疗护理中随时与患者进行交流、沟通,鼓励患者主动表达疾病发作时的感受。对患者的症状进行分析,帮助患者认识疾病的性质,以解除患者的思想顾虑,帮助其树立战胜疾病的信心。对疾病的发生、发展情况进行适当的讲解,帮助分析疾病症状和导致不良心境的原因和危害性,使患者认识到对自身疾病的过度关注和忧虑无益于恢复身心健康。同时可以运用支持性言语帮助患者渡过困境期,为患者提供心理辅导,使患者能有效地应对这些困难,当患者获得初步效果时,应及时给予表扬,以增强患者的信心。

3. **帮助释放和宣泄** 对急性期患者应为其争取尽可能多的情感支持,鼓励患者运用语言描述、联想、回忆等方式,来表达和重新体验创伤性经历,使患者的情感得到释放,以达到让患者宣泄的目的。或与患者共同讨论患者在创伤性事件中的所见所闻、所思所想,允许患者自我发泄,如大声哭泣、来回踱步等,鼓励患者运用适当的心理防卫机制,合理应对和处理,防止患者产生消极的自杀、自伤等行为。

4. **鼓励患者参加活动** 根据患者的具体情况和承受能力,安排适宜的工娱疗活动,鼓励患者多与周围人交往,参与到轻松愉悦的活动中去,以分散其对创伤性体验的注意力,减轻孤独感和回避他人及环境的行为。

5. **帮助患者纠正负性认知** 当患者情绪稳定时,心理护理可进一步加深,采取认知治疗方法帮助患者分析和了解自己的心理状态,认识与情绪抑郁和适应障碍有关的心理因素,以纠正患者的负性认知,并建立积极的应对策略。具体的措施如下:

(1) 帮助患者找到自己的负性思维:可通过提问,指导患者想象,或通过角色扮演来探寻其在负性情感反应和创伤之间起中介作用的歪曲认知,并要求患者归纳出其中的一般规律,自己找出认知上的错误。

(2) 帮助患者了解认知评价的作用:告诉患者其认知评价是如何导致不良情绪反应和行为表现的。

(3) 指导患者矫正错误的认知:通过与现实的检验,帮助患者发现自己的消极认知和信念是不符合实际的,并找出认知歪曲与负性情感的关系,从而矫正这些认知障碍。

(4) 暴露疗法:是指将患者重新置身在创伤性体验的场景中,可以通过想象实现,也可以是真正进入某种情景,如在车祸后重新乘车或驾驶车辆,让患者面对与创伤有关的特定情境、人、物体、记忆或情绪。反复的暴露可使患者认识到其所害怕和回避的场所已经不再危险,以帮助患者面对痛苦的记忆和感受,控制情绪,理性处事,正视现实,最大限度地消除不合理理念,但需根据患者的具体病情逐步实施。

6. **指导患者学习应对技巧**

(1) 教会患者有效管理情绪的方法,以更好地应对应激。主要方法有:练习深呼吸(如缓慢的腹式呼吸)、放松训练(如听轻音乐、肌肉放松)、正性思维(用积极的想法替代消极的想法)、自信训练(学会表达感受、意见和愿望)、思维阻断法(默念"停"来消除令人痛苦的想法)。

(2) 帮助患者学习以问题解决法处理压力情景。指导患者通过对应激情景的模拟想象、实践、排演等方法,帮助患者学会运用以下步骤解决现实生活中的问题:①明确目前存在的困难和问题;②提出各种可能的解决的方法;③罗列并澄清各种可能方法的利弊及可行性;④选择最可取的方法,并立即做出决定;⑤考虑并计划具体的完成步骤或方案;⑥付诸实践并验证结果;⑦小结和评价问题解决的结果。

(3) 帮助患者学会应激处理的各种积极、有效的认知和行为技能,并在实际生活中运用。

积极有效的认知行为技能包括：①选择性忽视：即有意不去注意自己的挫折和精神痛苦，对创伤性事件不去感知，不接触和不回忆；②选择性重视：即重视自己的优点和成绩，以自己的长处比他人的短处；③改变原有的价值系统：即用一颗平常心去看待事物，不与他人做对比，不计较得失，学会舍弃，接受自己的长处和缺点；④改变愿望满足的方式：放弃目前难以实现愿望的方法，采取其他方式满足愿望；⑤降低自己的期望值：将自己的期望值降低，使之更符合现实；⑥转移对应激源的注意：可以用户外散步、运动、听音乐、看电视、参加社交活动或与人交谈等方式，转移自己的注意力。

（4）帮助患者运用社会支持系统应对应激：让患者积极与家人、亲戚、朋友交流，以得到更多的关心和支持，或指导患者重新调整和建立社会支持，鼓励其调动一切可以利用的社会支持资源，以减轻应激反应，促进身心康复。

（五）药物护理

遵医嘱给予相应的治疗药物，如抗焦虑药、抗抑郁药、抗精神病药等，并向患者解释用药的目的和作用，注意观察药物的疗效及不良反应，并根据患者的情况按医嘱随时调整用药方案。同时让患者学会自行观察药物的作用和不良反应，并做好对症护理。

（六）康复护理

康复期帮助患者认识和正确对待致病因素和疾病表现，克服个性缺陷，掌握疾病康复途径，从而提高自我康复能力。

（七）健康指导

（1）疾病稳定期，应教会患者正确应对创伤性体验和困难，恰当处理人际关系，防止疾病复发。

（2）指导患者和家属学习疾病的相关知识，使患者和家属对应激相关障碍的发生有正确的认识，消除模糊观念引起的焦虑、抑郁，以及担心疾病会演变成重性精神病的误解。

（3）指导家属正确理解患者的痛苦和困境，做到既要关心和尊重患者，又不过分迁就或强制患者。

（4）帮助患者制订切实可行的生活目标，合理安排工作、学习和生活，指导家属恰当处理与患者的关系，并教会家属正确帮助患者恢复社会功能。

五、护理评价

（1）患者的基本生理需要是否得到满足，营养、睡眠以及个人卫生是否保持良好。

（2）患者是否发生自伤、自杀、冲动、伤人行为，是否发生跌伤、走失等。

（3）患者是否能正确认识和应对应激事件。

（4）患者是否学会调整和控制情绪。

（5）患者的负性情绪是否减轻。

（6）患者的适应能力是否改善，社交和职业功能是否得到恢复。

（7）患者及其家属对疾病相关知识的认识是否获得提高。

（任雪英）

第十一章 心理因素相关生理障碍患者的护理

心理因素相关生理障碍(physiological disorder related to psychological factors)是指以心理、社会因素为主要病因,以进食、睡眠和性行为异常为主要临床表现的一组疾病。

进食、睡眠和性是人类的基本生理功能,它直接受到个体心理活动的影响。心理-社会因素在疾病发生发展过程中的作用,常引起个体焦虑和一系列心理反应,导致相应的自主神经活动的变化,从而引起进食、睡眠等生理功能的紊乱,出现相应的临床表现如睡眠、进食和性功能障碍等。随着社会的发展,生活、工作节律的加快,人们的生活方式、行为方式发生着变化,此类疾病呈逐渐增加的趋势,已越来越引起关注。本章主要介绍进食障碍和睡眠障碍。

第一节 进食障碍患者的护理

一、概述

进食行为是人类一种本能行为,是个体生命得以存在的基本保证,受生物、心理和社会等因素的影响。进食行为满足了个体生理、心理和社会等方面的需要,维持正常的人体生理功能。

进食障碍(eating disorder)是指在心理因素、社会因素与特定的文化压力等因素交互作用下导致的进食行为异常,并伴有体重改变和生理功能紊乱的一组精神障碍。进食障碍可以出现生理和心理上的功能衰竭,严重者可由于躯体并发症和自杀导致死亡,如果长期存在或者继发其他精神问题如物质滥用和抑郁,致死的风险就会大大增加。

进食障碍不仅表现为生理功能异常,而且反映出患者心理上的问题,害怕发胖和对体型、体重的歪曲认知与期望是其重要的心理特点。患者以女性多见,患病率为4%,男女比例为1:6~1:10,常于青春期起病,偶有更早,成年后较为少见。由于多数轻症患者未能得到明确诊断,本病的真正发病率和病死率仍不太清楚。

二、病因与发病机制

进食障碍的病因及发病机制不明,可能与心理因素、社会文化因素、个体因素和家庭因素有关。

(一) 社会文化因素

在进食障碍的多发国家,社会价值观念崇尚的是"以瘦为美",苗条是社会标榜的理想体形,它代表着富有吸引力、节制、灵巧和可爱,女性往往通过对苗条身材的追求来获得社会的认可和赞许;其次大众传媒也对进食障碍的发病起到一定作用,如影视、报纸杂志上的女性身材几乎都是以苗条为主,瘦即是美,在这种意识形态的影响下女性为追求理想体形,极易走入进食障碍的误区。另外,同伴影响也是导致进食障碍形成的因素。处于青春期的女性迫切希望得到同伴的认可。同伴对体重、体形的评价和采取的进食行为都对她们极具影响力。在她们所处的小团体中,通常有共同的理想体形标准,青春期前期的孩子中,80%~90%都持这种观点,女孩中50%以上都在以节食或别的办法控制体重。如果追求的理想体形不健康,就容易导致进食障碍。

(二) 生物学因素

生物学因素是指在进食障碍患者中存在一定的遗传倾向(家族中罹患进食障碍和其他精神类障碍的人多于正常人群)和部分脑区的功能异常。个性因素是指进食障碍患者中常见的典型人格特点:拘谨、刻板、追求自我控制、追求完美和独特;爱幻想,不愿长大等。在青春期即容易表现出自主性和依赖性的强烈冲突,引发进食问题。此外,边缘系统是与进食障碍关系最密切的脑功能区,此区域的失衡可能导致进食障碍的精神病理学特征。据报道,在神经性厌食症的急性期患者中中枢神经系统单胺类递质紊乱,特别是去甲肾上腺素、5-羟色胺和某些神经肽功能失调。

(三) 家庭因素

家庭因素在进食障碍的发生、发展、维持和康复中都可能起到重要作用。家庭功能失调促进进食障碍的形成。常见的进食障碍患者的家庭包括以下几种类型:①家庭教育方式不当,家庭模式僵化,无法适应孩子的发展,父母对孩子过度保护,永远用对待婴儿的方式对待长大的孩子,孩子对父母过于依赖;②父母冲突,家庭破裂,孩子卷入其中,背负过重的负担;③家庭中有酗酒、减肥或抑郁者,或家庭中存在过多谈论减肥或体型美的环境。另外,个人幼年的不幸经历如性心理发育过程中的创伤性经历在发病过程中也起到一定作用。

三、临床表现

(一) 神经性厌食症

神经性厌食症(anorexia nervosa,AN)是一种慢性进食障碍类疾病,与行为、心理紊乱有关,主要影响青春期女性及年轻妇女。表现为有意、反复、长期地节食,造成以食欲缺乏、体重减轻,甚至厌食为特征的进食障碍。发病年龄在10~30岁之间,国外报道女性患病率为0.5%~1%,我国缺乏流行病学资料。

1. **认知的歪曲** 患者的核心症状是对肥胖的恐惧和对形体的过分关注,强烈的害怕体重增加或发胖而故意节食,以致体重显著下降。患者表现为对自己的形体要求非常严格,对肥胖强烈恐惧。对自己身体不满被认为是导致进食障碍患者采用体重控制行为的主要因素。个体对自认为重要的部位如臀部、大腿的不满会对其自尊心产生影响,而在女性的自我意象中,身体外形占据着中心位置,有些患者即使自己骨瘦如柴仍认为自己太胖,对苗条有病态的追求,即使他人解释劝说也无效,仍然不肯进食和改善身体状况,只要求体重不断下降。

2. **想方设法控制体重** 为避免体重增加或达到自己设定的理想体重,患者经常采取各种措施限制体重的增加。部分患者常诉说上腹不适掩饰限制进食的动机。最初有的患者只是少吃主食、肉、蛋,逐渐发展为排斥所有高能量、高蛋白的食物,以少量的无营养的食物或者自认为不使人发胖的食物充饥。有的患者进食时速度很慢,食物分小块细嚼慢咽,然后全部吐出,以避免身体吸收营养。多数患者是有进食欲望的,并非真正的食欲不佳,而是惧怕发胖。有时实在饿得厉害或迫于家属的压力下而暴食,随后利用各种方法和机会催吐和导泻。部分患者为了达到控制体重的目的,经常采用过度运动,如游泳、跑步、不停地走动、做健身操等,甚至在极度消瘦、体力虚弱的情况下也强迫自己运动,为达到自己设定的体重标准而不顾一切。

3. **常伴有心理障碍** 患者多否认自己有病,拒绝治疗,表现令人费解;部分患者伴有一种或几种精神障碍,其中抑郁症状比较多见。患者表现为情绪低落,不稳,易冲动,往往有自杀倾向;即使日渐消瘦,个别患者仍然忧心忡忡,焦虑不已,担心发胖。患者性格孤僻,不信任别人,难以与人交往,绝大多数患者过度沉迷于控制体重。患者把控制进食行为作为应对紧张、焦虑的一种方式,通过限制进食,获得苗条身材来达到情绪满足,焦虑、抑郁、烦躁通常伴随着进食障碍整个病程。

4. **生理功能发生紊乱** 由于节食,长期热量摄入不足,患者表现为消瘦、低体温、低血压、皮肤干燥、脱发、继发闭经、第二性征消失、睡眠障碍等。严重营养不良的患者其所有重要器官都可能出现功能失调,女性患者表现为闭经、月经稀少或者初潮不来。约 20% 女性患者的闭经出现在体重下降之前,因此常以闭经为由就诊,而忽视了进食障碍。在各种躯体并发症中,性功能障碍是最常见的症状,最危险的是心脏功能失调和水电解质紊乱,不及时治疗可导致死亡。

【典型病例】
　　某女,17 岁,中专学生。因少食、消瘦、衰竭于 1997 年 3 月入院治疗。患者身高 1.63 m,体重 55 kg,身材、长相在班里属上等,特别受男生的"拥戴"。4 个月前班里来了另一位女生,身材苗条,在外貌方面比患者优越,患者受到男生的"冷落"。为了满足虚荣心并在外表上超越所有女生,患者开始节食。最初拒食肉类食品,后逐渐拒食米饭和面食,最近只喝少许菜汤、水果汁,体重下降到 33 kg,经常感冒发热,月经停止,因极度消瘦无法坚持上学而入院。
　　诊断:神经性厌食症

(二) 神经性贪食症

神经性贪食症(bulimia nervosa,BN)以反复出现的强烈进食欲望和难以控制的、冲动性的暴食以及有惧怕发胖的观念为主要特征的一种精神障碍。为防止暴食对体重的影响患者采用各种措施,如呕吐、导泻、增加活动量等,致使体重低于正常范围。

1. **不可控制的暴食** 患者有反复出现的无法控制的发作性暴食史是本病的主要特征。患者暴食发作时,有无法控制的大量进食的强烈愿望,吃得又多又快,狼吞虎咽,明知这种行为不正常,却很难控制,进食一旦开始便很难主动停止,直至感到难以忍受的腹部不适如腹痛、恶心，或因外界干扰被人发现才终止贪食发作。个别患者看到食物就往嘴里塞，甚至是自己所吐之物。患者进食时常常避开他人，在公共场所尽量克制进食。

2. **想方设法清除食物**　由于他们对自己的体重和体型过分关注，在吃完大量食物后，为了保持苗条的身材，通过各种手段将食物排出体外，使用催吐剂或用手指刺激咽后壁诱吐，用利尿剂、泻药增加排泄，或者做过量运动以消耗热量，还有的患者甚至绝食一段时间。这种异常的行为，若每周达2次，且持续超过3个月以上，则可诊断为BN。

3. **生理功能受损**　由于患者过量服用泻药、减肥药和利尿剂等，长期这样会引起严重的脱水和电解质紊乱，进而造成营养不良、身体疲倦、衰弱、皮肤发黄发黑、肾衰竭、肌肉无力、心律失常等并发症而有致命的风险。患者经常用手指扣喉咙，手指和手掌相连的地方会发生硬皮，这是在扣喉咙时，牙齿咬出来的。有的女性患者会因此而闭经或者月经不调，甲状腺肿大，体重大幅起伏。由于经常呕吐，酸性物粘在牙齿上，会造成牙齿变色甚至脱落。由于暴饮暴食可导致胃扩张和胃破裂的发生。

4. **心理障碍**　很多BN患者都有抑郁倾向，对自己身体的错误认知，使他们感到在人前抬不起头来，而贪食进一步恶化了自暴自弃的心理。患者通过大量进食来达到情感宣泄，但大量进食仅能暂缓焦虑，之后会对自己的暴食行为产生罪恶感和抑郁等消极情绪。有研究表明，BN患者比AN患者的抑郁倾向更严重，而且更容易产生自杀的念头。

BN患者的人格改变出现比例较高，撒谎和偷窃行为很常见，并带有明显的冲动性。常见的是借钱或骗钱和偷窃，最常偷的东西是食物和衣服等，这可能是因为患者需要大量的食物而自己不能满足所致。还容易出现酒精和兴奋剂滥用。

【典型病例】
　　某女，16岁，学生，一年来进食量剧增无法控制而就诊。一年前患者的一个同学随便说了一句"看你那个胖的样子"，说者无意，听者有心，她对此话非常在意，从此开始严格的节食。当节食不能使体重迅速减轻时，她开始在餐后用手指刺激咽喉诱发呕吐。患者又抑制不了每周3~4次的"暴食冲动"，有时一餐可食500 g米饭，还有大量肉食和蔬菜，饭后又吃整盒"曲奇"、冰激凌和其他糖果，一直吃得肚子胀或呕吐为止。患者述说自己有时突然很想吃，哪怕肚子胀得痛，嘴里还想吃，明知这样贪食不好，怕变胖，想少吃一点，但无法控制。患者目前身高163 cm，体重60 kg，因学习很紧张，常出现烦躁不安，暴食冲动更加强烈。由于患者对进食感到害臊而不在其他人面前进食，经常吃泻药以防止营养过剩。
　　诊断：神经性贪食症

四、治疗与预后

综合治疗是进食障碍治疗的原则。首先需取得患者的合作，使其积极参与治疗；同时开展心理治疗以及辅助的药物治疗；提供健康教育，预防复发。多数轻症患者以门诊治疗为主，当出现严重营养不良、电解质紊乱伴有严重抑郁或出现自杀、门诊治疗效果不好时应采取住院治疗，以免意外发生。

(一) 治疗

1. **支持治疗** 纠正营养不良,维持水电解质平衡。针对不同并发症进行对症处理。让AN患者保证进食量,如供给高热量饮食,给予静脉输液或静脉高营养。专职监护,以防患者食后呕吐。

2. **心理治疗** 急性期后心理治疗是治疗AN的主要方法。多数患者治疗依从性很低,医护人员要应用多种心理治疗方法,建立良好的护患关系,目的在于帮助患者重建正常进食行为模式,尽快恢复理想体重。

(1) 认知疗法:通过改变患者对体重和食物的不正确认知,尤其是须消除患者过分怕胖的观念,以达到治疗目的。具体方法:帮助患者学会以合理的信念思考问题;指导患者在自己的想法、感受和行为之间建立联结;与患者共同探讨和分析其错误认知,深入了解患者的心理问题,帮助患者解除心理冲突,纠正不良认知,合理安排饮食,培养良好的生活习惯并开始发展更正确、健康的感受、想法和行为方式;提高患者的自我评价能力,使其明确自我评价在治疗中的作用。

(2) 行为疗法:主要采取系统脱敏疗法、正性或负性强化疗法,给予物质和精神奖励相结合,重建正常的进食行为。当患者配合治疗,逐渐改善饮食行为,并合理进食即给予奖励;对于拒绝治疗、不按计划进食或自我引吐者则给予惩罚,如取消约定的条件或限制行动自由。这样可以充分调动患者的积极性,有效地改善患者的不良行为。

(3) 家庭治疗:调整家庭成员的相互关系,改变不良的家庭关系,取得家庭的支持,避免家属对患者进食问题的过分关注和不安,纠正对患者厌食症状不恰当的处理方式,有助于缓解症状,改善抑郁情绪,促进康复。

(4) 生物反馈治疗:生物反馈治疗可作为心理、生理的自我调节,结合放松训练调整生理活动,保持情绪稳定。

3. **药物治疗** 目前尚无确切有效的药物治疗进食障碍,仅作为辅助治疗,对伴有焦虑、抑郁、强迫症状的患者可以应用三环类和选择性5-羟色胺再摄取抑制剂(SSRI)类抗抑郁剂。抗精神病药可能是有益的辅助剂,特别是在患者同时存在精神病性症状时,但初期使用剂量要小。

(二) 预后

AN病程常为慢性迁延性,有周期性缓解和复发,50%患者治疗效果较好,20%患者时好时坏反复发作,25%患者始终达不到正常体重迁延不愈,5%～10%患者死于极度营养不良或其他并发症或情绪障碍所致的自杀。

目前对BN的自然病程和预后了解不多。一般认为BN趋向一个慢性反复波动的病程,但总体来说预后较AN要好。国外报道,经过10年随访,50%的AN患者症状消失,大部分患者病情改善。预后较好的因素包括症状较轻、发病年龄小、体重降低不太明显、对疾病的自我认知水平较高、坚持接受门诊治疗等。此外,BN患者的暴食、催吐等清除行为的严重程度与预后也有关。

五、进食障碍患者的护理

(一) 护理评估

对于进食障碍患者需要进行全面综合的评估,包括生理、心理、社会、文化等各方面。

1. 躯体状况

(1) 评估患者的年龄、体重与身高的比例(体重指数)。

(2) 患者的饮食习惯和结构,包括种类、量、偏好以及对食物的认识。

(3) 评估患者的全身营养情况、节食时间,尤其要注意患者的皮肤、生命体征、心血管系统情况等。

(4) 了解患者使用药物的情况及是否有呕吐、服用利尿剂、导泻剂等情况。

(5) 了解女性患者是否有闭经及闭经时间和其他疾病史等。

2. 心理状况

(1) 评估患者的情绪状况,是否存在抑郁、焦虑和易激惹等不良情绪,有无自伤和自杀倾向。

(2) 评估患者对自己所患疾病的认识程度,如对自身身材和自我观念的看法。

(3) 了解患者对理想体重和对自身体型的看法。

(4) 了解患者应对挫折的方式和心理防御机制的运用情况。

3. 社会状况

(1) 了解患者发病有无明显的诱发因素。

(2) 了解患者的家庭环境,如父母关系是否融洽、家庭经济状况和与家人相处情况等。

(3) 了解患者的社会支持系统是否良好,对疾病的认识程度等。

(4) 了解患者能否坚持正常的学习和工作。

(二) 护理诊断

1. 营养失调,低于或高于机体需要量　与限制、拒绝进食或暴食、存在清除行为有关。

2. 潜在或现存的体液不足　与摄入量不足、过度运动和清除行为导致体液丢失过多有关。

3. 有感染的风险　与营养不良、机体免疫力降低有关。

4. 焦虑　与生理需求不能得到满足有关。

5. 体像改变　与自我发展延迟、家庭功能不良和对自身体像不满有关。

6. 无效性角色行为　与家庭冲突、支持系统不良有关。

7. 知识缺乏　与有关疾病知识了解甚少及歪曲认知有关。

(三) 护理目标

(1) 重建正常进食行为模式,纠正患者的营养不良。

(2) 患者体重恢复或保持在正常范围内。

(3) 患者不发生躯体感染性疾病或并发症。

(4) 患者情绪稳定,无焦虑、抑郁等不良情绪。

(5) 纠正患者体象障碍的歪曲信念,重建认知模式。

(6) 患者的家庭成员关系改善,能相互沟通,共同应对疾病。

(7) 协助患者掌握行之有效的应对策略,预防复发。

(四) 护理措施

1. 创造良好的休养环境　实施半封闭式管理;提供安静、舒适的病房环境;房间设置安全、光线明亮、空气流通、墙壁颜色以明快为主,并挂壁画,室内放置适量的鲜花,以利调动患者积极良好的情绪,焕发对生活的热爱;提供良好的进食环境。

2. 保证营养，维持或达到正常体重指数

(1) 全面评估患者生命体征、营养状况、体重指数。密切观察并记录患者的生命体征、心电图及实验室检查报告，观察皮肤和黏膜及毛发的色泽、弹性和完整性，女性患者观察月经情况。每日定时使用固定体重计监测患者体重，观察患者大便情况。

(2) 根据患者的饮食习惯、文化、宗教、经济情况、家庭饮食方式等情况，与营养师和患者一起制订饮食计划和体重增长计划。

1) 制订食谱时，各种营养素的搭配要均衡合理，按一定比例的电解质、脂肪、蛋白质、糖类、纤维素、维生素等搭配，以维持患者正常的新陈代谢，保证正常的营养需求。第1周每日能量摄取为 2 090~4 180 kJ(500~1 000 kcal)，以后每3~4天增加 2 090 kJ(500 kcal)以使体重每周增加 0.5~1.5 kg。1个月后每周体重增加 200~300 g。增加体重期间给予每天5餐，3餐为固体食物，2餐为流质饮食或水果。初期可采用少量多餐的方法，进食、进水从小剂量开始，逐步缓慢增量，按液体、半流质、软食、普食的顺序逐渐过渡。

2) 根据患者体重的情况，不断修改食谱及进食量，对于 AN 患者最好与其一起制订饮食计划，制订合理的食谱，按每天3~4餐的方式进餐，给予柔软、易消化且色、香、味俱佳，适合患者口味的饭菜，以刺激食欲。但注意食量要少，要循序渐进地增加食量。

3) 对于 BN 患者，要制订限制饮食的计划，在符合患者以往饮食习惯的前提下，逐步限制高脂、高糖食物和进食量，以使患者易于接受，并逐渐建立规律、适量的饮食习惯。

(3) 护理人员要督促患者进食，准确记录出入量，患者进食时态度要和蔼、耐心，生活上要多加体贴，以增强患者生活的信心。患者进餐时工作人员可在旁陪同或示范进餐，敦促其细嚼慢咽；餐后及时清理回收餐具，防止患者运动过度或采取隐藏食物、引吐、导泻等行为。做好食品的管理，早餐与午餐间加一定量的水果，以减轻患者的饥饿感。

3. 心理护理

(1) 建立良好护患关系：帮助患者熟悉住院生活，多与患者接触，尊重、理解、关心患者，尽量满足患者的合理要求，取得患者的合作；接触患者应主动热情，耐心倾听患者的叙述，避免立即评论，运用语言和非语言沟通技巧，多与其交谈，与患者建立充分信任关系；给患者提供倾诉、自省的环境气氛，使患者看到营养不良给躯体功能造成的各种危害，帮助患者自我恢复。

(2) 合理安排患者的生活：患者体重增加、躯体紊乱纠正后，鼓励患者适当参加康复训练活动。根据患者个性喜好，安排动静结合的住院生活，如绘画、唱歌、看动画片等，调动患者的生活情趣。

(3) 指导患者学会与人沟通：鼓励患者正确表达自己的想法和内心感受，了解自己以进食行为表达内心种种情结的情绪冲动。

(4) 纠正患者的体像障碍：进食障碍患者都有强烈的有关食物、节食和体重的错误认知。

1) 采集病史：通过让患者自行监测进食情况，评定患者问题的严重程度。

2) 每餐后填写情绪控制量表：评估患者对食物与肥胖之间关系的想法，鼓励患者表达进食时的情绪反应、对自己体像的看法及对体像改变的感受。

3) 认知重建：帮助患者学会以合理的信念思考问题，将其实际体型尺寸与其主观感受对比，使其认识主观判断的错误。帮助患者在自己的想法、感受和行为之间建立联结，并开始发展更正确、健康的感受、想法和行为方式。纠正其把对食物、体型的控制作为对自己命运控制信号等优势观念。

4) 提高自我评价能力:鼓励患者说出自己的优点,学会合理打扮,提高自我评价能力,认识"完美"是不现实的,鼓励其接受真实的自我。

(5) 帮助患者重建正常的进食行为模式

1) 根据患者情况制订相应的饮食计划。

2) 做好饮食宣教,向患者解释饮食计划的重要性并告知患者不能进食任何饮食计划之外的食物。

3) 帮助患者识别过度控制饮食,特别是限制蛋白质、脂肪、高能量食物摄入的不合理信念,帮助分析讨论过分追求完美、不切实际地担心失败及肥胖后一切都怎么办等种种情结的情绪反应。

4) 引导患者识别进食障碍是由患者自身的、心理社会的、家庭的多种因素造成的,教育其认识自身障碍和认知模式,改变不合理信念。

5) 用餐前,患者不能擅自准备或进食食物。患者的正餐或点心由护士准备并放于餐桌上。

6) 鼓励患者在餐前如厕,进正餐后 1 小时或进食点心后半小时内不得随意离开餐厅。进食 1 小时后由护理人员进行督导,帮助患者处理进食时的不健康想法和行为。

7) 患者对所规定的进餐量都必须在餐厅内进食完毕。同时有一位护士陪同与患者一起进餐,并做出正确的进餐示范。以确保患者按量摄入食物,无诱吐、导泻行为发生。

8) 利用正强化和负强化的方法,帮助患者恢复正常的饮食行为模式。当患者体重增加或主动进食时,给予一定奖励。患者在规定时间内不能吃完规定的食物或点心,应在 15 分钟内进食等能量的营养剂,如仍不能配合完成,将给予鼻饲流质保证营养摄入。进餐开始后,患者迟到 5 分钟以上,将被要求在点心时间增加一份附加餐;正餐必须在 30 分钟内吃完,点心在 15 分钟内吃完。如果在规定时间内不能吃完,或隐藏食物,将按要求增加进食一份附加餐。对于患者餐后的异常行为,如长时间沐浴或其他过度活动,要进行限制;如体重减轻或有拒绝进食、过度运动、诱吐等行为,则取消或收回奖励作为惩罚。

4. 健康教育

(1) 建立良好、规律的生活方式与进食行为模式:鼓励患者培养自己的兴趣爱好,学会用合理的信念思考问题,学会在自己的想法、感受和行为之间建立联结,树立正确的形体美观念。努力纠正自身对形体的不合理信念,并坚持定期复查。

(2) 药物指导:向患者及家属讲解药物的名称和服用时的注意事项,告知患者服用抗抑郁药后可能会出现恶心、头痛、口干等不良反应,指导患者应在饭后服药。

(3) 合理安排生活:鼓励患者合理安排学习和生活,积极参加适当的体育锻炼,保持乐观的心态和积极向上的精神状态面对日常生活中遇到的各种挫折,要学会主动进食,少量多餐,合理补充丰富的营养物质,保证人体正常的生理需要。

(4) 动员家庭社会支持系统:指导家庭对患者的教育管理,提倡疏导而不是制约,对必要的照顾技巧进行示范并提供练习机会;指导家庭与患者之间加强沟通。鼓励家庭参加集体治疗和家庭治疗,对家属讲解疾病的一些知识,为患者创造良好的家庭环境,注重家庭成员之间的人际关系及处理,强化、挖掘积极的方面,淡化消极的方面,给予患者更多的温暖和支持,使患者获得情感上的满足感。

(五)护理评价

(1) 患者体重是否恢复正常范围,营养失调状况是否改善。
(2) 患者水及电解质平衡是否恢复正常。
(3) 患者有无感染发生。
(4) 患者能否正确认识规律进食的重要性。
(5) 患者与家庭成员的关系有无改善。
(6) 患者及家庭成员有无掌握疾病知识和应对策略。
(7) 患者能否正常生活、工作和学习,有无良好的饮食习惯。

第二节 睡眠障碍患者的护理

一、概述

睡眠是人类的一种低能耗休息与恢复精力的行为,它与觉醒交替进行,是与昼夜变化大致同步的一种生物节律,为个体提供恰当的生理和心理环境。如果正常睡眠的启动和调节过程发生障碍,就会产生各种睡眠障碍。

睡眠障碍是指睡眠的量、质或定时的异常,或者是在睡眠中或睡眠觉醒转换时发生异常的行为或生理事件。世界卫生组织将睡眠障碍的标准定义为:①有入睡困难、保持睡眠障碍或睡眠后没有恢复感;②至少每周3次并持续至少1个月;③睡眠障碍导致明显的不适或影响了日常生活;④没有神经系统疾病、没有使用精神药物或其他药物等因素导致的失眠。本节主要介绍非器质性睡眠障碍。

非器质性睡眠障碍是指各种心理-社会因素引起的非器质性睡眠和觉醒障碍,国际睡眠协会把睡眠障碍分成四大部分:①睡眠启动与维持障碍即失眠;②过度睡眠障碍即嗜睡症;③睡眠觉醒节律障碍;④与特定睡眠阶段有关的睡眠障碍(睡行症,夜惊,梦魇)。

二、病因与发病机制

人类的睡眠是一种高级功能,睡眠的发生和调节机制非常复杂,确切机制和原因至今尚未完全清楚。

(一)生理因素和病理因素

部分睡眠障碍的患者有阳性家族史,部分患者可能与神经系统发育不完善有关。睡眠障碍与各个年龄阶段也有关,如老年人表现为睡眠时间缩短;儿童期因特殊睡眠问题可导致睡眠障碍,如梦魇、夜惊、睡行症等。疼痛、瘙痒、剧烈咳嗽、夜尿等也引起失眠;部分患者出现与呼吸有关的睡眠障碍,与其中枢神经系统病变有关。

(二)社会-心理因素

生活、工作的改变是诱发睡眠障碍的重要因素,如退休、升职或降职等。精神分析认为失眠是未解决的内心冲突的某种表现,遭遇生活事件(如亲人病丧、个人失业和人际关系冲突等应激因素)和各种情绪的影响(如兴奋、抑郁、焦虑、紧张)都会不同程度地影响睡眠质量。另外,精神疾病伴发的症状,如精神分裂症、心境障碍等有不同程度的睡眠障碍。

(三) 环境因素

习惯的居住环境改变、居住环境拥挤或嘈杂等,以及规律的生活突然改变都可能会不同程度地影响部分人的睡眠质量。

(四) 其他因素

药物和食物也会引起睡眠改变,如酒精、某些药物(产生依赖和戒断症状)、浓茶和咖啡等会让人难以入睡。

三、临床表现与治疗

(一) 失眠症

失眠症(insomnia)是指有充分睡眠机会和良好睡眠环境的情况下,患者表现出睡眠的启动(sleep onset)、维持(sleep maintenance)困难或醒得太早,或长期存在睡眠后不能恢复精力或质量令人不满意,并伴随明显的痛苦或影响日间的社会、职业功能。失眠症是最常见的睡眠障碍,但睡眠障碍不等于失眠,睡眠障碍包括很多方面的问题,而失眠症仅属于睡眠障碍中的一种。

流行病学调查显示,约 1/3 的美国人受失眠症的困扰,这个比例很高。各国失眠症的发生率,中国为 45% 左右,巴黎为 29.3%,圣地亚哥为 39.5% 等,这说明失眠已成为一个公共卫生问题。一过性失眠属于正常现象。下面所述的失眠症是指失眠持续时间较长,并影响患者的生理和社会功能。

1. **临床表现** 失眠症的临床表现主要为入睡困难、睡眠不深、易惊醒、自觉多梦和早醒、醒后再次入睡困难、感到疲乏或缺乏清醒感。其中最常见的症状为难以入睡,其次是早醒和维持睡眠困难,如经常醒转、多梦、醒后不能再睡等。患者常常就寝时感到紧张、焦虑而无法入睡,因失眠而表现为困倦、焦虑、抑郁、易激惹和对自己过分关注,严重者导致学习、工作效率严重下降,甚至影响社会功能。失眠体验的痛苦不在于少睡几个小时的痛苦,而是对睡眠问题焦虑引起的痛苦。由此而产生对失眠的恐惧、焦虑和对失眠的后果过分担心,导致入睡前紧张,无法入睡,这样的恶性循环导致失眠症状持续存在,久治不愈。有些群体因为对改善睡眠的药物有一些顾虑和恐惧,故拒绝就诊,这是一个值得医学界关注的问题。根据失眠的原因,失眠可分为以下 3 种:

(1) 适应性失眠(急性失眠):起病与明确的应激有关,病期相对短暂,从数天到数周,在脱离或适应了特定的应激源后失眠即缓解。

(2) 心理生理性失眠:是较高的生理性唤醒水平引起的失眠,伴随清醒时的功能下降。起病形式可以是隐匿的,患者诉小时候或成年早期即有失眠;也可以是急性的,由适应性失眠没有及时缓解而演变过来。

(3) 矛盾性失眠(睡眠感缺失):主诉严重失眠,但没有客观的睡眠异常的证据,日间功能受损的程度和所诉的睡眠缺乏的程度不符合。例如,20 世纪 60 年代中期,一名 20 岁左右做文艺工作的患者来院就诊,她强调 3 年没合过眼,但入院后其他人发现该患者每晚鼾声如雷,但仍每天抱怨不能入睡。当时国内政治气氛突出,且心理专业水平低,故认为该患者属于思想问题,予教育及生产劳动锻炼,于是患者之后不再申辩,再次就诊时已接近 50 岁。失眠还有一些其他的表现,如梦的困扰、小便的困扰等,临床上要掌握患者所有的临床表现,这些表现与诊断有关。

2. 治疗　失眠症的治疗首先应针对病因,消除和减轻造成失眠的各种因素。一般采用心理治疗为主,适当配合镇静催眠药物治疗。

(1) 一般治疗:首先要弄清失眠的特点、规律及可能的原因;调整和改善睡眠环境;培养良好的作息习惯,夜间避免进食咖啡、浓茶等兴奋性食物;白天可以安排适当运动量的体育锻炼。

(2) 心理行为治疗:包括生物反馈、刺激控制、放松疗法、认知行为治疗、睡眠限制治疗等。帮助患者建立有规律的睡眠节律,常用的方法有限制卧床时间的治疗方法。对于长期慢性失眠者结合发病原因予以支持性疏导、鼓励、安慰。认知治疗的主要目标是改变患者对睡眠的不合理信念和态度。

(3) 药物治疗:传统的治疗方法包括中草药、针灸、气功、胰岛素低血糖疗法等。目前使用较多的镇静催眠类药物,如抗焦虑药(苯二氮䓬类药物),该类药物可缩短入睡潜伏期,缺点是易形成药物依赖;三环类抗抑郁剂(TCA);选择性5-羟色胺重吸收抑制剂(SSRI)等。对于持久性失眠患者必须用药物,而用药物强调最好是单一用药,其次强调足剂量、短疗程,以免产生停药后的症状反弹或者引起药物依赖问题。对于慢性失眠者的治疗一般是选用催眠药物和抗焦虑药物、催眠药和抗抑郁剂配合。

(二) 嗜睡症

嗜睡症(hypersomnia)又称继发性过度睡眠,是指白天睡眠过度,或反复短暂睡眠发作,或觉醒维持困难的状况,并无法用睡眠时间不足来解释,且影响职业和社会功能。本病病因较多,常与心理因素有关,也见于精神障碍和躯体器质性疾病等,部分患者有家族遗传倾向。

1. 临床表现　白天睡眠过多,或有睡眠发作,不分场合甚至在需要十分清醒的情况下,也出现不同程度、不可抗拒的入睡。醒转时要想达到完全的觉醒状态非常困难,常有短暂的意识模糊,呼吸及心率加快,常伴有抑郁情绪,引起显著痛苦或社交、职业或其他重要功能损害。常有认知和记忆功能障碍,表现为记忆减退、思维能力下降,学习新鲜事物也出现困难,甚至事故发生率增多。常见于发作性睡病和病情较重的睡眠呼吸障碍。

2. 治疗　了解病因,对因治疗。目前对特发性过度嗜睡症尚无特效的治疗方法,但其预后尚好。发作期间可以给予中枢兴奋剂如哌甲酯(利他林),此药对部分患者可以减轻嗜睡对患者社会功能的影响,但有癫痫、高血压、青光眼病史者禁用。此外,6岁以下儿童应慎用利他林。

(三) 发作性睡病

发作性睡病(narcolepsy)也称为醒觉不全综合征,是一种原因不明的睡眠障碍,主要表现为长期警醒程度降低和以不可抗拒的短期睡眠发作为特点的一种疾病。大多数患者伴有一种或数种附加症状,如猝倒症、睡前幻觉或睡瘫等其他症状,合称为发作性睡病四联症。多于儿童或青年期起病。部分患者可有脑炎或颅脑外伤史。

1. 临床表现　本病最基本的症状是患者白天有不可抗拒的短暂睡眠发作,表现为突然出现无法预计的过度睡意和无法抗拒的睡眠发作,一般持续数分钟至十多分钟。这种情形常出现在不适宜的场合。例如,在吃饭、开车及工作中突然睡着。常可见此类患者有数次交通意外或工作意外的经历,患者有时会因此失去工作。但发作性睡病的患者却经常抱怨晚上失眠,可能因频繁的入眠期幻觉或睡眠瘫痪导致晚上睡眠断断续续,无法一觉睡到天亮;也可能是因为白天嗜睡的时间过长,而干扰晚上的睡眠。发作性睡病,一天24小时的总睡眠时间,并不比正常人长。其病因目前未明,但可发现此病与基因、环境因素及某些中枢神经疾病有关。需注意与癫痫发作鉴别。

2. 治疗 发作性睡病目前尚无特效的治疗方法,通常采用综合疗法,将支持性的心理治疗和药物治疗有机地结合。对于儿童患者,可向患儿家长、老师解释该病的性质,协助其合理安排时间,允许其上课时小睡片刻。避免参加各种危险活动。可使用加强觉醒的药物如利他林、匹莫林及苯丙胺等。选择一种药物,从小剂量开始,增至出现疗效或最高剂量为止,但不宜长期服用,因该类药不良反应较多。

(四) 异常睡眠

异常睡眠(parasomnia)是指在睡眠过程或觉醒过程中发生的异常现象。分为以下3类:

1. 梦魇症(nightmares) 是指在睡眠中被噩梦突然惊醒,引起恐惧不安、心有余悸的睡眠行为障碍,发病率儿童为20%,成人为5%~10%。梦魇的梦境多是处于危险境地,使患者恐惧、紧张、害怕、呻吟、惊叫或动弹不得直至惊醒。一旦醒来就变得清醒,对梦境中的恐怖内容能清晰回忆,并仍处于惊恐之中。对发作频繁者,需对因处理,由生活应激事件引起的梦魇要采用心理治疗的方法。

2. 睡行症(sleep walking disorder) 也称梦游症,是指一种在睡眠过程中尚未清醒而起床在室内或户外行走或做一些简单活动的睡眠和清醒同时存在的意识改变状态。目前病因尚不明确,儿童多见,可能与遗传因素有一定的关系,也可能与大脑皮质的发育延迟及心理因素有关。

睡行症通常发生在入睡后的2~3小时内,历时数分钟或半小时,此时患者意识水平低下,主要表现为在夜间患者入睡后起床在室内或户外走动,他们可能半盲目地徘徊、喃喃自语,或者无条理地讲话。在大多数情况下,患者在他们的房间内平静地漫步、走到卫生间或其他地方,如操作电脑、整理书包、下厨房做菜等;一般不说话,询问也不回答,看起来很茫然,眼睛睁开但是目光呆滞,然后就地或自己返回床上入睡,次日醒来对睡行经过完全遗忘。患者在睡行时意识水平较低,易出现安全问题,值得高度注意。治疗主要是心理治疗,如松弛练习和自我催眠疗法,辅以小剂量的抗焦虑药物。

3. 睡惊症(sleep terror) 是指出现在夜间的极度恐惧和惊恐发作,主要为反复出现从睡眠中突然醒来并惊叫的症状。夜惊患者常常在睡眠中突然惊叫、哭喊伴有惊恐表情和动作,以及出现心率增快、呼吸急促、出汗、瞳孔放大等自主神经兴奋症状。通常在夜间睡眠后较短时间内发作,每次发作持续1~10分钟。难以唤醒,醒后出现意识和定向障碍,不能说出梦境内容,对发作不能回忆。

四、睡眠障碍患者的护理

(一) 护理评估

1. 生理方面 评估患者的生命体征、饮食与营养状况,有无吸烟、饮酒、饮浓茶或咖啡等嗜好,有无躯体疾病、精神疾病及伴发症状;评估既往健康状况、病程,询问亲属中有无睡眠障碍的患者,应用何种药物治疗,效果如何,有无不良反应。了解失眠的表现,如失眠发生的时间、原因,是否存在入睡困难、早醒、再次入睡的难易度以及次日的精神状况等。

2. 心理方面　有无精神紧张因素和导致紧张的具体原因;有无焦虑、抑郁及恐惧的具体表现;工作性质和生活方式情况;有无自主神经症状等;是否有夜间出现惊险噩梦而迅速醒转。

3. 社会方面　患者有无家庭环境变化及社会功能受损,有无遭遇重大生活事件等,及对失眠的态度和认知情况。

(二)护理诊断

1. 睡眠型态紊乱　与社会-心理因素刺激、焦虑、睡眠环境改变、药物影响等相关。
2. 焦虑　与睡眠型态紊乱有关。
3. 疲乏　与失眠、异常睡眠引起的不适状态有关。
4. 恐惧　与异常睡眠引起的幻觉、梦魇有关。
5. 有外伤的风险　与异常睡眠引起的意识模糊有关。

(三)护理目标

(1)患者的睡眠状况改善。
(2)患者能合理安排工作、学习与生活,不发生因睡眠障碍所致外伤。
(3)患者消除心理恐惧,焦虑情绪得到适当控制。

(四)护理措施

1. 创造良好的睡眠环境

(1)护士要消除环境中的不良刺激,房间光线需暗淡,建议使用壁灯,避免强光刺激;卧室空气清新无异味,同时使温度保持适宜。

(2)安排睡前热水泡脚或沐浴,可减少脑部血流量,促进睡眠。限制睡前饮水,避免睡前喝兴奋性饮料如浓茶、咖啡等。

(3)护士做到"四轻",夜间患者入睡后,尽量避免操作。积极治疗以减轻患者病痛折磨,做好基础护理,防止并发症发生。

(4)对睡行症患者,要保证夜间睡眠环境的安全,给门窗加锁,防止患者睡行时外出、走失或发生意外。消除环境中的障碍物,以防止患者绊倒或摔伤。

(5)嗜睡症患者应避免从事可能因睡眠而发生意外的工作或活动,如驾车、高空作业、流水线操作等。

2. 心理护理

(1)对于心理因素导致的失眠,心理护理的重点在于建立信任的护患关系,加强护患间的沟通和理解,深入了解患者的心理问题。

(2)运用支持性心理护理帮助患者认识心理刺激,消除失眠诱因,包括各种心理刺激对失眠的恐惧,解除患者的心理负担,纠正恶性循环状态。

(3)护士应体谅患者因失眠而痛苦与焦躁不安的心情,容忍因此引起的情绪波动和易激惹,耐心倾听其主诉,做好保护性解释,让其宣泄不良情绪。

(4)运用认知行为治疗技术,改变患者对睡眠的不合理信念和态度,重建有规律、有质量的睡眠模式。帮助患者纠正以下不合理的睡眠认知。

1) 对睡眠需要的期盼过高(如每晚需睡 8 小时):由于失眠患者处于"高警觉"状态,常常伴有睡眠感丧失及假性失眠,而多导睡眠图显示睡眠脑电结构正常,但患者却诉失眠的现象。对于这类患者,需要帮助其了解睡眠的基本知识,如睡眠的生理规律、睡眠质量的高低不在于睡眠时间的长短,找出失眠的原因。帮助患者达到以下几点:①对睡眠保持符合实际的期望;②不给睡眠施加压力;③一夜睡不好,不必太悲观;④学会承受睡眠缺失的后果。

2) 误解或扩大了失眠的后果(如患者认为整天无精打采或不愉快是由于没睡好):其实失眠的后果与其说是睡眠不足造成的,不如说是失眠所引发的抑郁、焦虑情绪造成的。消除患者对失眠的顾虑,解除其心理负担。

3) 对如何提高睡眠质量的方法认识错误:如多数患者在床上躺的时间较长,早上床、晚起床,这种应对策略对睡眠危害极大!很多患者吃完晚饭后就早早上床,翻来覆去等待睡眠的到来,当困意迟迟无法降临时,开始变得抑郁、焦虑、沮丧,反而更加强化了"高警觉"状态,形成恶性循环。

3. 重建规律、有质量的睡眠模式

(1) 刺激控制训练:属于行为疗法的一种。对于在卧室和床上睡不着而在其他地方可睡着者,主要是帮助失眠者减少与睡眠无关的行为和建立规律性的睡眠-觉醒模式。必须遵守的规则:早晨一定要按时起床;白天尽量不要睡觉或午睡不超过半小时;把床当作睡眠的专用场所;想到睡觉再上床,而不是一累就上床;不在床上从事与睡眠无关的活动,如玩手机、用电脑、看书、看电视等;睡不着或无法再入睡(无睡眠 30 分钟后),如果觉得在床上不能入睡,应立即起床,到另一间房间去,直到睡意来袭时再上床。这些方法看似简单,让患者做到其实并不容易,因此护士应该加强督促、指导和随访。

(2) 睡眠定量疗法:属于行为疗法的一种,是对卧床太多者睡眠限制疗法的规则。这种疗法使轻度患者病情不断改善,获得较好睡眠。

1) 先让失眠者自己计算一晚能睡几个小时,就按这个数值计算上床时间。如果每晚入睡 6 个小时,就让其晚上 12:00 上床,早上 6:00 起床。

2) 要求患者每天同样时间入睡和起床,白天不能有午睡或打盹。每天记录上床、起床时间和估计睡觉总时间。

3) 当过去 5 天睡眠效率达 75% 后,可以允许患者早 15 分钟上床睡觉,起床时间不变。坚持数天后,如果躺在床上的大部分时间是在睡眠,把上床的时间再提前 15 分钟,固定时间起床,以保证患者床上的时间 85%~90% 用于睡眠。

4) 以上程序反复重复,直到患者睡眠时间达 8 小时或达到患者自己理想的睡眠时间。

(3) 其他疗法:根据失眠者的具体情况可适当采用暗示疗法、物理疗法(如水疗法、磁疗法、超短波疗法、强光治疗等)、各种放松疗法(如气功、瑜伽、打太极拳、全身放松训练、腹式呼吸等),暗示性较强的患者可以用各种营养剂作为安慰剂,配合暗示性语言,诱导患者进入睡眠。

4. 用药护理 指导患者按医嘱用药,并向患者讲解滥用药物的危害,避免患者自行给药而导致药物耐受或药物依赖。

5. 健康教育

(1) 嘱患者避免饮茶和酒,尤其是在下午或晚上。

(2) 嘱患者生活要规律,白天多参加社会活动,体育锻炼;晚上入睡前不宜做剧烈运动,不宜吃得过饱或饮水过多,但睡觉前吃少量食物可以帮助睡眠。

(3) 向患者及家属讲解疾病性质,减轻其心理压力,克服睡前焦虑。严格遵守作息时间,每天准时入睡和起床。

(五) 护理评价

(1) 患者睡眠是否得到改善。

(2) 患者对其睡眠质量是否满意。

(3) 患者睡眠过程中是否无安全问题发生。

(4) 患者及其家属对睡眠障碍的相关知识是否了解。

(赵秀荷)

第十二章 人格障碍患者的护理

第一节 概述

"人格(personality)"一词历史悠久,对不同的人格特征也早有描述,如古希腊希波克拉底的人格气质理论,提出了多血质、胆汁质、黏液质和抑郁质4种人格类型。我国古时亦有基于阴阳理论提出的太阳型、少阳型、太阴型、少阴型及阴阳和平型等人格类型。什么是人格呢?在现代心理学领域中,人格也称个性(character),是指个体在认识外在环境和内在自我、建立人际关系和思考事物的方式等方面表现出的持久且不同于他人的独特性,即一个人固定的行为模式和在日常活动中待人处事的习惯方式。人格的形成与先天的生理特征及后天的生活环境有密切的关系,一旦形成便相对稳定,对个体适应环境、处理具体事物的方式和趋向有恒定的主导作用,但并非一成不变,重大的生活事件与个人的成长经历仍会使其人格发生一定程度的变化。因此说人格又具有一定的可塑性。人格是一个有丰富内涵的概念,具有独特性、稳定性、整体性、统合性、功能性、倾向性、意志特征与行为方式的选择性以及认知能力方面的特征。

人格障碍(personality disorder)是一种精神障碍,是指一个人的人格特征明显偏离正常,具有反映其一贯个人生活风格和人际关系的异常行为模式。这种异常行为模式使患者对环境适应不良,常常影响其社会功能,使患者自己或他人遭受痛苦,甚至与社会发生冲突,以致造成不良影响。人格障碍包括3个要素:①起病于儿童或青少年;②持久性(不仅过分持续,而且异常行为涉及面广);③造成个人苦恼和(或)社会或职业上的问题。

人格障碍与人格改变不能混为一谈。人格改变是获得性的,是指一个人原本人格无明显异常,而在遭受严重或持久的应激,或罹患某种严重的精神障碍、脑部疾病或损伤之后发生的人格异常。由于人格障碍起病早、病程长,很难确定其发病时间,因此,其发病率很难估计,主要研究的是其患病率。长期以来各国各地区对人格障碍的认识水平很不一致,且对本病的诊断、分型尚存在许多争议,也就导致难有比较一致的患病率数据。国外调查结果报道的患病率在2%~16%之间,国内20世纪90年代调查的患病率为0.1‰,可能与国内医务人员在人格障碍的诊断识别和评估工具的应用方面尚存在一些问题有关。美国精神科护理协会2000年进行的人格障碍流行病学调查人格障碍患病率数据是:偏执型人格障碍为0.5%~2.5%,反社会型人格障碍为3%,分裂样人格障碍为0.4%~4.1%,强迫型人格障碍为1%,

边缘型人格障碍为2%,表演型人格障碍为2%~3%,依赖型人格障碍为0.1%~10%,焦虑型人格障碍为0.5%~1%。

第二节 病因与发病机制

对人格障碍的病因探究既有内因方面,如遗传基础、生理特性,也有外因方面的,如成长经历、社会环境,但迄今未完全清楚,一般认为人格障碍的形成不是单一因素作用,而可能是由生物、心理和社会文化等多因素共同作用形成的。

一、生物学因素

首先是遗传因素。正常人格的遗传作用已有大量的研究证实,也得到了很多人的认同,认为人格有中度遗传影响,而且主要影响的是人格的稳定性。这在一定程度上支持了遗传因素对人格障碍的形成有一定影响。

人格障碍患者亲属中人格障碍的发生率较高。多项研究证实,人格障碍患者的后代,其发病率均高于正常对照组,提示遗传因素的作用。其次有学者认为人格障碍是大脑发育成熟延迟的表现,依据是脑电图检查发现半数受检者常有慢波出现,与儿童脑电图近似。人格障碍患者到中年以后情况可有一定程度的改善,可能是大脑皮质成熟程度有所增加的结果,这与临床观察到的现象相一致。

二、心理-社会因素

心理-社会因素包括个体生存的自然环境、家庭环境和社会环境以及成长过程的心理因素。后者主要涉及父母的抚养方式、学校、同伴、社会变迁和生活事件等。

个体自我概念、价值观、人生观、习惯等形成受其成长时家庭、学校和社会环境的明显影响。有人认为"家庭是人类性格的加工厂"。幼儿心理发育过程中重大精神刺激或生活挫折对其人格的发育会产生不利影响。如从小没有父亲或缺乏父爱的孩子成年后性格多较胆小、畏缩,母爱剥夺则可能是反社会型人格的重要成因。在孤儿院成长的儿童成年后性格内向者较多。有研究表明,不正常的父母教养方式(如被情感忽视)是造成边缘型人格障碍的重要危险因素。父母本身有精神疾病、人格障碍或犯罪记录,或有酗酒、吸毒、偷窃、淫乱等不良行为,可对儿童起到不良的"示范"作用。

学校和同伴的影响不容忽视。学龄期孩子会与各种同伴(同学、邻居、团体成员等)互动。如儿童的某些行为得到同伴的鼓励或赞赏,他(她)会倾向于保持这种行为;反之,若受到同伴批评或反对,则这种行为可能消退。与品行不端的人来往或经常混迹于大多数成员具有恶习的社交圈子,对人格障碍的形成起到促进作用,所谓"近朱者赤,近墨者黑"。教师对孩子的榜样作用有时比父母更突出。一方面学生会直接模仿教师的一些行为,另一方面教师对学生行为的态度及评价能影响孩子对事情的态度和应对特征。

此外,社会上的不正之风、拜金主义等不合理现象、扭曲的价值观念以及不合理的社会制度等对人格障碍形成的作用也不可忽视。

综上所述,人格的形成和发展是遗传与环境交互作用的结果。

第三节 临床表现

根据 ICD-10 诊断标准,人格障碍分为偏执型、分裂样型、社交紊乱型(反社会型)、情绪不稳定型(包括冲动型和边缘型)、表演型、强迫型、焦虑型、依赖型和其他型。

事实上,准确地判断患者属于哪一类型人格障碍有时较为困难,有些边缘型人格障碍患者,症状既符合这一类型人格障碍的表现,又符合另一类型人格障碍的表现;或者很少有患者的临床表现与某一类型人格障碍的诊断标准完全吻合。尽管各种类型人格障碍的具体临床表现不一样,但作为同一组疾病,它们仍具有一些共同特征。

(1) 人格障碍患者主要表现为情感和行为的异常,其意识状态、智力无明显缺陷,一般也没有幻觉和妄想。

(2) 人格障碍患者对自身人格缺陷常无自知,也因自身性格的问题,社会功能和人际关系较差,常常在生活中遇到各种矛盾,同时缺乏正确的认知和处理技巧,大部分患者因此会出现焦虑、紧张、恐惧、忧虑等。部分患者如偏执型和反社会型人格障碍患者则意识不到是自身人格特征的问题,往往将矛盾的责任归咎于别人,并不感到痛苦内疚。

(3) 人格障碍患者对人和事物的观念及应对方式常与众不同,甚至给人以古怪孤僻的印象;他们很难与其他人建立长久的密切关系,难以获得稳定和谐的爱情和婚姻,或者婚姻关系难以长时间维系;在工作中则表现为职业成就感低,或频繁跳槽。

一、偏执型人格障碍

偏执型人格障碍(paranoid personality disorder)患者以男性多见,开始于成年早期,以猜疑和偏执为主要特点。具体表现为:①对挫折与拒绝过分敏感,对于别人对自己的"忽视"深感羞辱,满怀怨恨,往往反应过度,有时产生牵连观念。②容易长久地记仇,即不肯原谅他人的侮辱、伤害或轻视;对他人的怠慢、不公平待遇、侮辱等耿耿于怀,引起强烈的敌意和报复心。③具有猜疑、体验歪曲的普遍倾向,以及把他人无意的或友好的行为误解为敌意或轻蔑;非常谨慎和警觉,总认为他人不怀好意,怀疑他人的真诚。④与现实环境不相称的好斗及顽固地维护个人的权利;易与他人发生争辩、对抗,顽固地追求不合理的利益或权利,意见多,常有抗议。患者所在工作单位的领导常觉得这类人员难以安排。⑤极易猜疑,毫无根据地怀疑配偶或恋人的忠诚,限制对方和异性的交往或表现出十分的不愉快。⑥有将自己看得过分重要的倾向,即自负、自我评价过高,对他人的过错不能宽容,得理不饶人。⑦有将直接有关的事件以及世上的形形色色都解释为"阴谋"的无根据的先占观念,经常无根据地怀疑别人要伤害、欺骗或利用自己,或认为有针对自己的阴谋,歪曲地理解别人善意的举动。

偏执型人格障碍患者很难完全纠正人格偏离,有的患者还可能会发展成偏执型精神分裂症或偏执狂。

二、分裂样人格障碍

分裂样人格障碍(schizoid personality disorder)的患病率暂未发现性别上的明显差异,

表现以情感冷漠、人际关系明显缺陷为特点。该类患者喜欢一个人独处，很少甚至不愿与他人有任何关系。具体表现为：①几乎没有可以体验到愉快的活动；②情绪冷淡、情感隔膜或平淡，对人冷漠，缺乏热情和幽默感；③对他人表达温情、体贴或愤怒等情绪的能力有限；④毫不关心别人对自己的看法，对于批评或表扬都无动于衷；⑤对与他人发生性关系几乎没有兴趣；⑥几乎总是偏爱单独行动，回避社交，离群独处，我行我素而自得其乐；⑦过分沉湎于幻想和内省，对带有智力性的活动有浓厚兴趣；⑧没有亲密朋友（或仅有1位），与人不建立，也不想建立相互信任的关系；⑨明显地无视公认的社会常规及习俗，常不修边幅、服饰奇特，行为不合时宜，不符合当时当地风俗习惯或目的不明确。

三、社交紊乱型人格障碍（反社会型人格障碍）

社交紊乱型人格障碍（antisocial personality disorder）曾被称为精神病态、社会病态和悖德性人格障碍等，患者常因其行为与公认的社会规范有显著差异而引人注目。男性患者明显多于女性患者。具体表现为：①对他人感受漠不关心，往往缺乏正常人之间的友爱，对家庭亲属缺乏爱和责任心，待人冷酷无情；②全面、持久地缺乏责任感，无视社会规范与义务，经常违法乱纪；③尽管建立人际关系并无困难，却不能长久地保持；④对挫折的耐受性极低，微小刺激便可引起攻击，甚至暴力行为；⑤无内疚感，不能从经历中特别是从惩罚中吸取教训；⑥很容易责怪他人，或者当他们与社会相冲突时对行为作出似是而非的"合理化"解释；⑦持续的易激惹。

> 【典型病例】
> 　　患者梁某，男，43岁，汉族，离异，小学文化，无业。自幼不听长辈的教导，爱撒谎、偷东西、虐待小动物，在村子里常做一些破坏的行为；上学后常逃学、不守纪律、经常迟到或旷课，与同学关系差，对人态度冷漠，常为小事与人打架。小学毕业后参加工作，与人相处差，工作无责任心，常有旷工，不接受他人的批评，常与同事吵架，故每份工作都做不长久；对家人冷漠，不负责任；婚后夫妻关系很差，没多久就离婚。后来吸食毒品，为获得钱财去购买毒品而常在村子里偷村民的东西，故与村人关系恶劣。患者曾在普查中被发现人类免疫缺陷病毒（HIV）阳性，间断接受相关治疗。近1年来患者脾气暴躁，难以入睡。某日，患者无故认为村里欠了他租地的钱，到村长家里讨钱，不听解释，与村长发生争执，患者诬告村长打了他而要求赔偿，要求未得到满足；当日到某医院门诊纠缠医生索要"验伤证明"，以便能追讨赔偿，不听医生解释，用石头砸医院门诊的玻璃门，后被警察带走。2个月后患者又称心烦，身体不适，后到当地某工商银行无理取闹，用石头砸银行的玻璃门，要银行给他钱治疗，后由警察制服送入精神病院。
> 　　诊断：社交紊乱型人格障碍

四、情绪不稳定型人格障碍

此类人格障碍有一个突出的倾向，即行为不计后果，伴有情感不稳定。事先进行计划的能力很差，强烈的愤怒爆发常导致暴力或"行为爆炸"，当冲动行为被人评判或阻止时，尤为如此。情绪不稳定型人格障碍包括冲动型和边缘型人格障碍。

1. **冲动型人格障碍**(impulsive personality disorder) 该型人格障碍以情绪不稳定及缺乏冲动控制为特征,伴有暴力或威胁性行为的爆发,发病男性明显多于女性。具体表现为:①情绪不稳,易激惹,易与他人发生争执和冲突。常因点滴小事爆发愤怒情绪和攻击行为,不考虑后果。事后对自己的行为感到后悔,但不能防止再犯,间歇期正常。②情感爆发时,轻者争吵、谩骂,重者对他人可有暴力攻击,或可有自杀、自伤行为。③在日常生活和工作中同样表现冲动、缺乏目的性与计划性,做事虎头蛇尾,缺乏坚韧性,难以长时间坚持工作。

【典型病例】

患者吴某,男,28岁,离异,初中文化,无业。自小父母离异,和妹妹随父亲生活。患者从小学起就常逃学,撒谎,初二辍学。平时与人相处尚可,但每次自己的要求得不到满足就会大发脾气,骂人甚至冲动打人。一直没有工作,后与母亲同住,常向母亲要钱上网,受到阻止时会打骂母亲。结婚后要求妻子也总要顺着自己,否则与家人吵架,并动辄打人,曾经发脾气把1岁的女儿扔到河里,在村里也多次为小事冲动打人。家人曾先后5次把他送到精神病院治疗,住院期间患者能帮忙做一些打扫卫生的工作,但多次因琐碎事情与病友吵架,甚至打伤病友。患者先后6次住院治疗,但效果欠佳,出院后曾多次因一些事情不顺意而服食大量抗精神病药自杀。

诊断:冲动型人格障碍

2. **边缘型人格障碍**(borderline personality disorder) 该型人格障碍的临床特征是一种持续的不稳定表现。不稳定表现概括为以下4个方面:不稳定的人际关系,不稳定的情绪,不稳定的自我意向及明显的冲动性。具体表现为:①人际关系强烈而时好时坏,要么与人关系极好,要么极坏,几乎没有持久的朋友;②常常在极端理想化与极端的贬低之间变来变去,常有持续的空虚感;③心境反应过强而引起情感不稳,如严重的发作性烦躁不安、焦虑或易激惹;④反复有冲动及自伤行为,如发生自杀姿态,以自杀相威胁或者有自残、自杀行为。

五、表演型人格障碍

表演型人格障碍(histrionic personality disorder)又称戏剧型或癔症型人格障碍(hysterical personality disorder)。患者以过分的感情用事、寻求他人的注意为主要特点,情绪不稳定,暗示性、依赖性强。以女性更常见。具体表现为:①自我戏剧化、做作性,情绪表达夸张,表情丰富但矫揉造作;②暗示性强,容易受他人或环境的影响;③情感体验肤浅,情感反应强烈而易变,感情用事,喜怒哀乐皆形于色,爱发脾气;④不停地追求刺激和进行能得到他人赞赏和以自己为注意中心的活动,过分地参加各种社交活动,外表及行为显出不恰当的挑逗性,甚至于卖弄风情,给人以轻浮的感觉;⑤言语常掺杂幻想情节,凭猜测和预感做出判断;⑥十分关心自己是否引人注目,对自己的外观容貌过分计较;⑦自我中心,自我放任,感情易受伤害,为满足自己的需要常常不择手段。

六、强迫型人格障碍

强迫型人格障碍(obsessive-compulsive personality disorder)是一种在普通人群中患病

率最高的人格障碍。据报道本病的患病率大约为2%,男性多于女性,以过分的谨小慎微、严格要求与追求完美、平时有不安全感为特征。有人形容这类型患者是"活着的机器"。具体表现为:①过分疑虑和谨慎,常有不安全感,往往穷思竭虑,对实施的计划反复检查、核对,唯恐疏忽或差错;②过分关注细节、规则、条目、秩序、组织或表格等,常拘泥于细节,优柔寡断,往往逃避做出决定,否则感到焦虑不安;③完美主义,对任何事物都要求过高,过分关注细节,死板顽固,以致影响了任务的完成;④道德感过强,谨小慎微,过分看重工作成效而不顾乐趣和人际关系;⑤过分迂腐,拘泥于社会习俗,缺乏创新和冒险精神;⑥刻板和固执,不合情理地坚持要求他人严格按自己的方式行事,即使允许他人行事也很不情愿,对别人做事很不放心,如果担任领导职务,往往事无巨细,事必躬亲。

七、焦虑型人格障碍

焦虑型人格障碍(anxious personality disorder)又称回避型人格障碍(avoidant personality disorder),以一贯感到紧张、自卑心理、行为退缩,面对挑战多采取回避态度为特征。具体表现为:①持续和泛化的紧张感与忧虑;②相信自己的社交能力差,没有吸引力或不如别人;③在社交场合总是过分担心被人指责或拒绝;④不愿意与他人打交道,除非能肯定别人喜欢自己;⑤常常夸大日常处境中的潜在危险,因此出于躯体安全感的需要,在生活风格上有许多限制;⑥对负性评价过分敏感,担心批评、指责或遭到拒绝,回避那些与人密切交往的社交或职业活动。总而言之,焦虑型人格障碍患者在普通的社交环境和亲密的人际关系中感到过度、广泛的焦虑和不适,但其实他们内心是非常渴望与人交往的。

八、依赖型人格障碍

依赖型人格障碍(dependent personality disorder)以过分依赖、害怕被抛弃和决定能力低下为特征。女性患者明显更多见。具体表现为:①请求或愿意他人为自己生活中大多数重要的事情做决定;②将自己的需求附属于所依赖的人,过分顺从于他人的意志,过度容忍,为讨好他人甘愿做低下的或自己不愿做的事;③不愿意对所依赖的人提出要求,即使是合理的要求,处处委曲求全;④由于过分害怕不能照顾自己,在独处时总感到不舒服或无助;⑤沉陷于被关系亲密的人所抛弃的恐惧之中,害怕被孤立,当亲密的关系中止时感到无助或崩溃,常在一个亲密关系终结后迫切地寻求另一个关系作为支持和照顾的依靠;⑥做出日常决定的能力很有限,常需要别人的建议和保证;⑦总把自己看作无依无靠、无能的、缺乏精力的人。

第四节 治疗与预后

人格障碍的治疗相对比较困难,目前尚无特别有效的方法,但相关的治疗手段对患者的行为矫正仍可发挥一定的作用。

一、心理治疗

人格障碍患者一般不会主动求医,通常是在他们与环境及社会发生冲突,感到痛苦或出现情绪、睡眠方面的症状时才非常"无奈"地到医院就诊。医生需要根据不同类型人格障碍患者的特点与他们进行接触,取得其信任,并建立良好的关系,在治疗中逐步帮助他们认识个性缺陷之所在,鼓励他们改变自己的行为模式,同时对其出现的积极变化予以鼓励和强化。心理治疗的各种方法(如认知行为疗法、精神分析、团体治疗、内观疗法等),可根据不同的患者类型、治疗阶段及治疗目标选择性地应用。

人格障碍治疗的目的之一是帮助患者建立良好的行为模式,矫正其不良习惯。虽然直接改变患者的行为是相当困难的,但可以让患者尽可能避免暴露在容易诱发不良行为的情境之中。如攻击性强的人并非在任何场合都会出现攻击行为,羞涩的人并不是在任何情况下都害羞。找到易激发其异常行为的场合或因素对于前期预防和后续处理有重要的意义。如强迫型人格障碍患者具有"完美主义"倾向,适合从事紧张程度不高、环境比较宽松的工作。此外,应让患者避免不成功的暗示,并为其提供更多的发展正常人格的机会。

二、药物治疗

一般而言,药物治疗很难改变人格结构,但在出现异常应激和情绪反应时少量用药仍有帮助。通常不主张长期应用和常规使用药物,因为尚无肯定的远期效果报道。患者出现攻击行为时可给予碳酸锂或酌情试用其他心境稳定剂;反社会型人格障碍患者出现兴奋躁动之时可给予抗精神病药;有抑郁、焦虑表现者给予抗抑郁、抗焦虑药物;对冲动型人格障碍伴有脑电图改变者可试用苯妥英钠或卡马西平;有强迫特征倾向者可给予氯丙咪嗪、氟西汀、氟伏沙明等药。

三、社会治疗

社会治疗主要是通过关照、教育、训练和行为矫正等方式改变患者的人格,可在社区里的机构如日间医院、康复站等开展;如患者存在危害社会的行为,则收容于工读学校、劳动教养机构等对其行为的矫正有一定的帮助。此外,社会治疗需要长期而稳定地进行才能有效。

四、预后

人格障碍无论是哪种类型,一般随着年龄增长,均可逐步趋向缓和。有人认为,人格障碍患者如果以往学习成绩良好、工作和人际关系良好、具备情感体验能力或能参与社区各项活动,其预后往往相对较好。总体而言,人格障碍的治疗效果有限,预后欠佳,因此必须从幼年抓起,以引导、教化、培养、塑造青少年的健康人格,使之能够良好地适应社会生活,保持内心的和谐和人格的完整,这对于个人、家庭和社会都具有重要意义。

第五节 人格障碍患者的护理

一、护理评估

收集资料是护理工作的第一个环节,对本病而言,资料的起始时间是患者的幼年时期,除患者本身外,受访对象应包括其亲属、朋友、同学或同事等了解情况的人员。

（一）健康史评估

（1）了解患者幼年生长发育过程、成长经历，抚养人及其人格特点、行为方式、对患者的教育方式，家庭环境等，并评估患者可能受到的影响。

（2）了解患者青少年时代有无品行障碍及其具体表现。

（3）了解患者本次患病的情况，包括发病时间、有无激发因素、疾病发展和演变过程、症状的具体表现，学习、工作、睡眠、饮食的情况，以及生活自理情况等。

（4）了解患者其他患病史、用药史、过敏史、家族史等信息。了解患者的个人嗜好，如有无烟酒嗜好及物质滥用情况。

（5）了解患者的婚姻和生育状况、配偶的个性、夫妻生活情况等。

（6）评估患者的家庭环境、家庭成员的相互关系、患者在家中的地位、家庭经济状况、家庭成员对患者所持的态度等。了解患者受教育程度、工作环境，能否坚持正常工作，与同事、家人能否正常相处等。

（二）精神状况评估

评估患者的仪表、行为举止，有无攻击和暴力行为，特别是对患者的伤人、毁物等危险行为要进行重点评估。评估患者的认知及思维模式，情绪、情感的表现，有无感知障碍以及对自己疾病的认识程度等。

针对不同类型的人格障碍，在进行上述健康史评估及精神状况评估时应注意以下几点：

1. **偏执型人格障碍** 患者是否在童年时开始出现敏感、孤独、言语刻薄，有无极度的敏感和多疑，人际关系是否不融洽，患者有无高傲自大、疏远人群。

2. **分裂样人格障碍** 患者是否存在行为和观念奇特、情感冷漠。

3. **社交紊乱型人格障碍** 了解患者是否在幼年时(15岁之前)有明显行为失常表现，如学习成绩不良、不遵守学校纪律、经常逃学、曾被开除或离家出走、过早性接触、常常说谎、破坏公物、偷盗等。有无对抗社会行为及犯罪史。

4. **边缘型人格障碍** 患者是否情绪不稳定、难以承受压力，人际关系不稳定，是否经常把敌意投向所依赖的人，有无自伤、自杀行为。

5. **冲动型人格障碍** 患者有无情感爆发、难以自制的冲动，是否曾有冲动行为。

6. **表演型人格障碍** 患者是否凡事以自我为中心，言行举止夸张以表现自己。与人交往时是否喜好支配和操纵别人。

7. **强迫型人格障碍** 患者是否在幼年时表现出对自己过分的要求严格，追求完美，有无过分谨小慎微。

8. **焦虑型人格障碍** 患者幼年时是否经常被拒绝、感到孤立无援，有无经常焦虑、紧张，回避社交或新的活动。

9. **依赖型人格障碍** 患者是否在幼年时表现出对他人的依赖，过多地需要他人的保护；患者是否极端自卑、缺乏自信。

（三）生理评估

对患者进行全面的体格检查，如生命体征、一般状态、心肺检查，以及腹部、脊柱四肢、神经系统检查等；实验室与其他辅助检查，如血液常规、尿液常规、粪便常规、肝肾功能、生化、胸片或透视、心电图、腹部B超检查等。

二、护理诊断

1. 有实施暴力行为的风险　与情绪低落、易冲动、自我认识扭曲以及敌对情绪等有关。
2. 社交功能障碍　与不能正确自我评价、缺乏沟通技巧有关。
3. 焦虑　与内心空虚、自尊心低下或过度紧张有关。
4. 应对无效　与急切满足当前的欲望或心愿、自私及操纵行为有关。
5. 自我认同紊乱　与缺乏自信有关。
6. 有个人尊严受损的风险　与敏感多疑有关。

三、护理目标

(1) 患者能以谈话、书信、体力活动等方式表达内心的感受,能在出现自伤、自杀观念时主动联系护理人员,不发生自残行为,并能逐步认识到自己的错误观念,建立正确的价值观。

(2) 患者能用语言表达愤怒和受挫感,采用环境、周围人能接受的方式宣泄不满,不出现伤害自己和他人的行为,冲动控制的意识有所增强。

(3) 患者能较客观地评价自我,说出影响社交的因素,能与其他人和平相处、共同活动,沟通技巧逐步提高。

(4) 患者能描述令其轻松和焦虑的感觉,能识别焦虑出现的时间及程度,能用至少一种方式排解、减轻焦虑。

(5) 患者能承认自己的操纵行为,能用语言表达对操纵行为的认识,并能找出至少一种适当的方法来满足自己的需要。

(6) 患者能逐渐接受周围人的接近,能接受他人对自己有利的帮助,能客观合理地评价生活情形,增强与他人的互相信任。

(7) 患者能确认导致自己低自尊的行为,能正确地评价自己,并肯定地表达自己的意见,认识到自己存在的价值,自信心和自尊心有所增强。

四、护理措施

(一) 偏执型人格障碍患者的护理

对这类患者,护理人员与其接触时要坦诚和有足够的耐心,认真听取其带有多疑情感的陈述,在患者用语言进行攻击或试图找借口掩盖自己的多疑时,不要直接反驳,尤其是在相识的初期,可采取有目的的信任,如尝试先附和患者的观点和意见,体会患者的痛苦感受。如果患者指出你的不足或错误,应当表示接受和表达歉意,不宜进行解释。随着护患关系的深入和患者信任度的增加,护理人员可表达与患者不同的一些观点,但要清晰、简要地说明问题,以减少患者的误解。偏执型人格障碍患者由于疑心重而习惯于独处,常把自己与他人隔开,借此减少人际间的烦恼。护理人员应首先帮助患者找出妨碍社交的因素,并鼓励患者表达自己的感受,然后再纠正其存在缺陷的社交技术;同时应教给患者一些社会交往技巧,让其能找到一种自己满意、他人也能接受的交往方式,从而使患者扩大自己与外界的接触,参与必要的社会活动;但要患者避免竞争环境,因为偏执型人格障碍患者对细微的小细节、符号以及不起眼的怠慢都很敏感,会激发他们的怒意。护理人员一定要常常检视自己的情绪,即使患者使你感到不满或恼怒时,对待患者也要态度和蔼友善。当患者感到能跟你愉快相处时,他们的多疑也就减少了,但也不能过分热情,以避免引起患者的疑虑。

(二) 分裂样人格障碍患者的护理

这类患者冷漠孤僻,独来独往,情感表达能力差,有社交功能障碍。因此,需为患者提供一张日常活动的日程表(包括每天的各种治疗护理活动和日常起居活动),如有条件,为患者提供一对一的治疗、护理。每天为患者提供照护的尽可能是相同的医护人员,以利于与患者建立良好的护理治疗关系。安排小组活动并鼓励患者参加,开始可安排一些与人互相作用较少的活动,后逐渐安排一些涉及语言沟通较多的活动,话题可涉及当前的时事、社交技巧以及娱乐活动等,避免那些引起紧张和焦虑的话题。争取患者的合作,找出他们的需要,鼓励其参与制订护理计划和设定治疗护理的目标。这类患者有自我内省的能力,可鼓励他们进行反思、内省。

(三) 社交紊乱型(反社会型)人格障碍患者的护理

这类患者多冷漠无情、易怒且攻击性强,当个人需要(如个人的名声、地位、基本需要、愿望、欲望等)未能如愿时发生上述表现。他们对社会有自己的一套是非对错的评判标准和价值观。在患者情绪不稳定时护理人员应减少与患者的直接接触,等到其情绪缓和、攻击性减弱时方可增加会谈和交流,始终要体现对患者的关心、同情。当患者友好地对待他人时,即使非常细微,也要回报以友好,并适当给予奖励,让他看到良好的人际关系是安全的、有收获的。对于有攻击行为倾向的患者,以预防为主,护理人员首先应与其一起找出诱发进攻的因素,即察觉"坏"的兆头,鼓励患者用语言表达感受,发泄受挫感,而非采取攻击行为。帮助患者掌握解决他们身上常见问题的技巧以应付挫折和紧张的心理。适当组织患者参加体育活动和体力劳动,以发泄其精力和消除不良心态。当患者无法调节和控制自己的愤怒情绪,即将要对别人发起攻击行为时,护理人员应明确、严肃地以简单、直接的言语向患者讲明攻击行为将会造成的后果,并让他们知道应对自己的行为负责。同时可合理满足患者要求,减少环境对患者的刺激,如关掉电视、避免其他患者围观等。当攻击行为已经发生,要及时制止患者的行为,对患者进行隔离或约束,也可根据医嘱用镇静药物控制其攻击行为。

(四) 边缘型人格障碍患者的护理

对这类患者,护理人员要让患者感受到被重视和尊重,但又保持恰当的人际距离,勿过近或过远。与患者共同制订护理目标和计划,约定会谈时间,持续给予目标实现情况的反馈。帮助患者认识到自己的个性缺陷,认识到交流的意义,指导患者发展沟通技巧,用社会上普遍能接受的方式与人交往。

边缘型人格障碍患者的自残行为发生概率较高,护理人员在护理评估阶段要详细了解患者以前的自我伤害史,包括自我伤害发生的情境、行为方式。然后与患者讨论其在自残行动前的想法,帮助患者分析当时的情境,并找出过去引起敌意的人际关系情况。密切观察患者的行为变化,每班都进行交接。与患者共同探讨如何将愤怒的感觉(或情绪)进行合理的疏导和宣泄。可与患者订立一份协议,条款主要是如果患者不能控制自己的情绪,一定去寻找护士或其他工作人员的帮助。与患者一起探索采用积极性的、社会能够接受的其他行为方式,而不是消极的破坏性的方式(如自残行为)表达和宣泄焦虑、不满情绪。当患者能遵守以上协议和做到正确表达和宣泄不良情绪时,护理人员要及时给予表扬和鼓励。一旦患者有自残行为发生,护理人员应控制好自己的情绪,既关心患者,积极地抢救患者的生命,又不能过分地关注自残后的损伤情况,而应注意了解导致患者自残的想法和感觉。对自残行为评估有高风险的患者应采取防止自杀措施。

反社会型人格障碍和边缘型人格障碍患者往往都存在操纵行为,护理人员先要向患者讲明操纵行为是一种不健康的行为以及操纵行为可能带来的后果。全体工作人员一起建立现实可行的限制,即患者应遵守的行为规范及违反该行为规范的处罚方式,让患者明白此种限制的必要性。当患者不愿遵守或反抗时,护理人员要明确、温和、坚定地告诉患者不接受限制的后果,并执行相应的处罚。

（五）冲动型人格障碍患者的护理

这类患者时常在缺乏考虑的情况下,草率地进行一些不恰当或冒险的行为,如物质滥用、性生活放荡不羁、过度消费、危险驾驶,甚至自伤、破坏和攻击等;做事没有计划及远见,只顾眼前的利益,行事草率,缺乏考虑,一些微不足道的刺激就会使他们冲动起来,且经常因为不能控制冲动而导致进一步的攻击及恐怖行为。护理人员要与患者一起探究诱发冲动的因素,讨论冲动行为给患者自己及他人带来的危害及痛苦,并找出其他方式即正常的行为方式及改变方法来代替冲动。对患者异常行为的纠正应分步进行,一次只针对一种不良行为,一段时间后,患者如有改进应给予奖励。与患者谈论如何在社交活动中避免因冲动扰乱别人,向患者解释这样的行为会给别人带来什么样的反应和影响,使他们意识到自己的行为是不正常的和别人不乐意接受的。

（六）表演型人格障碍患者的护理

对这类患者,护理人员必须认识到患者过分地表现自己,是由于他们的内心其实是依赖无助、缺乏安全感,甚至痛苦的,他们只是想用戏剧性、夸张的言行举止来获得关注以抵消、弥补内心这些不良的感觉。因此,护理人员应给予患者关怀和情感支持。但护理人员与患者接触时要保持稳定、平和的情绪,使用专业性、治疗性的沟通技巧,对其夸张的言行要保持中立态度,避免在情感上被患者影响。与患者交流时应用成熟理性的,避免用富于情感或模棱两可的语言。医护人员的作风会潜移默化地影响患者,使患者学习正确的处事模式。

护理这类型患者时可采用角色扮演的方法。因为患者以自我为中心,行事富于戏剧性,善于吸引别人的注意力,但不懂得如何处理情感,所以护理人员应教给患者在日常不同的情境中与其他人相处的技能,扮演合适的角色,并帮助患者澄清自己的感觉,用合适的方式表达自己。

（七）强迫型人格障碍患者的护理

对这类患者,护理人员应首先接纳患者的人格特征,给予患者感觉安全的环境,可以降低他们的焦虑。护理人员要有敏锐的观察力,及时地察觉患者的焦虑情绪,鼓励患者用语言表达内心感受,特别是用语言表达和发泄那些愤怒和不满的情绪。帮助患者找出产生焦虑感觉的具体情形,并指导患者应如何应对焦虑。向患者提供一些适宜的方式来处理情感和情绪问题,如榜样的作用、技术训练以及小组活动等,同时注意让患者自己做决定。找出患者的长处和缺点,以患者能接受的方式给予反馈。

指导患者纠正强迫行为,可让患者使用自我心理疗法,要患者让事情任其自然,该怎么样就怎么样,做了以后就不再去想它,也不要对做过的事进行评价。比如担心门窗没有关好,就让它没关好;担心手没洗干净,就让它不干净。也可以让患者当感到将要发生不能控制某些行为时,对自己大喝一声"不"或"停",以达到固有的思维、行为的惯性被打乱,唤醒自我意识的效果。与患者讨论并达成一个协议,先明确患者每次具体的强迫观念和强迫行为的持续时间,然后拟定逐渐缩短用在这些仪式活动上的时间。此外,引导患者从事一些能令他们高兴或满意的其他活动,如参加文体及娱乐活动,并作为应对压力的措施,但不要强迫他们参加,避免患者更加焦虑。鼓励患者自己评价预期目标的实现程度,引导他们如何发现自己的新变化,观察强迫行为的改变情况,并与最初的情况做比较。

护理强迫型人格障碍患者的时候不能操之过急,患者长期形成的人格特征是适应内心焦虑情绪的一种防卫机制。护理人员应理解和接受患者的强迫观念和强迫行为,不宜立即取消这种防卫机制,否则会使患者更加焦虑。同时,积极进行降低焦虑的活动和着手行为的纠正。

(八) 焦虑型人格障碍患者的护理

对这类患者,应有一个舒适宽松的生活环境,建立良好的医患关系,向患者说明疾病性质与其性格缺陷的关系。在与患者交流时应注意观察患者的面部表情、目光、语调和语气,避免不必要的检查和询问,以免加重患者的焦虑。鼓励患者表达其感受,以减少心理负担。指导患者调节焦虑的方法包括:①放松法,让患者选择一个舒适的体位,掌握缓慢深呼吸的方法,并使全身放松,每次 20 分钟,每天 2 次练习;②暗示法,当患者出现不愉快情绪时,进行积极的自我暗示,告诉自己"不用怕,事情没有那么严重,我有能力处理";③宣泄法,当遇到担心的事件或出现郁闷情绪时不妨向亲朋好友倾诉,听听他们的看法,也许能缓解自己的焦虑情绪。

(九) 依赖型人格障碍患者的护理

这类患者依赖的主要原因是缺乏自信、低自尊,他们总是被动的,设法使别人高兴,而隐藏自己的想法,也不敢提出自己的需求。所以,护理人员应帮助患者看清楚自己存在的问题,鼓励他们表达意见,说出内心的不安和恐惧。指导患者提意见的技巧,并帮助他们获取解决问题的相关信息,制定决策,最终帮助患者增强自信心,得到独立。也让患者知道家庭成员支持其独立以增强其自尊心。一般来讲,尽量满足患者的需求,但在不令患者感到难堪的前提下,适当限制一些过分的要求。同时让患者明白,由于自己占用别人的时间过长,或在半夜给人打电话等过分要求给别人带来的情感反应和影响,如烦躁、恼怒、睡眠不佳等。指导患者清查一下自己的行为,列出哪些是自己做决定的,哪些是习惯性地依赖别人的。那些依赖别人的事情中,先挑日常较小的事情开始让自己完全做主,坚持一段日子,并对此期间的表现进行记录,以便将来检查效果。依赖行为是很顽固的惯性,为取得良好的效果,应找一位监督者,而且最好是所依赖的人。要为依赖型人格障碍患者创造各种各样独立的机会,随时肯定和鼓励其所取得的进步。他们对别人的关心和留意很敏感,有时反而会强化他们的依赖性,需要提醒患者身边的人注意。

五、健康教育

人格障碍的发生、形成以及预防和干预均与家庭、社会有着密切的关系,而且人格障碍治疗比较困难,很难在短时间内获得明显改善,需要家庭和社会的长期配合和支持。因此,健康教育的对象不仅包括患者,还包括其家庭成员,必要时与患者密切接触的其他人员也应接受相应教育。

(一)疾病知识的宣传教育

护理人员应向上述健康教育对象讲明患者所患的人格障碍类型、疾病发生发展特点、患者的具体表现以及主要治疗护理手段等。尤其要让他们清楚,人格障碍的形成与患者早期所受的社会和家庭的环境的影响有关,家庭成员或其他人在有意或无意地促成和支持患者的行为。良好的家庭、学校及社会环境可对人格障碍患者产生积极的影响。例如,良好的家庭教育能使反社会型人格障碍患者懂得什么是社会上可以接受的行为;家庭和睦、学校良好的教育工作可以大大地减少青少年的犯罪率。因此,他们在患者重建健康人格方面都肩负着一定的责任。

(二)指导家庭成员正确对待患者

患者的异常观念和行为是让人难以接受的,甚至还会给人带来麻烦和痛苦,但在这些异常行为的背后,要理解患者的内心是极度的脆弱、恐惧和无助,甚或是痛苦的,这些异常行为是病态的,很多也是患者所不愿意的。所以,家庭成员要理解、尊重患者,自始至终地以积极的态度去帮助患者。

患者给家庭和社会所造成的影响是巨大的、持久的,但作为家庭和社会的成员之一,家庭和社会都必须接受他们。同时使患者知道,家庭和社会不能接受的是患者的行为而不是他(她)本人。因此,家庭护理的核心是创造舒适的生活环境,与患者保持正常的人际关系。

(三)指导家庭成员防止患者发生意外事故

根据不同人格障碍患者的特点,家庭成员应学会与患者的沟通技巧,既保持对其异常行为的限制,又不至于激惹患者,特别应学会早期发现患者冲动行为的征兆,及时采取有效防控措施,防止焦虑升级而导致冲动行为(自残或伤害他人)。

(四)指导患者及其家庭成员坚持治疗

人格障碍的形成是各种致病因素长期交互作用的结果,人格障碍的纠正也是很漫长的过程,但持之以恒的治疗还是能得到一定程度的改善,患者及其家属都不应轻言放弃。医院或社区精神卫生服务机构应建立长期随访、管理机制,与患者及相关家庭保持联系,予以持续的健康教育和治疗护理指导。

六、护理评价

根据不同人格障碍患者的具体表现、护理措施和护理目标,护理评价的主要内容和侧重点有所不同。而且,人格障碍患者的改变往往是缓慢的,护理人员不可急于求成,要注重患者微小的改进。对人格障碍患者的护理评价包括以下几点:

(1)患者住院期间是否发生伤害他人或自己。

(2)患者是否对自己的个性缺陷有所认识。

(3) 患者是否能有效地控制自己的焦虑和冲动行为。
(4) 患者是否能适应社会,较好地融入所处环境,是否能以适当方式与他人交往。
(5) 患者是否能承担应尽的责任和义务,处理好家庭问题。

(李小平)

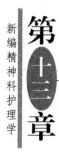

第十三章 儿童及青少年精神障碍患者的护理

第一节 概述

儿童及青少年正处在生长发育的重要阶段,其躯体和心理都在不断地成长变化,趋向成熟,容易受到遗传、环境、社会及教育等多种因素的影响,从而导致发育障碍、行为偏异或心理精神障碍。由于此期各类精神障碍往往表现不典型,易被忽视,尤其是幼年儿童的精神障碍,如未能及时诊断和治疗,会影响下一阶段的精神健康,并可能继发其他精神障碍。

因此,对于儿童及青少年精神障碍患者,护理人员在制订护理方案时应充分考虑年龄与发育水平的特征,体现发展的观点,认识不同年龄段儿童、少年的生理和心理发展特点。另外,护理人员应与医生、患儿家长和学校老师达成治疗联盟,形成综合性的干预措施;指导家长、老师面对现实,用耐心、关爱尽力为患儿营造一个和谐友好的生活、学习环境。

随着儿童年龄的增长,神经系统和心理发育逐渐成熟,加上心理干预和治疗,儿童及青少年精神障碍可逐渐缓解,但也有一些精神障碍将持续到成年。本章简单介绍几种临床常见的儿童及青少年精神障碍的特点和护理。

第二节 注意缺陷与多动障碍患者的护理

注意缺陷与多动障碍(attention deficit hyperactivity disorder,ADHD)又称为多动症,发生于儿童时期,表现为与同龄儿童相比,具有明显的注意力不能集中和注意持续时间短暂,活动过度和冲动,常伴有学习困难或品行障碍。在西方国家本病的患病率为3%~5%。国内一项对6个城市的ADHD的流行病学调查显示,本病的患病率为5.4%。近半数患儿4岁以前起病,男性多于女性,性别比为4:1。在临床上分为3型:注意缺陷为主型,多动/冲动为主型及混合型。ADHD的症状可以造成儿童的学习、人际关系、社交等多个方面的功能明显缺损,部分儿童的症状还可以持续至成年而不愈。

一、病因与发病机制

本病的病因和发病机制尚未明确,目前认为是多种因素相互作用所致。

(一) 遗传因素

遗传学研究显示,ADHD的发生有较明显的遗传作用。40%的ADHD患儿的父母或同胞有多动症史。而寄养子研究发现,患儿亲生父母患酒精中毒、反社会型人格障碍、癔症和多动症等疾病的概率比寄养父母高得多。

(二) 气质因素

许多ADHD患儿在婴幼儿时期就表现为高活动水平、注意涣散、持久性差等气质特点。

(三) 脑损伤和脑发育异常

近年来,脑影像学检查发现,ADHD患儿有明显的神经系统异常现象。目前的发现主要集中于ADHD患儿的额叶及基底节部位存在发育的异常。ADHD患儿的大脑发育比一般儿童有明显的延迟现象,这种延迟一般在2岁左右。

(四) 神经递质代谢异常

目前,围绕ADHD进行的神经递质研究主要涉及的是单胺类递质。现有的研究发现多巴胺(DA)、去甲肾上腺素(NE)及5-羟色胺(5-HT)这3种神经递质均存在代谢紊乱现象。当DA增高或者5-HT及NE降低,就会发生多动、注意力不集中及控制能力降低的表现。

(五) 心理-社会因素

不良的社会环境、家庭破裂、贫困家庭、住房拥挤、父母存在性格及其他心理障碍均是影响ADHD发生与发展的主要因素。

二、临床表现

(一) 注意缺陷

注意缺陷是本病主要和基本症状之一,与同龄儿相比患儿表现为注意难以持久,容易因外界刺激而分心,做事往往有始无终,或不断从一种活动转向另一种活动,忘记日常的活动安排。

需要重点指出的是,此处所指的注意力缺陷是指患儿在压力情境下的注意缺陷。所谓的压力情境是指患儿在听课、做作业等需要主动集中注意力的情境。此类情境下患儿难以保持持久的注意力,容易走神;经常因周围环境中的动静而分心,如患儿在课堂上东张西望或接话茬;平时做事往往难以持久,常常一件事未做完,又去做另一件事;难以始终遵守指令去完成要求完成的任务;做事时常常不注意细节,常因粗心大意而出错(如加减法看错,或者看错大于号和小于号等);在面对需要较长时间集中精力的任务(如写作业)时,经常有意回避或不愿意从事而导致不能按时完成这些任务。患儿常常丢三落四,遗失自己的物品(如经常找不到自己的铅笔、橡皮等)。也有家长或老师反映,与患儿说话,其常常心不在焉,似听非听。

(二) 活动过度

活动过度是指与同年龄、同性别的普通儿童相比,患儿的活动水平超出了与其发育相适应的水平。活动过度一般起始于幼儿早期,但最早可见于婴儿期。在婴儿期,患儿表现为格外活泼,开始走路时,往往以跑代步;在幼儿期后,患儿表现好动,坐不住,难以安静地玩耍;上学后,可见患儿在课堂上坐不住,在座位上扭来扭去,与同学讲话,或者做小动作,甚至有时离开座位;课间休息时可见患儿好奔跑喧闹,难以安静地玩耍。

(三)冲动

患儿的冲动抑制功能存在一定的缺陷,常常不分场合地插话或打断别人的谈话,或打扰、干涉他人的活动;在课堂上,老师问话未完,常未经允许而抢先回答;登高爬低而不考虑危险,因此经常受伤;情绪常常不稳定,容易过度兴奋,也容易因一点小事而不耐烦、发脾气或哭闹,甚至出现反抗和攻击性行为。

(四)认知障碍和学习困难

既往的研究发现,部分患儿的学习记忆、计划等认知功能有一定的缺陷,但整体智力正常或接近正常。由于患儿的注意障碍、活动过度和认知障碍,常常造成学习困难。临床上,可见患儿的学业成绩忽高忽低,但总体来说明显落后于该年龄段正常儿童智力应有的水平。

(五)情绪行为障碍

患儿因多动经常出现成绩下降,或者捣蛋闯祸,因而受师长的批评及同伴的排斥。部分患儿出现内化问题,如焦虑和抑郁。部分患儿会出现外化问题,如对立违抗障碍、冲动、发脾气、吸毒、犯罪等情绪和行为问题。如果这些行为问题不断进展而得不到控制,患儿到了青春期或成年后可能出现反社会问题,甚至犯罪。事实上,情绪和行为障碍往往是ADHD患儿社会功能损害的一个重要原因。

(六)神经和精神发育异常

患儿的精细动作、协调运动、空间位置等发育较差,伴语言发育迟缓、语言表达能力差、智力低下等问题。

【典型病例】

小强,8岁,男孩。在幼儿园的时候,老师就反映小强上课时坐不住,总是要东张西望,甚至有时候还会离开座位。上小学后,这些问题依然十分严重,上课无法专心听讲,容易走神,还经常与其他小朋友讲话;课间休息时在走廊里上蹿下跳。学习成绩不好,做作业没有耐心,在家做一刻钟作业就说自己很累,要休息,在妈妈的监督下不得不坚持做完,但每天晚上需花费大量的时间,基本是在10:00才能完成。小强的作业和试卷也是错误百出,犯各种低级错误,比如把加减法看错等。常丢三落四,铅笔、橡皮、作业本等常忘记放在什么地方,爸妈只好不断地给他买,一个学期不知道买了多少学习用品。在老师的提醒下,家长带孩子去看了儿童心理门诊,医生根据孩子的表现,诊断为注意缺陷多动障碍,给孩子使用了托莫西汀(专注达)治疗,注意力有了很大的提升,多动现象也明显好转。在医生的建议下,家长参加了多动症父母的培训课程,在这个课程中,父母理解了孩子问题产生的原因,开始理解孩子的困难,也学到了很多帮助多动症儿童的措施和技巧。

诊断:注意缺陷与多动障碍

三、治疗与预后

(一)药物治疗

1. **中枢兴奋剂——哌甲酯** 包括长效制剂哌甲酯控释剂及短效制剂利他林。哌甲酯是目前应用最多的处方药物,在 ADHD 的治疗中处于十分重要的地位。而近期开发出的哌甲酯渗透泵控释剂型,增加了药效的维持时间,减少了每天服药次数,更加适合学龄期的患儿使用。

2. 选择性去甲肾上腺素再摄取抑制剂　托莫西汀是一种非兴奋剂类药物,适用于 6 岁至成年 ADHD 患者。该药起效时间较哌甲酯晚,需要从小剂量开始逐渐稳定,疗效方面与哌甲酯相当。由于该药无明显的成瘾性,因此使用更加安全。

(二)非药物治疗

1. 行为治疗　行为治疗是一种特别的干预措施,循证研究显示行为治疗与兴奋剂同属一线治疗。行为治疗包括以下几种方法:

(1) 正性强化法:即每当患儿出现所期望的行为,或一种符合要求的良好行为之后,采用奖赏的方法,立即强化,以增强某一行为出现的频率。

(2) 消退法:是通过停止对某不良行为的强化,从而使行为逐渐消失的一种行为治疗方法。

(3) 示范法:儿童的许多行为是通过观察和学习获得的,模仿与强化也一样,是学习的一种基本形式。

2. 家长培训　ADHD 是一类破坏性行为障碍,其病态行为可以认为是固定下来的不良行为及行为模式。通过教育父母,使其能够学会如何管理孩子的行为,逐渐减少病态行为的产生。此外,通过培训可以使家长了解多动症的一些相关问题,从而理解患儿的病态行为。

3. 学校干预　患儿处在家庭和学校这两个主要的环境中,环境的因素对于患儿的治疗有着十分重要的影响。对于 ADHD 患儿的治疗,必须与家长、老师和其他学校工作人员及时沟通,获得各方面人员的配合,共同帮助患儿,并且获得各方面的信息,以监测疾病的进展和疗效。

ADHD 并不是一种简单的临床疾病,而是一个复杂的社会性问题,患儿可能合并许多的心理问题,并且 ADHD 患儿的问题可能影响家庭、学校等多个方面,因此治疗需要医生、家长、患儿与学校老师合作,针对个体明确一个恰当的个体化治疗目标以指导治疗。

(三)预后

ADHD 预后较好,大部分患儿于成年后可从事正常的职业。但有研究表明,有相当比例的 ADHD 患儿在成年后仍然有一些精神障碍,包括人格障碍、反社会行为、物质成瘾、伙伴关系不良、自尊心低下、注意力缺陷和容易冲动等。

四、ADHD 患者的护理

(一)护理评估

1. 健康史　评估患儿既往的健康状况,有无较正常儿童更易罹患的疾病。

2. 生理功能　评估患儿的身高、体重、有无畸形和功能障碍;有无饮食障碍和营养失调;有无睡眠障碍;运动功能是否受限、协调性如何。

3. 心理功能

(1) 情绪状态:有无焦虑、抑郁、恐惧、兴奋、淡漠或喜怒无常、幻觉、妄想等。

(2) 认知功能:注意力能否集中,有无记忆力、智力损害。

(3) 行为方面:有无过分不安宁或小动作多,喜欢招惹别人、控制力差、行为冲动、冒险行为等;有无撒谎、偷窃、逃学和对抗性行为等。

4. 社会功能
(1) 生活自理能力:能否自行满足自己的生理需求。
(2) 对环境的适应能力:①学习能力;②语言能力;③自我控制能力;④社交能力。

5. 其他　有无家庭养育方式不当、父母不称职;家长对疾病有不正确的认知和偏见;有无现成的或潜在的家庭矛盾和危机;有无实施家庭既定治疗方案的可行性。

(二) 护理诊断

1. 生理方面
(1) 营养失调:与患儿活动过度有关。
(2) 易受伤害:与患儿情绪不稳、行为冲动、冒险行为有关。

2. 心理方面
(1) 焦虑/恐惧与精神症状:与疾病的演变有关。
(2) 个人应对无效:与患儿智力低下、情绪不稳有关。

3. 社会方面
(1) 生活自理缺陷:进食、沐浴、穿着修饰及如厕等自理能力的缺陷与患儿活动过度、注意缺陷有关。
(2) 社交障碍:与患儿活动过度、注意缺陷及缺乏社会行为能力有关。
(3) 对他人施行暴力行为的风险:与患儿情绪不稳、冲动有关。

(三) 护理目标

1. 生理方面　维持患儿正常的营养状态,维持体重在正常范围;患儿未发生身体受伤现象。
2. 心理方面　患儿的情绪稳定,注意集中能力提高,主动注意维持时间延长。
3. 社会方面　患儿的社交能力、学习能力逐步改善,暴力行为减轻或消除。

(四) 护理措施

1. 生活护理　观察评估患儿的饮食、睡眠、大小便等自理情况,根据存在的问题进行有针对性的护理干预。给予高热量、高维生素食物,保证每天的饮水量,同时培养患儿按时进食的习惯。对于生活自理能力较差的患儿,需做好日常的生活护理,保持良好的个人卫生状况。合理安排患儿的作息时间,培养良好的生活习惯。

2. 安全护理　提供安静舒适的环境以利于患儿的情绪稳定,病室中的物品应简化,避免患儿因动作粗大、笨拙导致损伤。密切观察病情变化,控制患儿的活动区域,限制患儿进行竞争性强或有危险的游戏和活动。

3. 心理护理
(1) 护理人员应与患儿建立良好护患关系,提高患儿的自信心及价值感,以利于治疗的进行。当患儿情绪激动时,应避免激惹,要及时给予引导,使患儿的愤怒与不满以适当的方式疏泄。
(2) 患儿存在明显的多动、冲动的特点,往往有较多的社交困难。应防范患儿由于社交障碍和冲动行为,遭到他人排斥或伤害。

4. 健康教育
(1) 对患儿的健康教育:可以将有相同问题的患儿集中在一起,充分发挥其积极一面的影响和作用,而避免和化解消极方面;训练患儿的人际沟通和应对技巧,如学会善于与小朋友游玩和谦让等。

(2) 家长教育:针对 ADHD 患儿家庭教育的一些特点,对患儿的家长进行健康教育的内容包括:①让父母了解儿童多动症理论知识和应对儿童异常行为的策略,教会他们训练儿童的方法。②父母要为患儿提供良好的家庭环境,注意教育方法,要有耐心和信心,多用正面教育或鼓励方式代替批评与强制方法。同时,也不能以有病为理由过分迁就患儿,使其变得更加任性与好斗。③父母要多发现患儿的优点,并创造机会让其发挥优点,使其有成功之喜悦,以保持他(她)的自信心和自尊心。

(3) 学校教育:使学校老师了解 ADHD 的疾病特征,学会观察患儿的疾病表现,了解此类患儿的教育训练的特殊方法,从而避免使用不恰当的教育措施。

(4) 建立家长、老师及医护人员的治疗联盟,使上述人员可以及时互相沟通信息,共同探讨解决问题的策略。

(五) 护理评价

(1) 患儿饮食摄入均衡,营养状况正常。
(2) 患儿未发生躯体损伤情况。
(3) 患儿未出现对自己或他人的伤害。
(4) 患儿的社交能力有所改善。
(5) 患儿的个人生活自理能力逐步改善。

第三节 儿童孤独症患者的护理

儿童孤独症又称自闭症,是一种由于神经系统失调导致的发育障碍,是广泛性发育障碍(pervasive developmental disorder, PDD)的代表性疾病。PDD 是一组起病于婴儿时期的全面性精神发育障碍,有学者称之为孤独症谱系障碍(autism spectrum disorder, ASD)。其共同特点是:人际交往与沟通模式异常,语言和非语言交流障碍,兴趣和活动内容局限、刻板、重复。孤独症常合并一系列的神经心理疾病,包括癫痫、ADHD、情感障碍、焦虑障碍、强迫症及 Tourette 综合征(抽动-秽语综合征)等。男性患孤独症的概率高于女性 3~4 倍,但女性发病时病症会较男性严重。孤独症发病率自发现至今逐渐增加,目前统一认为的发病率为(4~5)/万人。

1943 年,一位美国医生 Kanner 报道了 11 例特殊患者,当时被命名为"早期婴儿孤独症"(early infantile autism)。此后,对孤独症的研究不断深入,各类研究结果使学术界逐步认识到孤独症是一种在一定遗传因素作用下,受多种环境因子刺激导致的弥漫性中枢神经系统发育障碍性疾病。在此认识的基础上,科学界从分子遗传到神经免疫、功能影像、神经解剖和神经化学等多方面对孤独症进行研究,但目前仍没有理论能完美地解释孤独症的病因。

一、病因与发病机制

孤独症的病因至今未明,可能的病因包括以下几个方面:

(一) 遗传因素

近年来越来越多的研究表明,遗传因素在孤独症的发病过程中起到主要因素。双生子研究发现,单卵双生子的孤独症患病率为39%~91%。某些遗传疾病较多表现出孤独症症状:脆性X染色体综合征、结节性硬化症、15q双倍体和苯丙酮尿症。目前的基因研究发现,有较多的基因与孤独症的发病有关,提示孤独症是一种多基因遗传疾病。

(二) 病毒与免疫因素

既往的研究发现,某些情况下在孕期感染病毒引起胎儿大脑损伤,使神经系统的调节功能障碍,则神经-内分泌-免疫之间的协调性破坏,造成内环境失衡,会产生神经发育异常,出现孤独症症状。参与感染的相关病原体包括:风疹病毒、巨细胞病毒、水痘-带状疱疹病毒、单纯疱疹病毒、梅毒螺旋体和弓形虫等。

(三) 神经生化和神经内分泌因素

目前对孤独症的神经生化研究集中于突触和中枢神经递质问题。目前的研究发现,5-HT和儿茶酚胺(CA)系统发育不良,松果体-丘脑下部-垂体-肾上腺轴异常,导致5-HT、内啡肽增加,促肾上腺皮质激素(ACTH)减少,造成孤独症症状出现。

(四) 脑影像学研究

部分患儿的CT检测发现存在大脑半球的不对称、脑室扩大、脑体积增大等。有些研究还发现大脑半球偏侧优势化倒转,较多发现脑室扩大。

(五) 脑电生理学研究

不少患儿出现神经系统阳性体征,表现为肌张力降低或增强、舞蹈样动作、姿势和步态的异常及斜视、颤抖等。提示基底节额叶中间部位及以下边缘系统的功能失调。

(六) 心理理论障碍

"心理理论"(theory of mind,TOM)是指个体明白自己以及他人的心理状态(包括信念、愿望、情感、自觉和意图等),得以预测行为,同时给予适当配合的能力。TOM认为,孤独症儿童缺乏这种理解自己和他人心理状态的能力,导致他们出现明显的社交障碍,不能做假象游戏或角色扮演的游戏,不能预测他人的愿望,难以察言观色,难以明白别人的情绪及诱发的原因,因此极少运用表达情绪和感受的词汇,难以理解"弦外之音"。

二、临床表现

孤独症一般起病于36个月以内,大部分患儿的早期症状一般在婴幼儿期已经出现,至12~30个月时,症状变得较为明显,呈现出典型的孤独症症状。临床表现为三大类核心症状,即社会交往障碍、语言障碍、兴趣范围狭窄和刻板的行为模式。

(一) 早期的行为特征

(1) 对声音没有反应。
(2) 难于介入同龄人。
(3) 拒绝接受变化。
(4) 对环境冷漠。
(5) 鹦鹉学舌。
(6) 动作发展不平衡。
(7) 对疼痛不敏感。
(8) 缺乏目光对视。
(9) 特别依赖某一物品。
(10) 不明原因的哭闹。

(11) 喜欢旋转物品。　　　　(15) 特别好动或不动。
(12) 莫名其妙地发笑。　　　(16) 拒绝拥抱。
(13) 抵抗正常学习方法。　　(17) 对真正的危险不惧怕。
(14) 奇怪的玩耍方式。　　　(18) 用动作表达需求。

以上18种行为就是孤独症的早期表现,如果发现孩子同时具备以上7种行为,就应该怀疑其有孤独症倾向。

(二) 典型的孤独症症状

1. **社会交往障碍**　此为孤独症的主要症状,患儿不能以适合其年龄的方式与同龄人建立伙伴关系。患儿幼年即表现出明显的社会交往能力缺陷,主要特征为与别人缺乏目光对视、表情贫乏、缺乏期待父母或拥抱及爱抚的表情或姿态,也无享受爱抚时的愉快表情;而在接受拥抱和触摸时,会缺少反应或不想理会;分不清亲疏关系,不能与父母建立正常的依恋关系,对待亲人与对待其他人都是同样的态度。孤独症患儿常常喜欢独自一人,很少会从他人处获得安慰,又或对父母发怒无大反应。患儿不能与他人建立正常的人际关系。

2. **语言障碍**　语言发育明显落后于同龄儿童,不会使用语言进行正常的人际交流,也不会运用手势、模仿等与他人沟通,仅能说一些单词或简单的句子,语言中无代词使用或错用代词。患儿语调平淡,与当时的情境缺乏联系。体态语言明显少,模仿语言或刻板语言很常见。有部分患儿在2~3岁时有语言功能出现,后来又逐渐减少甚至完全消失。孤独症的儿童常用哭闹或尖叫等表达他们的需求,较大的患儿可能会拉着大人的手走向他们想要的物品。

3. **兴趣范围狭窄和刻板的行为模式**　孤独症患儿对一般儿童所喜欢的玩具和游戏缺乏兴趣,尤其是对集体游戏缺乏兴趣,不会玩与想象力有关的扮演性游戏和模仿社会的游戏;兴趣局限,常专注于某种或多种模式,如固定的曲子、广告等;过分依恋某些气味、物品或玩具的一部分。患儿坚持环境和生活方式的固定不变,一旦上述因素出现改变,患儿就会表示不愉快和焦虑不安。部分患儿可有重复刻板动作,如反复拍手、捶胸、转圈、跺脚等。

4. **其他**　部分患儿还存在认知功能的缺陷和感知觉障碍的表现。在孤独症儿童中,智力水平表现很不一致,少数患者在正常范围,大多数患者表现为不同程度的智力障碍。国内外研究表明,对孤独症儿童进行智力测验,发现50%左右的孤独症儿童为中度以上的智力缺陷,小部分智力正常的被称为高功能孤独症患儿。孤独症患儿的感官系统有异常,而感官系统受影响的程度也因人而异,故孤独症患儿对不同的刺激可以有很不同的反应。患儿对某些声音和图像特别敏感,常出现紧张不安和烦躁情绪。某些孤独症患儿还存在听觉问题,他们在多人同时说话时,常不能够分辨清楚谁在说话。

【典型病例】

小金,4岁,男孩。在出生后不久,父母就发现小金的心理发育存在问题,他与父母没有亲近感,当父母要抱他的时候,孩子总是表现出拒绝的态度,回避亲近。孩子与其他同龄儿之间也缺乏互动,在和其他儿童一起游戏的时候,不管父母怎么诱导,小金总是一个人在旁边独自玩耍,没有任何加入游戏的欲望。孩子还有一些特殊的癖好,如喜欢转动的东西(如轮胎、电扇),一旦发现这些东西,就盯着不停地看。家长因十分担心,将孩子带到儿童心理门诊咨询,经过医生的详细问诊和观察,小金被诊断为孤独症。面对沮丧和痛苦的家长,医生给他们推荐了针对孤独症患儿训练的一家机构,并且告诉他们,只要坚持不懈地进行训练,孩子的问题会有较多的改善。带着疑问,家长把孩子送去了那家训练中心,在那里,训练师们一点点地对孩子进行训练,家长也在家中不断地进行训练,其辛苦是可想而知的。1年过后,医生在随访门诊再次看到小金时,发现他有了比较多的进步,开始会叫人了,也会有一些与父母亲近的行为。

诊断:孤独症

三、治疗与预后

(一) 抗精神病药物

抗精神病药物对孤独症患儿来说虽然不能达到治愈的目的,但可以减轻临床症状,主要是对严重破坏行为、攻击行为、自虐和自伤行为、不稳定情绪、社会退缩和刻板行为有效。某些抗精神病药物被证实对某些案例的症状有较为有限的控制作用。目前使用的抗精神病药物包括:硫利达嗪、氟哌啶醇、舒必利、匹莫奇特、利培酮、奥氮平及喹硫平等。

(二) 抗抑郁剂

抗抑郁剂也是一种孤独症儿童常用的药物。此类药物可以改善患儿的情绪,缓解强迫症状,并且可以改善患儿的刻板行为等。使用的主要药物包括氯米帕明、氟西汀、舍曲林、西酞普兰及米氮平等。

(三) 中枢兴奋剂

当患者出现明显的注意力不集中和多种症状时,则可使用中枢兴奋剂治疗。目前常用的药物包括苯丙胺和哌甲酯。

(四) 抗焦虑药物

当患者出现明显的睡眠障碍或者焦虑不安的症状时,可以在短期内使用抗焦虑药物。目前使用的主要药物有苯二氮䓬类及丁螺环酮。

(五) 预后

孤独症患儿的各项技能发展是不均衡的,其治疗相当困难。慢性病程,预后与智力水平密切相关,给家庭和社会带来沉重的负担。大多数预后较差,生活完全不能自理,失去正常的受教育机会。

四、孤独症患者的护理

(一) 护理评估

1. 健康史 评估患儿既往的健康状况,有无较正常儿童易罹患的某些疾病。
2. 生理功能 评估患儿的身高、体重、有无畸形和功能障碍、运动功能是否受限、协调性如何等。
3. 心理功能
(1) 认知活动:有无感觉异常(迟钝或过敏)。

(2) 情感活动：有无焦虑、抑郁、恐惧、兴奋、淡漠及喜怒无常等。

(3) 行为方面：有无对非玩具性的物品感兴趣、对某些物品特别依恋；有无特殊爱好、兴趣和能力，有无刻板的生活习惯等；有无奇怪的行为、冲动攻击行为、固执违拗行为、重复刻板行为等。

4. 社会功能

(1) 社会交往、学习方面：是否依恋父母，对亲情爱抚或离别是否有相应的情感反应，能否与小朋友交往、玩耍，接受新知识的兴趣和能力如何。

(2) 语言交流与非语言交流方面：能否主动与人交谈，提出问题或维持话题；能否正确使用代词，讲话时的语音、语调、语速等有无异常，有无重复、刻板和模仿语言；是否常用哭闹、尖叫或其他姿势表达不适或需要。

(3) 生活自理能力：评估患儿进食、穿衣、排泄、睡眠及自我安全保护的自理程度。

(二) 护理诊断

1. 生理方面

(1) 营养不良：与自理缺陷、行为刻板等有关。

(2) 易受伤害：与智能和认知缺陷、感觉功能异常有关。

2. 心理方面

(1) 焦虑/恐惧：与环境改变、交流障碍等有关。

(2) 个人角色困难：与认知缺陷、长期需要提供日常生活照顾有关。

(3) 个人应对无效：与智力水平低下有关。

3. 社会方面

(1) 生活自理缺陷：进食、沐浴、穿着修饰及如厕等自理缺陷与智力低下有关。

(2) 言语沟通障碍：与智力低下及神经发育有关。

(3) 社交障碍：与语言发育障碍有关。

(4) 家庭运作过程失常：与疾病知识缺乏有关。

(三) 护理目标

(1) 患儿能维持正常营养状态，体重维持在正常范围。

(2) 患儿未发生受伤和伤害别人的现象。

(3) 患儿的个人生活自理能力逐步改善。

(4) 患儿语言能力逐步改善。

(5) 患儿的社交能力、学习能力逐步提高。

(6) 家长掌握与患儿沟通技巧，家长的角色冲突减轻或消除。

(四) 护理措施

1. 生活、安全与生理方面的护理

(1) 为患儿提供安全环境。

(2) 保证患儿的营养供给和充足睡眠。

(3) 密切观察患儿病情变化。

2. 社会功能训练

(1) 教育训练：在教育训练方面，目前强调的是个别化训练，根据患儿的具体情况制订适合患儿的个性化教育计划或方案。

孤独症培训需要掌握的原则:①培训必须是个体化、结构化、系统化。在培训开始之前必须对患儿的所有情况,包括语言、认知、行为、社交、大运动、精细运动、生活自理、感知觉和兴趣爱好做全方位的测评。②早期培训,年龄越小,神经系统的可塑性越大,培训效果越好。③家长和培训人员必须建立一种良好的信任关系,使工作可以顺利地开展。

训练内容包括:①训练注意:用一些患儿感兴趣的教材,要求他(她)注意并正视与之对话人的面部,主动注视其目光,并逐渐延长注视时间,反复多次,并及时给予强化。通过这些措施,使患儿对对方的存在、言语、目光等有所注意。②模仿动作:让患儿模仿他人的动作,使其意识到别人的存在。③肢体性语言的学习和表情动作的理解:帮助患儿学习肢体性语言如点头、摇头等,给患儿做示范,要求其模仿,然后反复训练,直到能理解为止。④提高语言交往能力:可利用情景或利用患儿提出要求时进行,反复训练使患儿在想满足某种要求时,能用语言表达自己的愿望。其次,可让患儿进行传话训练。传话开始宜短,之后逐渐延长,如此训练将使患儿能主动与他人建立关系,改善交往。⑤利用游戏改善交往:观察和关心患儿的兴趣、爱好,做他(她)感兴趣的事给他(她)看,与患儿建立较为亲密的联系。以后逐步扩大范围,待患儿能参加集体游戏时,游戏内容逐渐加入日常活动,让患儿扮演不同角色,掌握各种角色的行为方式,学习各种社会规范,使他们逐渐学会如何与人进行交往,完成日常活动,为成年后的自立打好基础。

(2) 行为矫正:常用的行为矫正方法包括正性强化法、负性强化法、消退法、系统脱敏法等。要有极强的耐心,不能急于求成。具体措施如下:①刻板、强迫或不良习惯的矫正:不要一味地迁就,不要在患儿尖叫或发脾气时满足他(她)的要求,不要配合患儿完成他的刻板行为;②孤独行为的矫正:要熟悉患儿的喜好和需要,尽量融入患儿的生活,让患儿能逐步接受大人的帮助和接受外周的世界;③怪异行为矫正:可以让患儿用手提一些物品,或轻轻地牵住他(她)的手,用简短的语言予以制止,如此反复,使患儿逐步认识到这种行为是不被允许的;④破坏性行为矫正:当患儿出现破坏性行为时,语言制止往往无效,只有采取行动,如把患儿抱住、把他(她)拦住或使患儿离开原地等,同时陪患儿一起玩他(她)喜欢的游戏,分散注意力,久而久之,让患儿知道这种行为是被禁止的;⑤发脾气和尖叫行为的矫正:应尽快找出原因,或带患儿离开原环境,或不予理睬,待患儿自己平息后,要立即给他(她)关心和爱抚,对他(她)自己停止发脾气或尖叫加以表扬和称赞;⑥自伤、自残行为的矫正:立即制止并寻找原因,采取相应的措施,让患儿的生活丰富充实,减少自伤行为。

3. **家庭指导和支持**　患儿的疾病给家长带来的痛苦往往会使整个家庭产生明显的危机。孤独症患儿家庭中出现经济困难、家庭破裂、父母一方失去工作等情况并不少见。因此,必须对家庭提供各方面的支持和指导。支持内容包括:①对家长的心理咨询、指导和支持;②孤独症相关知识的培训;③教育训练等方面的指导,使家长能够在家庭中对患儿进行训练。

(五) 护理评价

(1) 患儿的个人生活自理能力是否有改善。

(2) 患儿的语言能力是否有改善,是否建立了一种表达其需要的交流方式。

(3) 患儿的社会功能是否改善,包括社交能力、学习能力、劳动能力,以及对外界的兴趣等。

(4) 患儿的不良行为是否改善,如刻板行为、依恋行为、仪式化行为、强迫行为、自伤自残行为和冲动行为等。

(5) 家庭功能是否改善，如家属对疾病的认知、对患儿的态度、家庭成员之间的关系等。

第四节　儿童青少年期情绪障碍患者的护理

儿童青少年期情绪障碍是指发生在儿童青少年时期以焦虑、恐怖、强迫、羞怯等为主要临床表现的一组疾病。由于儿童青少年的心理、生理特点及所处环境的不同，儿童青少年期情绪障碍的临床表现与成人有明显差异。此类障碍与儿童及青少年的发育和境遇有一定关系，与成人神经症无连续性。

一、病因与发病机制

(一) 生物学因素

家族中有抑郁、焦虑、强迫症患者或有酗酒、物质依赖，或父母为焦虑素质，这样家庭中的孩子容易患分离性焦虑障碍。

(二) 心理因素

病前性格偏向于幼稚、胆小、害羞、依赖性强和高度内向，患儿往往是性格内向和情绪不稳定者，在家庭或学校等环境中遇到应激情况时产生焦虑情绪，并表现为逃避或依恋行为。部分患儿在发病前有急性惊吓史，如与父母突然分离、亲人病故和不幸事故等。

(三) 社会家庭因素

父母在孩子婴幼儿期抚养不当、对孩子的学习成绩有过度要求及过度溺爱等都可能成为发病的原因。

二、临床表现

(一) 儿童分离性焦虑障碍

分离性焦虑障碍是儿童期常见的情绪障碍之一，女童的发病率约为男童的 2 倍。本病起病于童年早期阶段（学步阶段或学龄前阶段），针对与所依恋的人（通常是父母或其他家庭成员）离别而产生的过度焦虑，焦虑的持续时间和严重程度大大超出同龄儿童在分离场合常见的水平，并且使其社会功能受到明显影响（影响到上幼儿园、进食、睡眠或亲子关系等）。临床主要特征如下：①过分担心依恋对象可能遇到伤害，或者一去不复返；②不现实的或者先占性地担心某种不幸事件，如走失、被绑架、住院或被杀，使患儿与依恋对象分离；③因害怕分离而不愿上学；④没有主要依恋对象则不能入睡；⑤持久而不恰当地害怕独处，或者白天没有依恋对象则不敢独自待在家中；⑥反复出现与离别有关的噩梦；⑦当与主要依恋之人分离时，如离家去上学时，反复出现躯体症状（如头痛、恶心、呕吐等），也可表现为烦躁不安、哭喊、发脾气、痛苦、淡漠或社会性退缩。

【典型病例】

患儿，男，3 岁，性格较为内向。患儿不愿上幼儿园，在幼儿园期间一直哭闹，问患儿为什么哭，称"我要妈妈"。母亲也很焦虑，孩子进入幼儿园后，母亲不离开幼儿园，在外面不停地朝里面张望,不放心孩子。据母亲说,孩子有时说梦话"不去、不去……"。这种情况已持续3个月,母亲不知怎么办,故来心理门诊咨询寻求帮助。
诊断:儿童分离性焦虑障碍

(二)儿童恐怖性焦虑障碍

儿童恐怖性焦虑障碍是指患儿对某些物体或特殊环境产生异常强烈的恐怖,出现回避、退缩行为。恐怖程度明显超出同年龄阶段儿童的一般水平,甚至会影响患儿日常必须的活动或家庭生活。临床类型主要包括:①单纯恐怖,以怕黑、怕动物、怕出血等与自然环境及身体安全有关的恐怖为特点;②学校恐怖,对上学产生焦虑、紧张和恐怖,有时伴有自主神经症状或躯体症状,逃避上学后则表现如常。

(三)儿童社交性焦虑障碍

儿童社交性焦虑障碍是指儿童对新环境或陌生人产生恐怖焦虑情绪和回避行为。一般儿童在半岁到1岁时存在对陌生人的警惕现象。在童年早期,患儿遇到陌生或者有威胁性情境时,可表现出一定的担心或焦虑。但该病是指患儿焦虑表现为达到异常程度并伴有社会功能失调。临床特征为患儿表现出对陌生人持久或反复的害怕或回避;这种害怕主要是针对成人或者小伙伴,或者两者兼有。同时伴有正常的选择性依恋父母或者其他熟悉的人。害怕或者回避见人在程度上超出了患儿年龄的正常界限,并伴有临床意义的社会功能异常。

三、治疗与预后

心理治疗为主要手段,辅以药物治疗。有时还包括对其父母或所有家庭成员进行治疗。

(一)心理治疗

首先了解并消除引起情绪障碍的原因,解除有情绪障碍的心理应激因素,如家庭环境或学校不良因素(如家庭暴力、校园暴力和同伴关系问题等)。使用支持性和认知心理治疗,可以获得较好的治疗效果。对有焦虑倾向的父母,予以一定的心理干预,让其认识到父母心理问题对患儿产生的不利影响,使其主动改善自身情绪。而患儿所处的家庭环境中往往存在各类问题,家庭治疗的理念认为,儿童出现的心理障碍是家庭功能失调的表现,可以通过家庭治疗的方式,改善家庭的结构和功能,从而最终缓解患儿的焦虑心理。

(二)药物治疗

对于病情严重患儿,可予以药物治疗,应用抗焦虑药物如丁螺环酮、地西泮、阿普唑仑以及抗抑郁药如多虑平(多塞平)、西酞普兰、舍曲林等。病情缓解后逐渐减少药物剂量,酌情停药,一般无须长期服药。

(三)预后

绝大多数患儿病程短暂,预后良好。

四、儿童青少年期情绪障碍患者的护理

(一)护理评估

1. **健康史** 评估患儿既往的健康状况,有无较正常儿童易罹患的某些疾病。

2. 生理功能　评估患儿有无饮食障碍、睡眠障碍及躯体疾病等。

3. 心理功能　患儿的情绪特征,是焦虑还是恐怖,其程度如何。

4. 社会功能　患儿的交往能力、学习能力如何;家庭是否和睦、教养方式是否合理,环境是否安全等。

5. 其他　是否伴发多动症、品行障碍、发育障碍等。

(二) 护理诊断

1. 生理方面　易受伤害与患儿的异常情绪有关。

2. 心理方面

(1) 焦虑:与父母或亲近人员分离有关。

(2) 恐怖:与客观事物的恐怖有关。

(3) 个人应对无效:与患儿不能与人进行有效沟通有关。

3. 社会方面

(1) 有对他人施行暴力行为的风险:与异常情绪有关。

(2) 社会交往障碍:与对社交产生的异常情绪有关。

(3) 知识缺乏:与缺乏疾病相关知识有关。

(三) 护理目标

(1) 患儿的异常情绪逐步减轻或消失。

(2) 患儿的社交能力、学习能力、人际关系逐步改善。

(3) 患儿未发生受伤和伤害他人。

(4) 患儿及父母掌握疾病相关知识。

(四) 护理措施

(1) 以耐心、关爱、同情及温和的态度接触患儿,取得患儿信任,与患儿交朋友。消除能导致孩子出现异常情绪的人为因素,创造良好的治疗环境。

(2) 治疗过程中,严格执行各项医嘱,督促服药,协助医生开展各项心理行为治疗。

(3) 进行健康教育,培养患儿健康开朗、独立、自信的性格;改变不良教育方式;宣传儿童精神卫生知识;教会家属安全用药知识。

(五) 护理评价

(1) 患儿病态的情绪是否改善。

(2) 患儿的社交能力、学习能力、人际关系是否改善。

(3) 患儿有无发生受伤和伤害他人的行为。

(4) 患儿及父母是否掌握疾病相关知识。

第五节　品行障碍患者的护理

品行障碍是指儿童少年时期反复、持续出现的攻击性、反社会性、对立违抗性的行为。这些行为违反了与年龄相适应的社会行为规范和道德准则,较之儿童普通的调皮或少年的逆反行为更为严重,并因此影响患者自身的学习及社交功能,以及损害他人利益。品行障碍与普通的青少年顽皮及叛逆行为相比,具备更持久性的行为模式(通常在6个月以上)。

一、病因与发病机制

(一)生物学因素

双生子研究发现,反社会行为在单卵双生子中的同病率高于双卵双生子。中枢5-HT水平降低的个体对冲动的控制力下降,容易出现违抗和攻击行为。寄养子研究发现,若亲生父母有违法或犯罪,孩子寄养到社会经济地位底下家庭或由自己抚养,反社会行为出现率高,若亲生父母之一有犯罪史,被寄养孩子的犯罪危险性是其他人群的1.9倍。

(二)家庭因素

家庭是儿童少年成长的主要环境,因此家庭环境对他们的心理发展有相当重要的关系。不良的家庭环境可以促成品行障碍的发生,这些因素包括:父母患精神疾病、物质依赖、精神发育迟滞;父母与子女之间缺乏亲密的感情联系,儿童被虐待(包括躯体和情感虐待),对儿童溺爱和放纵;父母冲突、离异等。

(三)社会环境因素

经常接触暴力或黄色媒体宣传,接受不正确的道德观和价值观,结交有抽烟、酗酒、打架、斗殴、敲诈、欺骗、偷窃等行为的同伴等都与品行障碍的发生有关。

二、临床表现

(一)反社会性行为

反社会性行为是指一些不符合道德规范及社会准则的行为表现,表现为偷窃、纵火、撒谎、逃学、出走、犯罪等。如多次在家中或在外面偷窃贵重物品或大量钱财;勒索或抢劫他人钱财或入室抢劫;强迫与他人发生性关系或猥亵行为;对他人进行躯体虐待(如捆绑、刀割、针刺、烧烫等);持凶器故意伤害他人;故意纵火;经常说谎逃学,擅自离家出走或逃跑;不顾父母的禁令常夜不归宿;参与社会上不良团伙一起干坏事、故意破坏他人财物或公共财物。

(二)攻击性行为

攻击性行为包括:攻击他人或动物,伤害、殴打、威胁、恐吓他人;虐待小动物或比他(她)小的儿童或残疾儿童;使用刀、枪、棍、棒、石块等硬物或器械造成他人躯体的伤害,男孩多表现为躯体性攻击,女孩多表现为言语性攻击,如咒骂、侮辱等;抢劫钱财,年少时表现为抢劫、敲诈同学,年龄大些后或几个人一伙共同抢劫路人、武装抢劫等;男性在不良因素的影响下可向女性发生性攻击,强迫他人与自己发生性行为;女性可因与异性发生性关系而满足自己的私欲,甚至走上卖淫的道路。

(三)对立违抗性行为

对立违抗性行为主要表现为明显不服从、违抗或挑衅行为,但没有更严重的违法或冒犯他人权利的社会性紊乱或攻击行为。特征性表现为经常说谎(不是为了逃避惩罚),易暴怒,好发脾气,常怨恨他人,怀恨在心或存心报复,破坏公共设施;常拒绝或不理睬成人的要求或规定,严重者长期严重地不服从;常因自己的过失或不当行为而责怪他人;经常故意干扰别人;常与父母或老师对抗。

(四) 合并问题

常合并注意缺陷多动障碍、情绪障碍,也可伴有发育障碍、阅读障碍、运动不协调、智能轻度受损等。

【典型病例】

许某,男,15岁,初中二年级学生,单亲家庭。父亲沉迷于赌博酗酒,有时酒醉之后就对小许和妻子使用暴力,将孩子打得鼻青眼肿。柔弱的母亲根本没有能力保护自己和孩子。父亲在两年前因为过度酗酒而酒精中毒身亡。此后小许和母亲一起生活。小许在学校的成绩不好,经常受到老师的批评,并且也被同学所孤立。一次偶然的机会,小许和一些不良少年玩到了一起,小许觉得长期孤独的自己找到了港湾,虽然那些少年有种种劣行,但他们接纳小许,把他看作是自己人。小许跟着他们参与打架,还有威胁勒索低年级的学生。很快,小许的事情就被班主任得知,班主任对此十分重视,和小许的母亲做了一次长时间的会谈,了解小许情况。在班主任的建议下,小许母亲带他去了青少年心理门诊,医生在详细了解小许的情况后,诊断小许为品行障碍。随后,医生与小许母亲讨论,制订了一个详细的治疗方案。小许在机构中定期接受认知行为治疗,改变错误认知,重新建立正确的理念;小许母亲也接受了定期的心理辅导,学习指导孩子的正确教育方法;学校的心理老师也加入干预工作,帮助小许融入学校这个集体。

诊断:品行障碍

三、治疗与预后

品行障碍的治疗是个比较棘手的问题,目前还缺乏特殊的治疗方法,单一的治疗方法效果较差,多采用家庭治疗、行为治疗、认知治疗和药物治疗等综合治疗模式。

(一) 家庭治疗

家庭治疗是一种治疗模式,以整个家庭作为治疗单位,焦点是家庭成员间的互动关系和沟通的问题,是处理人际关系系统的一种方法。家庭治疗的理论认为,在家庭这个系统内,任何成员所表现的行为,都会受家庭系统内其他成员的影响,同时也影响着家庭系统内的其他人。这种系统内各成员行为之间的相关性,可解释一些病态的家庭现象和某些家庭成员的不健康行为产生的原因;而某一家庭成员的病态行为,也常因配合其他成员的心理需要,或被其他成员配合而维持下来。品行障碍的原因往往与患者家庭环境有关。因此,需要使用家庭治疗的手段。家庭治疗的主题一般围绕以下内容进行:协调家庭成员之间,特别是亲子间的关系;纠正父母对子女不良行为采用的熟视无睹或严厉惩罚的处理方式;训练父母学习用适当的方法与子女进行交流,用讨论和协商的方法,正面行为强化辅以轻度惩罚的方法对子女进行教育,减少家庭内的生活事件及父母自己的不良行为。

(二) 行为治疗

行为治疗是指以减轻或改善患者的症状或不良行为为目标的一类心理治疗技术的总称。它具有针对性强、易操作、疗程短、见效快等特点。根据患者的年龄和临床表现,可选用正性强化法、消退法和游戏疗法等。治疗目的是逐渐消除不良行为,建立正常的行为模式,促进社会适应行为的发展。

(三) 认知治疗

认知治疗是指以纠正和改变患者适应不良为重点的一类心理治疗的总称。它以改变不良认知为主要目标,继而改变患者情感及行为的变化,以促进心理障碍的好转。重点在于帮助患者发现自己的问题、分析原因,考虑后果,并找到解决问题的方法。

(四) 药物治疗

品行障碍尚无特殊药物治疗,可视具体情况分别给予对症治疗。对冲动、攻击性行为严重者,可选用小剂量的抗精神病药物。对合并注意缺陷多动障碍者,可选用哌甲酯、托莫西汀等药物。对伴有抑郁焦虑者,可选用抗抑郁药物与抗焦虑药物。

(五) 预后

少数患儿预后较好;多数患儿的行为问题持续到成年期,致使其在就职、婚姻、人际关系等方面出现困难;半数发展为成年期违法犯罪或人格障碍。

四、品行障碍患者的护理

(一) 护理评估

1. **健康史** 评估患儿既往的健康状况,有无较正常儿童易罹患的某些疾病。
2. **生理功能** 评估患儿的身高、体重,有无畸形和功能障碍,有无饮食障碍和营养失调、睡眠障碍,有无受伤的风险(跌倒、摔伤),有无感染风险等。
3. **心理功能**
   (1) 情绪状态:有无焦虑、抑郁、恐惧、易激惹或情感迟钝。
   (2) 认知功能:有无注意力、记忆、智力等问题。
   (3) 行为方面:患儿在与伙伴相处的过程中有无冲动行为;是否遵守社会秩序;是否有离家出走、逃学等现象。
4. **社会功能**
   (1) 生活自理能力:有无穿衣、吃饭、洗澡、大小便不能自理。
   (2) 环境的适应能力:评估患儿的学习能力、语言能力、自我控制与自我保护能力及社交能力。
5. **其他** 有无家庭养育方式不当、父母不称职;家长对疾病有无不正确的认知和偏见;有无现成的或潜在的家庭矛盾和危机;家庭能否实施既定的治疗方案。

(二) 护理诊断

(1) 有感染的风险(皮肤破溃)/易受伤害:与攻击行为有关。
(2) 有对他人施行暴力的风险:与反社会性行为及攻击性行为有关。
(3) 社会交往障碍:与对抗性行为有关。
(4) 有照顾者角色紧张的风险:与家庭破裂或采取不正确的教育方法有关。

(三) 护理目标

(1) 患儿未发生受伤害、皮肤破溃等现象。
(2) 患儿未出现对他人的伤害,能控制攻击行为。

(3) 患儿的社交能力、学习能力和人际关系逐步改善。

(4) 家庭教育态度和方式合理,家属认识和处理疾病能力提高。

(四) 护理措施

1. 创造良好的训练环境　利用各种机会让患儿与其他同伴相处,引导患儿正确与他人交往,使他(她)体会各种交往方式的不同感受,促使其改善交往方式;鼓励患儿参加有一定约束力的集体活动,让其共同参与制订活动规则,并要求其严格执行,通过正性强化训练提高患儿的自我控制能力,要限制患儿进行有危险的游戏或活动。

2. 心理护理　以耐心、关爱、同情、包容的态度与患儿建立良好的护患关系,取得患儿的信任和合作。帮助患儿建立正确的人生观和价值观,讲解疾病的性质,使患儿对自己的病态行为有正确的认识。以支持和给予希望的语言与患儿交流,使患儿树立战胜疾病的信心。

3. 行为矫正训练　开展行为矫正训练前最好家长、老师及医护人员一起讨论,制订认识统一的治疗方案,切忌在患儿面前表现出不同的意见和争执。进行行为矫正训练应注意:①将精力集中在处理主要问题上;② 行为指令要明确而不含糊,使患儿易于理解和执行;③父母、照料者和老师要统一规则;④ 奖惩结合;⑤ 对攻击行为不明显的患儿可运用忽视技术,对患儿的病态行为不表现出情感反应,使患儿感觉得不到注意而减少负性强化。

4. 健康教育

(1) 对父母的训练:提高家长的识别和处理能力,正确认识疾病,学习如何协调家庭关系等。

(2) 对老师的训练:协助家长观察患儿的表现,强化在家庭中所取得的成绩,提高老师的识别和处理问题的能力。

(3) 对患儿的训练:强化患儿的社交能力,减轻患儿的应激,限制其观看与暴力、性行为有关的电视或报刊。

(五) 护理评价

(1) 患儿是否受到伤害,皮肤有无破溃等现象。

(2) 患儿的不良行为是否改善,反社会行为、冲动行为、对立违拗行为是否减少或消除。

(3) 患儿的社会功能是否改善,包括社会交往能力、学习能力、社会适应能力、与周围环境的接触及伙伴关系等。

(4) 患儿的家庭功能是否改善,家庭参与、配合培训程度是否提高,家庭养育态度和方式是否合理,家属认识和处理疾病的能力是否加强。

(董　萍)

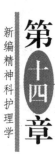

第十四章 精神疾病的治疗与护理

第一节 精神疾病的药物治疗与护理

精神药物(psychotropic drug)是指主要作用于中枢神经系统而影响精神活动的药物。精神药物主要分为抗精神病药物(antipsychotic drug)、抗抑郁药物(antidepressant drug)、心境稳定剂(mood stabilizer)和抗焦虑药物(anxiolytic drug)。

一、抗精神病药物

抗精神病药物也称为神经阻滞剂(neuroleptic),是一类作用于中枢神经系统,通过调节神经递质传递功能,从而治疗精神分裂症和其他有精神病性症状的精神障碍药物。

(一) 分类及作用机制

1. **传统抗精神病药物** 也称为典型抗精神病药物,主要作用是阻断大脑中枢神经系统多巴胺 D_2 受体。通过对中脑边缘系统过高的多巴胺传递产生抑制作用而治疗精神病性症状,特别是幻觉、妄想、兴奋等阳性精神症状,代表药物为氯丙嗪。

> **氯丙嗪的发现**
>
> 氯丙嗪是第一个被用于精神疾病治疗的药物,是法国化学家 Paul Charpentier 合成的酚噻嗪类药物,于20世纪50年代开始使用。氯丙嗪起初作为一种麻醉增效剂有很好的止吐作用,偶然发现其有很强的镇静作用,并首先在治疗躁狂发作和精神分裂症方面获得成功,从此为精神疾病的治疗展开了历史新篇章。合成的或者从天然物质中提取的氯丙嗪通过对中枢神经系统的作用而影响人类精神活动,从而缓解各种精神症状,极大地改善了精神疾病的预后。

2. **新型抗精神病药物** 也称非典型抗精神病药,主要有以下几类:

(1) 5-羟色胺(5-HT)和多巴胺受体拮抗剂(SDA)类抗精神病药物:这类药物的作用机制为中枢 $5-HT_2$ 与多巴胺 D_2 受体阻断剂。能改善精神病的阳性症状和稳定情感症状,且不加重阴性症状;能改善认知症状和情感症状,对精神分裂症的多维症状有效。在治疗剂量范围内仍有一定比例的患者可发生锥体外系不良反应和催乳素升高。常用药物以利培酮为代表,还有喹硫平、齐拉西酮和左替平等。

(2) 多受体阻断作用的药物:这类药物对中枢神经系统多种神经递质受体有阻断作用,因其主要具有 5-HT_2 和 D_2 受体的阻断作用而具有较强的治疗精神分裂症多维症状的疗效,但对多种与疗效无关受体的阻断作用可能导致多种不良反应,如过度镇静、体重增加,糖、脂代谢紊乱等。此类药物包括氯氮平、奥氮平、喹硫平等。

(3) 多巴胺(DA)部分激动剂或 DA 稳定剂类药物:这类药物通过其独特的作用机制对额叶皮质 DA 活动减低的通路产生对 DA 功能的激活作用,同时对中脑边缘系统 DA 功能过高的通路产生对 DA 活动的抑制作用,从而达到治疗精神分裂症阳性和阴性症状的疗效,且不易产生锥体外系不良反应和升高催乳素。这类药物以阿立哌唑和氨磺必利为代表。

3. 长效抗精神病药物 目前临床上使用的长效抗精神病药的母药为传统抗精神病药物。长效抗精神病药物主要用于慢性精神分裂症的维持治疗和服药依从性差的慢性病例的治疗。口服长效制剂为五氟利多,常用的肌内注射长效制剂有氟奋乃静癸酸酯(fluphenazine decanoate)、哌普噻嗪棕酸酯(pipothiazine palmitate)、癸氟哌啶醇(haloperidol decanoate)。长效制剂的疗效、不良反应与母药相同,其中锥体外系不良反应的出现往往在注射后 1 周内最重。首次注射剂量应小,根据病情和不良反应调整剂量或注射间隔时间。新型抗精神病药利培酮的长效注射剂第一个结合了新型抗精神病药和长效注射剂型的特点,治疗作用谱较传统长效注射剂广,不良反应也更小。

(二) 临床应用

1. 适应证 抗精神病药物主要用于控制各种精神病性症状,如幻觉、妄想、精神运动性兴奋等。这些症状多见于各种类型的精神分裂症,也见于双相情感障碍、抑郁症、器质性精神障碍、老年痴呆和儿童精神障碍。

2. 禁忌证 伴有以下躯体疾病时应慎用或禁用抗精神病药物:①严重心血管疾患;②肝功能损伤;③骨髓抑制;④已发生中枢性神经抑制;⑤青光眼;⑥前列腺肥大;⑦尿潴留;⑧震颤性麻痹;⑨严重呼吸系统疾病;⑩肾功能不全。

3. 使用的一般原则 主要根据患者的症状特点(如兴奋、躁动)可以选用镇静作用强的药物,如氯丙嗪、氟哌啶醇等;当患者处于急性状态,伴有严重的兴奋躁动或紊乱行为时,给予氟哌啶醇肌内注射以较快控制症状。患者以情感平淡、思维贫乏等阴性症状为主时可选用舒必利等有兴奋作用的药物。新型抗精神病药物正在逐渐取代这些传统抗精神病药物,特别是当用于老年人、儿童和躯体疾病患者时,应首先选用新型抗精神病药物,用药应以最保守的方式进行,小剂量开始,缓慢加量,严密观察临床效果与药物不良反应。如果条件许可,可以进行血药浓度监测。另外还需考虑患者既往药物使用情况及经济状况,因为新型抗精神病药物较昂贵,但长期来看可以降低总的费用。

4. 疗程 精神分裂症的药物治疗分为急性期治疗、巩固期治疗和维持期治疗。①急性期治疗:疗程至少 4~6 周;②巩固期治疗:原有效药物、原剂量至少应用 3~6 个月;③维持期治疗:一般不少于 2~5 年,疗效稳定,尽可能不换药,剂量在维持不复发的前提下酌减。

(三) 不良反应及其处理

1. 锥体外系不良反应(extra-pyramidal symptom, EPS) 与药物阻断黑质-纹状体通路 DA 受体有关,主要表现为类帕金森症、急性肌张力增高、震颤、静坐不能、迟发性运动障碍。

传统抗精神病药物,特别是高效价类药物发生比例高。轻者可安抚患者,转移注意力,重者则立即通知医生并遵医嘱减少抗精神病药物的剂量,或遵医嘱使用抗胆碱能药(如苯海索2mg/次,3次/天)。但对迟发性运动障碍不能使用抗胆碱能药物,最好换用其他新型抗精神病药物(特别是氯氮平),可获得改善。

2. 过度镇静　常见表现为困倦、乏力、头晕,与药物对组胺 H_1 受体阻断作用有关,传统药物中以低效价类多见(舒必利除外),新型药物中氯氮平、奥氮平比较明显。用药初期易发生,宜缓慢加量,尽量睡前用药,避免有危险的操作活动。

3. 心血管方面不良反应　常见为直立性低血压和心动过速,也有发生心动过缓和心电图改变,如 ST-T 改变及 QT 间期延长。低效价传统抗精神病药物和氯氮平引起较为多见。多发生于用药初期,可减缓加量速度或适当减量。对低血压的患者可采取以下措施:①对于轻者,应立即嘱患者平卧或头低脚高位,松解领扣和裤带,短时即可恢复,继续观察生命体征;②对于严重反应者,应立即将患者平卧或头低脚高位,同时通知医生采取急救措施,遵医嘱使用升压药(如去甲肾上腺素 1~2 mg,加 5% 葡萄糖溶液 200~500 ml,静脉滴注)。禁用肾上腺素,因为肾上腺素可使 β 受体兴奋,血管扩张,使血液流向外周及内脏,从而加重低血压反应。做好患者心理安抚和健康宣教,嘱咐患者变换体位时(起床、如厕),动作要缓慢,如感觉头晕时,应尽快扶住支撑物或平卧休息,以防意外发生。对于心动过速的患者,可给予 β 受体阻断剂对症处理。

4. 内分泌改变　传统抗精神病药物可通过抑制下丘脑漏斗结节 DA 受体导致催乳素分泌增高,表现为闭经、溢乳和性功能改变。新型抗精神病药物中利培酮也有此类作用。应做好患者的心理安抚,避免紧张情绪,目前尚无肯定有效的治疗方法,减药后内分泌改变可能减轻,如症状不减轻可考虑换用无此类不良反应的新型抗精神病药物。

5. 体重增加和糖脂代谢异常　长期使用抗精神病药物可发生不同程度的体重增加,同时容易发生糖脂代谢异常,引起高脂血症、冠心病、高血压以及 2 型糖尿病的比例增加。其中传统药物中以低效价类更明显,新型药物中氯氮平、奥氮平发生比例较高。对服用这些药物的患者应检测血糖、血脂,同时应理解患者的心理,做好解释工作,建议患者注意饮食结构和适当控制饮食量,并指导增加运动。

6. 与胆碱能改变有关的不良反应　药物对胆碱能受体的影响可导致口干、便秘、视力模糊、尿潴留等,传统药物的此类作用较强,多数患者在治疗过程中此类不良反应可自行消失,反应严重者,经减药或停药即可恢复。对于便秘的患者,提醒他们注意饮食,多吃富含纤维素的蔬菜和水果,鼓励经常增加活动以促进肠蠕动,养成定时排便的习惯,必要时遵医嘱使用开塞露、通便药协助排便。对尿潴留患者应:①鼓励患者自行排尿,或采取物理的方法诱导排尿。②及时与医生取得联系遵医嘱给予新斯的明 10~20 mg 口服,3 次/天;若无效时,可遵医嘱行导尿术。③做好心理疏导,耐心安慰患者,消除紧张情绪。如患者不能耐受则减药或换用此类不良反应轻微的药物。

7. 肝脏损害　曾有氯丙嗪引起胆汁淤积性黄疸的报道,比较少见。抗精神病药物引起一过性肝酶增高较为常见,多可自行恢复,可同时服用保肝药物,检测肝功能,并做好健康宣教和心理护理。

8. 癫痫发作　属较严重的不良反应,氯氮平较易诱发,其他低效价抗精神病药物也可诱发。可减低药物剂量,如治疗剂量无法减到发作阈值以下,建议合用抗癫痫药物,或者换药

9. **恶性综合征** 属少见但严重的不良反应,主要表现为高热、肌紧张、意识障碍和自主神经系统功能紊乱(如出汗、心动过速、尿潴留等),严重者可致循环衰竭。实验室检查可发现白细胞计数增高,氨基转移酶升高、肌酸磷酸激酶(CPK)和肌红蛋白升高,发生率为0.2%~0.5%,但病死率高达20%以上。发生机制尚不清楚,可能与药物引起DA功能下降、药物剂量过高、频繁换药、多种药物联合使用等有关。一旦发生应立即给予以下处理:①遵医嘱立即停用所有抗精神病药物;②遵医嘱给予支持治疗,调节水、电解质及酸碱平衡,给氧,保持呼吸道通畅,必要时人工辅助呼吸,物理降温,保持适当体位,防止发生压疮,预防感染,保证充足的营养。目前对恶性综合征尚无有效治疗方法,早期发现、及时处理是治疗原则,可以试用DA激动剂。

10. **粒细胞缺乏症** 亦属严重不良反应,氯氮平引起较为多见,发生率为1%~2%,为其他抗精神病药物的10倍,严重者可导致死亡。使用氯氮平的患者在最初3个月内应每周检查白细胞计数,以后也应注意检测。一旦发现白细胞计数低于$4.0×10^9$/L,应立即减量或停药,同时给予促进白细胞增生药和碳酸锂等药物。对严重的粒细胞缺乏症患者应给予隔离和抗感染治疗。服用氯氮平而发生粒细胞缺乏症的患者不应再接受氯氮平治疗。卡马西平可增加氯氮平引起粒细胞缺乏症的危险性,应注意避免上述两种药物合用。

(四) 常用抗精神病药物的名称、剂型和常用剂量(见表 14-1)

表 14-1 常用抗精神病药物的名称、剂型和常用剂量

类别	药名	剂型与规格	成人常用剂量
传统抗精神病药物	氯丙嗪(chlorpromazine)	片剂:25 mg, 50 mg	300~600(mg/d)
	奋乃静(perphenazine)	片剂:2 mg	30~60(mg/d)
	氯普噻吨(泰尔登)(chlorprothixine)	片剂:25 mg	100~400(mg/d)
	氟哌啶醇(haloperidol)	片剂:2 mg	10~20(mg/d)
		针剂:5 mg/ml	10~20(mg/d)
	舒托必利(sultopride)	片剂:100 mg	600~1 200(mg/d)
新型抗精神病药物	氯氮平(clozapine)	片剂:25 mg	200~400(mg/d)
	利培酮(risperidone)	片剂:1 mg, 2 mg	2~6(mg/d)
	帕利哌酮(paliperidone)	片剂:3 mg	9~12(mg/d)
	奥氮平(olanzapine)	片剂:5 mg, 10 mg	5~20(mg/d)
	喹硫平(quetiapine)	片剂:25 mg, 200 mg, 300 mg	150~800(mg/d)
	阿立哌唑(aripiprazole)	片剂:5 mg, 10 mg	10~30(mg/d)
	齐拉西酮(ziprasidone)	片剂:20 mg	80~160(mg/d)
长效抗精神病药物	五氟利多(penfluridol)	片剂:20 mg	20~60 mg/w
	氟奋乃静癸酸酯(fluphenazine decanoate)	针剂:25 mg/ml	25~50 mg/2~4 w
	氟哌啶醇癸酸酯(haloperidol decanoate)	针剂:50 mg/ml	50~100 mg/2~4 w
	利培酮(risperidone)	针剂:12.5 mg/ml, 25 mg/ml	25 mg/2 w

(五) 常用抗精神病药物及其主要特点

1. **氯丙嗪(冬眠灵)(chlorpromazine)** 是临床应用最早的传统抗精神病药物。起效快，分布于全身各组织。具有显著的抗精神病作用，镇静作用也较强。主要用于治疗急、慢性精神分裂症，心境障碍的躁狂发作，尤其是对精神运动性兴奋、急性幻觉、妄想、思维障碍、躁狂性兴奋、行为怪异等疗效显著。此外，还有镇吐、降温等作用。氯丙嗪可引起全身多个系统的不良反应，以锥体外系不良反应最为突出。

2. **氟哌啶醇(haloperidol)** 为传统抗精神病药物，口服吸收迅速，药理作用与氯丙嗪相同。主要特点为抗精神病作用强，疗效好，显效快。主要用于治疗精神分裂症。对于改善阳性症状疗效显著，常用于治疗不协调精神运动性兴奋、幻觉、妄想、思维联想障碍、敌对情绪、攻击行为。锥体外系反应最常见，长期使用可引起迟发性运动障碍。

3. **氯氮平(clozapine)** 为新型抗精神病药物，口服吸收快，药理作用广泛，具有多受体阻断作用。具有明显的抗精神病作用，但很少引起锥体外系反应。对精神分裂症的阳性症状、阴性症状均有较好的疗效。适用于急、慢性精神分裂症，主要用于治疗难治性精神分裂症。缺点是有糖尿病、肥胖以及心脏功能损害的患者不宜使用。最严重的不良反应是易引起白细胞减少。

4. **利培酮(risperidone)** 为新型抗精神病药物，口服后吸收迅速完全，适用于急、慢性精神分裂症，可改善阳性症状、阴性症状、情感症状和认知功能，也是最常用于儿童和青少年的抗精神病药物。该药的优势是可用于治疗其他抗精神病药物治疗无效的精神病和双相障碍，伴有攻击、激越行为的痴呆，以及多种原因引起的儿童行为问题的患者。利培酮易引起高催乳素血症、体重增加及锥体外系不良反应。

5. **帕利哌酮(paliperidone)** 即九羟利培酮，为新型抗精神病药物，为缓释胶囊。主要用于治疗精神分裂症、分裂情感障碍和双相抑郁障碍。此化合物是利培酮经过肝脏代谢后的产物。但帕利哌酮与其前体利培酮相比，具有更高的 $5-HT_{2A}$ 与多巴胺 D_2 受体亲和力。帕利哌酮缓释制剂借助液体整体吞服，胶囊不能咀嚼、掰开或者研碎，对释放速率进行控制，使其药物代谢动力学特征为吸收速率比速释制剂缓慢。最常见的不良反应为头痛和失眠。其他不良反应包括：锥体外系反应、静坐不能、心动过速、直立性低血压和催乳素水平升高。肾脏是原型帕利哌酮的主要清除途径，肝脏受损者服用帕利哌酮更安全。对于肾脏中至重度受损者，应该考虑降低帕利哌酮的剂量。

6. **奥氮平(olanzapine)** 为多受体阻断作用类新型抗精神病药物。主要用于治疗精神分裂症、精神分裂症的维持治疗、急性躁狂(单药治疗或联合锂盐或丙戊酸盐治疗)、双相障碍的维持治疗、双相抑郁(与氟西汀合用)等。常见的不良反应有糖尿病、血脂异常、头晕、过度镇静、口干、便秘、消化不良、关节痛、背痛、胸痛、心律不齐，罕见直立性低血压，多于开始治疗时或加药时出现，罕见迟发性运动障碍和日光性皮炎。严重的不良反应为在老年痴呆患者中出现的脑血管事件，包括脑卒中、短暂性胸痛等，恶性综合征和抽搐罕见。肝脏疾病及老年患者应减少用量，心脏病患者要慎用。不推荐用于18岁以下的患者和哺乳期妇女。

7. **阿立哌唑(aripiprazole)** 为新型抗精神病药物，主要用于治疗精神分裂症和精神分裂症的维持治疗、急性躁狂症和双相障碍的维持治疗、双相抑郁、痴呆的行为紊乱、儿童和青少年的行为障碍，以及冲动控制障碍伴随的问题。常见的不良反应有头晕、失眠、静坐不能、恶心、呕吐，开始用药时偶见直立性低血压、便秘、头痛、困倦等。

8. 喹硫平(quetiapine) 为新型抗精神病药物,主要用于治疗精神分裂症、急性躁狂(单药治疗或联合锂盐或丙戊酸盐治疗)、其他精神病性障碍、双相障碍的维持治疗、双相障碍、抑郁、痴呆的行为紊乱及帕金森病等。常见的不良反应有糖尿病和脂蛋白异常、头晕、镇静、口干、便秘、消化不良、腹痛、体重增加、心动过速等,直立性低血压通常在开始治疗时或加量时出现。有心脏疾病的患者应慎用,老年患者要减量,不推荐用于8岁以下的儿童及孕妇、哺乳期妇女。

9. 齐拉西酮(ziprasidone) 为新型抗精神病药物,主要用于急性精神分裂症的治疗。齐拉西酮与其他非典型抗精神病药类似,与 5-HT_{2A} 有较高的亲和力而对多巴胺 D_2 受体亲和力相对较低。齐拉西酮对核心精神病性症状、阴性症状、情感症状及认知症状都有效。建议齐拉西酮与食物同时服用,因为是否与食物同时服用使齐拉西酮的生物利用度差别较大。齐拉西酮耐受性较好,癫痫发生率较低,早期可能出现困倦、嗜睡,可能延长 QT 间期,对于 QT 间期明显延长的患者应慎用。

二、抗抑郁药物

(一) 分类及作用机制

抗抑郁药物是指一类通过提高中枢神经递质传递功能而治疗各种抑郁状态的药物,但它们对正常人的情绪没有提升作用。由于抑郁症及各种抑郁障碍的发病机制尚不清楚,较多研究提示中枢神经系统单胺类神经递质传递功能下降为其主要病理改变,故各种抗抑郁药的作用机制均通过不同途径提高神经元突触间隙单胺类神经递质浓度,以期达到治疗目的。根据药物作用机制可将抗抑郁药物分为以下几类:

1. 单胺氧化酶抑制剂 单胺氧化酶抑制剂(monoamine oxidase inhibitor,MAOI)通过抑制中枢神经系统单胺类神经递质的氧化代谢而提高神经元突触间隙浓度。早年使用的 MAOI 以苯乙肼为代表,易导致高血压危象和肝损害,目前已不用于临床。改进的 MAOI 不良反应明显减少,其代表药物为吗氯贝胺。

2. 三环类抗抑郁药物 三环类抗抑郁药物(tricyclic antidepressant,TCA)的主要药理作用是对突触前单胺类神经递质再摄取的抑制,使突触间隙 NE 和 5-HT 含量升高从而达到治疗目的。TCA 包括丙米嗪、阿米替林、多塞平、氯米帕明,马普替林属四环类,但其药理性质与 TCA 相似。TCA 不良反应较多,常见有低血压、过度镇静、口干、便秘等不良反应。过量服用可导致严重心律失常并有致死性。

3. 选择性 5-HT 再摄取抑制剂类抗抑郁药物 选择性 5-HT 再摄取抑制剂类抗抑郁药物(selective serotonin reuptake inhibitor,SSRI)主要药理作用是选择性抑制 5-HT 再摄取,使突触间隙 5-HT 含量升高而达到治疗目的。从对急性期精神病和长期治疗的疗效来说,与 TCA 比较,SSRI 具有高度安全性和耐受性,心血管系统的安全性高,是在全球范围内公认的一线抗抑郁药物。此类药物包括氟西汀、帕罗西汀、氟伏沙明、舍曲林和西酞普兰。

4. 5-HT 与 NE 再摄取抑制剂类抗抑郁药物 5-HT 与 NE 再摄取抑制剂类抗抑郁药物(serotonin-norepinephrine inhibitor,SNRI)的代表药物为文拉法辛和度洛西汀,具有 5-HT 和 NE 双重摄取抑制作用。此类药物特点是疗效与剂量有关,低剂量时作用谱、不良反应与 SSRI 类似,剂量增高后作用谱加宽,不良反应也相应增加,如引起血压增高。药物起效时间较快,对难治性抑郁症有较好的治疗效果。

5. 5-HT$_{2A}$受体拮抗剂及5-HT再摄取抑制剂　5-HT$_{2A}$受体拮抗剂及5-HT再摄取抑制剂类药物的代表药物为曲唑酮,特点是镇静和抗焦虑作用比较强,没有SSRI类药物常见的不良反应,特别是对性功能没有影响。

6. NE与DA再摄取抑制剂　NE与DA再摄取抑制剂(NDRI)类的代表药物为安非他酮,其抗抑郁疗效与TCA相当,并可减轻患者对烟草的渴求,减轻戒断症状,可用于戒烟。该类药物对食欲和性欲没有影响,但高剂量时可诱发癫痫。

7. NE能和特异性5-HT能抗抑郁药　NE能和特异性5-HT能抗抑郁药(NaSSA)类的代表药物为米氮平。另一种药物米安舍林有类似机制。NaSSA主要通过阻断中枢突触前去甲肾上腺素能神经元α$_2$自身受体及异质受体,增强NE、5-HT从突触前膜的释放,增强NE、5-HT传递及特异阻滞5-HT$_2$、5-HT$_3$受体。

(二) 临床应用

1. 适应证　抗抑郁药物主要用于抑郁症的治疗,同时也适用于各种原因引起的抑郁障碍和各种焦虑障碍的治疗。

2. 禁忌证　严重的心、肝、肾疾病患者慎用,孕妇尽量避免使用。

3. 药物使用的一般原则　抗抑郁药物作用谱有所差别,最好选择针对性强的药物,如患者临床表现有迟滞、激越、焦虑、失眠等都可作为选择药物的参考。TCA不良反应多,一般宜从小剂量开始使用,逐渐加大剂量至治疗范围。各种新型抗抑郁药耐受性高,起始量一般即为治疗量。

4. 疗程　急性期治疗至少3个月,其中症状完全消失者进入巩固期治疗4~9个月,尽量使用原有效药物和原有效剂量。巩固期治疗时间长短可根据患者患抑郁症的危险因素强弱判断:发病年龄小、女性、有家族史、伴随精神病性症状、相对比较难治为易复发的危险因素,巩固期应尽量延长,相反巩固期可适当缩短。复发病例在巩固期后视复发次数和频度还应进行1~5年的维持期治疗。

(三) 不良反应及处理

1. 对中枢神经系统的影响　患者常出现嗜睡、乏力、共济失调(如双手细微震颤),也可能诱发癫痫,可遵医嘱应用抗胆碱药对症治疗;建议患者在服药期间如出现上述不良反应,应避免从事驾驶、机器操作等工作。

2. 对消化系统的影响　多数抗抑郁药物可引起恶心、食欲缺乏、消化不良、腹泻和便秘。这些不良反应与抗抑郁药的剂量有关,多为一过性反应。饭后服药、小剂量起始可减轻上述反应。

3. 对自主神经系统的影响　常见有口干、便秘、瞳孔扩大、视物模糊、头晕和排尿困难等反应,这些反应多是由于抗抑郁药物的抗胆碱能作用所致。应做好患者的药物知识宣教,使其认识到,随着机体对药物适应性增加,躯体不适的感觉会逐渐减轻;嘱患者多饮水,多吃水果和蔬菜;必要时遵医嘱对症处理。

4. 对心血管系统的影响　临床上常见的不良反应有血压升高、直立性低血压和心电图异常,主要见于TCA。应定期监测血压,检查心电图,一经发现异常,立即遵医嘱减药或停药。

5. 对代谢和内分泌系统的影响　使用抗抑郁药物的部分患者可出现轻微的乳房胀满、

溢乳,多数患者可出现不同程度的体重增加。多数抗抑郁药物可引起性功能障碍或月经失调。但性功能障碍会随抑郁症的好转和药物剂量的减少而改善,应做好患者的心理安抚工作。

6. 过量服用的毒性作用　TCA过量服用有严重毒性反应,特别是心律失常具有致死性,现有的新型抗抑郁药物过量服用大多无严重不良反应和致死性。

7. 戒断综合征　抗抑郁药物的戒断症状源于长期阻断某些神经递质再摄取,它们的受体会适应性地下调,在停药后受体无法立即适应这种变化而出现戒断症状。抗胆碱能戒断症状见于有高度胆碱能M受体阻断作用的TCA。主要表现为腹泻、尿频、头痛、唾液增多;具有SSRI作用的药物戒断症状通常为感冒样症状、疲乏、肌痛、腹泻、恶心、头晕目眩、不安、静坐不能和感觉障碍。SSRI停药后出现戒断症状的药物强弱顺序依次为:氟伏沙明和帕罗西汀＞西酞普兰＞舍曲林＞氟西汀。药物使用时间越长,药物的半衰期越短,越容易发生戒断反应。戒断反应常被误判为症状复发,适当放慢减药速度可以减少戒断反应。

（四）常用抗抑郁药物的名称、剂型和常用剂量(见表14-2)

表14-2　常用抗抑郁药物名称、剂型及常用剂量

类别	药名	剂型与规格(mg)	常用剂量(mg/d)
三环类(TCA)	丙咪嗪(imipramine)	片剂:25	50～200
	阿米替林(amitriptyline)	片剂:25	50～250
	氯丙咪嗪(clomipramine)	片剂:25	50～250
四环类	马普替林(maprotiline)	片剂:25	50～200
单胺氧化酶抑制剂(MAOI)	吗氯贝胺(moclobemide)	片剂:150	100～600
选择性5-羟色胺再摄取抑制剂(SSRI)	氟西汀(fluoxetine)	片剂:20	20～80
	帕罗西汀(paroxetine)	片剂:20	10～50
	舍曲林(sertraline)	片剂:50	50～150
	西酞普兰(citalopram)	片剂:10,20	10～40
	氟伏沙明(fluvoxamine)	片剂:50	50～300
5-HT$_{2A}$受体拮抗剂5-HT再摄取抑制剂(SARI)	曲唑酮(trazodone)	片剂:50	150～600
NE及5-HT再摄取抑制剂(SNRI)	文拉法新(venlafaxine)	片剂:75,150	75～375
	度洛西汀(duroxetine)	片剂:20,60	80～100
NE与DA再摄取抑制剂(NDRI)	安非他酮(amfebutamone)	片剂:150	150～300
NE能和特异性5-HT能抗抑郁药(NaSSA)	米氮平(mitrazapine)	片剂:15,30	15～50

（五）常用抗抑郁药物及其主要特点

1. 阿米替林(amitriptyline)　为TCA的代表药,有较强的抗抑郁作用和镇静作用。

适用于抑郁症、焦虑症,对抑郁症伴有失眠者,效果良好。常见不良反应有口干、便秘、视力模糊、排尿困难、心动过速、直立性低血压、心电图改变、肝功能异常等。

2. 氟西汀(fluoxetine)　SSRI类抗抑郁剂。适应证包括:抑郁症、强迫症、经前期紧张症、贪食症、惊恐发作、双相抑郁(与奥氮平合用),其他还有社交焦虑障碍、创伤后应激障碍。对以下症状有效:抑郁情绪、动力和兴趣缺乏、焦虑、睡眠障碍,包括失眠和睡眠过多。该药的优点是可用于不典型抑郁症(睡眠过多、食欲增加)、疲乏和精力差的患者及合并进食和情绪障碍的患者,缺点是不适用于治疗厌食症、激越及失眠患者。起效相对较慢,通常需要3~4周。该药是治疗抑郁症的一线用药。

3. 帕罗西汀(paroxetine)　SSRI类抗抑郁剂。适应证包括:抑郁症、强迫症、惊恐障碍、社交焦虑障碍、创伤后应激障碍、广泛性焦虑、经前期紧张症。对以下症状有效:抑郁情绪、焦虑、睡眠障碍,特别是失眠、惊恐发作、回避行为、再经历及警醒。治疗作用需2~4周才可出现,停药时应缓慢减量,以免出现戒断反应、肝肾损害和老年患者使用时应减少剂量。慎用于儿童,不推荐用于孕妇和哺乳期妇女。该药的优点是可用于治疗患有焦虑和失眠的患者以及焦虑抑郁混合的患者。缺点是不适用于睡眠过多、阿尔茨海默病和认知障碍患者以及伴有精神运动性迟滞、疲乏和精力差的患者。

4. 氟伏沙明(fluvoxamine)　SSRI类抗抑郁剂。适应证包括:强迫症、抑郁症、惊恐障碍、广泛性焦虑、社交焦虑障碍、创伤后应激障碍。对以下症状有效:抑郁情绪和焦虑。起效时间为2~4周,用于有肝脏损害的患者时应减少剂量;老年和儿童患者起始剂量要小,加量缓慢,不推荐用于孕妇。该药的优点是可以治疗焦虑抑郁混合的患者,缺点是不能用于治疗有肠易激综合征和多种胃肠道不适的患者。

5. 舍曲林(sertraline)　SSRI类抗抑郁剂。适应证包括:抑郁症、经前期紧张症、惊恐障碍、创伤后应激障碍、社交焦虑障碍、强迫症。主要对以下症状有效:抑郁情绪、焦虑、睡眠障碍(包括失眠和睡眠过多)、惊恐发作、回避行为、再经历及警醒。治疗作用需2~4周才可出现,有肝脏损害的患者应减量。老年患者剂量要小,加药应慢。不推荐用于孕妇。可用于治疗产后抑郁,但要停止哺乳。该药的优点是为不典型抑郁(睡眠过多、食欲增加)的一线用药,对疲乏和精力差的患者效果较好。缺点是不宜用于伴有失眠、肠易激综合征的患者。

6. 西酞普兰(citalopram)　SSRI类抗抑郁剂。适应证包括:抑郁症,其次为经前期紧张症、强迫症、惊恐发作、广泛性焦虑障碍、创伤后应激障碍以及社交恐惧症。主要对以下症状有效:抑郁情绪、焦虑、惊恐发作、回避行为、再经历及警醒,其他还有睡眠障碍(包括失眠或睡眠过多)。起效时间为2~4周,该药的优点是较其他抗抑郁剂更易耐受,可用于老年患者以及使用其他SSRI过度激活或镇静的患者。

7. 文拉法辛(venlafaxine)　SNRI类抗抑郁药。适应证包括:抑郁症、广泛性焦虑发作、社交焦虑障碍、惊恐障碍、创伤后应激障碍及经前期紧张症。主要对以下症状有效:抑郁情绪,精力、动力和兴趣降低,睡眠障碍,焦虑。起效通常需要2~4周,肝肾疾病及老年患者应减量,心脏疾病患者和儿童应慎用,不推荐用于孕妇,产妇服用时不应哺乳。该药的优点是可用于治疗迟滞性抑郁、不典型抑郁伴焦虑的患者,治疗抑郁缓解率较SSRI高,缺点是不能用于治疗高血压或边缘性高血压患者。

8. 曲唑酮(trazodone)　SARI类抗抑郁药。适应证包括:抑郁症、失眠(原发性和继发性)及焦虑。主要对以下症状有效:抑郁、焦虑、睡眠障碍。起效时间:治疗抑郁的作用需2~

4周起效,治疗失眠的作用起效快并可长期使用,因无证据表明会产生耐受性、依赖或戒断症状。该药的优点是治疗失眠时不会产生依赖,可辅助其他抗抑郁药治疗残留的失眠和焦虑症状,可治疗伴焦虑的抑郁症,且极少引起性功能障碍;缺点是不适用于乏力、睡眠过多的患者和难以忍受镇静不良反应的患者。

9. 米氮平(mitrazapine) NaSSA类抗抑郁药。适应证包括:抑郁症、惊恐发作、广泛性焦虑障碍和创伤后应激障碍。米氮平对重度抑郁和明显焦虑、激越的患者疗效明显且起效较快,对患者的食欲和睡眠改善明显,过度镇静和引起体重增加是较为突出的不良反应。对失眠和焦虑的作用可短期内见效,但对抑郁的治疗作用通常需要2~4周。该药的优点是适合治疗特别担心性功能障碍的患者、症状性焦虑患者及联合使用药物的患者,可作为增效剂增加其他抗抑郁药的效果;缺点是不宜用于担心体重增加的患者和精力差的患者。

三、心境稳定剂

心境稳定剂(mood stabilizer),以前被称为抗躁狂药物(antimanic drug),后来逐渐认识到它不是简单的抗躁狂药,而有调节情感的作用,可防止双相情感障碍的复发。心境稳定剂主要包括锂盐(碳酸锂,lithium carbonate)和某些抗癫痫药(如卡马西平、丙戊酸钠等)对躁狂症也有一定疗效。

(一) 锂盐

1. 作用机制 碳酸锂是最经典、疗效最可靠的情感稳定剂,其作用于躁狂症的机制尚不十分明了,据推测是通过调节第二信使系统起作用。当神经递质的受体被占据时,碳酸锂改变G蛋白对细胞内信号的传递。另一推测认为碳酸锂改变与第二信使相互作用的酶,如磷酸肌醇。

2. 临床应用

(1) 适应证:躁狂抑郁症的躁狂发作及有躁狂史的躁狂抑郁的维持治疗。其他适应证还包括双相障碍、分裂情感性精神病及精神分裂症的兴奋冲动和攻击行为、抑郁症(辅助用药)、血管性头痛和中性粒细胞减少症。

(2) 禁忌证:锂盐对心脏、肾脏有一定的不良反应,因此禁用于急性或慢性肾炎、肾功能不全、严重心血管病、电解质紊乱、急性感染、重症肌无力患者及低钠饮食者和妊娠前3个月。

(3) 用药的一般原则:口服给药是唯一途径,碳酸锂对胃肠道反应大,临床上一般在饭后服用。起始剂量为300 mg,每天2~3次,根据血药浓度逐渐增加剂量。常用剂量:急性期治疗为1 800 mg/d,分次服用;维持治疗:900~1 200 mg/d,分次服用。但因个体差异大,最好测定患者血锂浓度以确定治疗量。急性期血锂浓度维持在0.6~1.2 mmol/L,维持期血锂浓度维持在0.4~0.8 mmol/L;老年患者治疗以血锂浓度不超过1.0 mmol/L为宜。此药物的治疗剂量与中毒剂量接近,容易发生中毒,治疗过程中要监测血锂浓度和体重。

3. 不良反应及处理 锂在体内无代谢变化,95%由尿排出。锂在近曲小管与钠有竞争性重吸收作用,故排出速度与钠盐摄入量有关。摄入钠盐多,锂盐排出增加;摄入钠盐少,血锂浓度上升,故服锂盐的患者应及时补钠以防锂蓄积中毒。同时,需监测血锂浓度,根据血锂浓度调整剂量。

(1) 一般不良反应:无力、思睡、眩晕、构音不清、手指震颤、食欲缺乏、上腹不适、口干、恶心、呕吐、腹泻、多尿、记忆力减退、皮疹、白细胞计数增多等,应减药,多饮盐开水。

(2) 中毒表现及处理：①轻度中毒：患者呆滞、嗜睡、口齿不清、持续多尿、体重增加、肢体运动协调障碍、粗大震颤、恶心、呕吐、腹泻加重等。②重度中毒：言语不清和意识模糊、发热、肌张力增高、全身抽搐、心律不齐、心动缓慢、心电图T波低平或倒置、低血压、大小便失禁，甚至昏迷、心肾衰竭及死亡。一旦出现毒性反应需立即停用锂盐，给予大量生理盐水或高渗钠盐加速锂的排泄，或进行人工血液透析。

（二）抗癫痫药物类心境稳定剂

临床应用较广、疗效比较肯定的药物有丙戊酸钠和卡马西平，都是抗癫痫药，为情感稳定剂，也可用于预防偏头痛。丙戊酸钠常作为锂盐的重要辅助药物，其不良反应小，较为安全。卡马西平对经锂盐或其他情感稳定剂治疗无效的患者可能有效，但常伴有较严重的不良反应，因此临床使用应慎重，并需加强监测。

（三）其他药物

钙离子通道拮抗剂也被称为情感稳定剂的增效剂，如维拉帕米、尼莫地平等。其他非典型抗精神病药物包括利培酮、奥氮平、喹硫平等，它们也具有稳定情感的作用，可以单独使用或与情感稳定剂合用治疗躁狂状态，与抗抑郁药合用治疗抑郁状态。

四、抗焦虑药物

抗焦虑药物是主要用于消除或减轻紧张、焦虑、惊恐，稳定情绪和具有镇静催眠作用的药物，主要用于治疗广泛性焦虑障碍和惊恐障碍，也可与其他药物合用治疗其他精神障碍伴随的焦虑症状。在20世纪50年代以前，巴比妥类药物曾是应用最多的镇静催眠药，但其安全指数低，且具有明显的依赖问题，现已不用于治疗焦虑障碍。20世纪60年代，焦虑症的治疗主要是使用苯二氮䓬类抗焦虑药物，90年代以来SSRI和其他抗抑郁药物逐渐代替传统抗焦虑药物成为治疗焦虑症的一线用药。目前应用的抗焦虑药物主要有以下几类：

（一）苯二氮䓬类

1. **作用机制**　由于苯二氮䓬类药物具有明确的抗焦虑作用，且安全性高，是广泛使用的抗焦虑药物。苯二氮䓬类抗焦虑药物是通过加强 γ-氨基丁酸(GABA)的功能发挥作用的，GABA是一种与抑制功能有关的神经递质，广泛分布于脑中。苯二氮䓬类药物在GABA受体上有特殊的结合位点，它增加了GABA受体与GABA的亲和力，导致氯离子通道的不断激活，使大量氯离子进入细胞内形成超极化，从而减少了神经兴奋(去极化)作用。苯二氮䓬类药物能够产生依赖性，半衰期越短者起效越快，作用时间越短，越容易产生依赖性；半衰期越长者则起效越慢，作用时间越长，越不容易产生依赖性。

2. **临床应用**

(1) 适应证：广泛性焦虑障碍、惊恐障碍、强迫症、社交焦虑障碍、创伤后应激障碍、睡眠障碍、急性兴奋状态、抑郁状态、精神分裂症合并焦虑症状的辅助治疗以及抗精神病药物不良反应的对症治疗。

(2) 禁忌证：严重的心血管疾病、肾脏疾病、药物过敏、青光眼、重症肌无力患者和酒精及中枢神经抑制剂使用者应禁用。

(3) 用药的一般原则：使用苯二氮䓬类药物应根据患者的病情、年龄、躯体情况、是否合用其他药物或饮酒情况全面考虑。苯二氮䓬类药物依其半衰期长短和作用时间不同，对急性焦虑状态患者,宜选择快速和中等速度起效的口服药物,一天多次给药或注射给药;对慢性焦虑患者可选用作用时间长的药物,每天单次给药。作为安眠药使用时,应给予入睡困难者快速起效的药物,而对早醒者应给予中长效药物。一般不主张2种以上的药物联合使用。

3. 不良反应及处理 常见有困倦、乏力、嗜睡、头晕、视物模糊、口干、过度镇静。严重者可引起共济失调、语音不清、记忆障碍,甚至出现意识障碍、谵妄。长期用药可产生耐受和依赖性。连续使用6个月以上,如果突然停药会产生戒断症状,如焦虑、失眠、激越加重、多汗、头痛、恶心、肌肉震颤,甚至诱发癫痫。

处理:抗焦虑药物使用时应避免长期连续应用,停减药物时应逐渐缓慢进行。对需长期用药者,连续用药不宜超过3~6个月。若需继续使用时,中间需停药2周以期观察疗效并防止药物成瘾。对用药4周以上者,应徐缓撤药,在1周之内撤毕。对于已经发生成瘾者,一般选择半衰期长的药物替代半衰期短的药物,然后减量撤药;对长半衰期药物成瘾者,则考虑用有镇静作用的抗抑郁药,同时渐减苯二氮䓬类药物。

4. 苯二氮䓬类药物的名称、规格、半衰期及常用剂量(见表14-3)

表14-3 苯二氮䓬类药物的名称、规格、半衰期及常用剂量

分类	药名	规格	半衰期(h)	常用剂量(mg/d)
长效	地西泮(安定,diazepam)	片剂:2.5 mg;针剂:10 mg/ml	20~80	5~40
	氯硝西泮(氯硝安定,clonazepam)	片剂:2 mg;针剂:1 mg/ml	20~50	1~6
中效	劳拉西泮(氯羟安定,lorazepam)	片剂:0.5 mg	10~20	1~6
	阿普唑仑(佳静安定,alprazolam)	片剂:0.4 mg	5~10	0.4~1.0
短效	奥沙西泮(苏宁,oxazepam)	片剂:5 mg	5~20	5~20
	三唑仑(海尔神,triazolam)	片剂:0.25 mg	6	0.125~0.25
	艾司唑仑(舒乐安定,estazolam)	片剂:1 mg	6	1~2
	咪达唑仑(速眠安,midazolam)	片剂:15 mg	6~20	15~50

(二) 5-HT部分激动剂

1. 作用机制 此类药物与$5-HT_{1A}$受体结合,对突触后的部分激活作用减轻5-HT的神经传递,发挥抗焦虑作用;对突触前5-HT自身受体的部分激活作用促进5-HT从突触前的释放,发挥抗抑郁作用。这类药以丁螺环酮(buspirone)为代表。

2. 适应证 丁螺环酮的适应证包括焦虑障碍、焦虑症状的短期治疗,其他还有抑郁焦虑混合状态和难治性抑郁。该药能够减轻甚至彻底消除症状,但是停药后症状可能复发,对慢性焦虑障碍需要长期维持治疗以控制症状。

3. 禁忌证 严重肝肾损害者禁用;儿童使用是安全的,老年人应减量;不推荐用于孕妇和哺乳期妇女。

4. 不良反应及处理 常见的不良反应有头晕、头痛、神经质、过度镇静、兴奋、恶心、静坐不能,给予适当对症处理或减药量即可。丁螺环酮的优点是安全,无依赖性和戒断症状,不会产生性功能障碍或体重增加;缺点是起效慢,需4周起效,治疗常作为增效剂使用。

(三) 作用于苯二氮䓬受体的非苯二氮䓬类催眠药

20 世纪 80 年代后期开发了唑吡坦(zolpidem)、诺思(stilnox)和佐匹克隆[zopiclone,依梦返(imovane)]。这类药物为短效催眠药,起效迅速,增加总睡眠时间,用药 6 个月后未发现戒断和反跳现象,主要用于失眠症。

(四) 受体阻滞剂

主要用于解除焦虑症的各种躯体性症状,如心悸、震颤、心动过速等。代表药物为普萘洛尔。

(五) 有抗焦虑作用的抗抑郁药

SSRI、SNRI、SARI 和 NaSSA 类抗抑郁药都有良好的抗焦虑作用。对焦虑障碍中的多种亚型如广泛性焦虑障碍、惊恐发作、社交焦虑障碍和创伤后应激障碍、恐惧症、强迫症以及与双相Ⅰ型(有躁狂或混合发作及重性抑郁发作)有关的激越都可以作为首选药物使用。

五、精神疾病药物治疗的护理

(一) 护理评估

1. **既往用药情况评估**　①既往用药种类;②用药后的效果和不良反应;③处理不良反应常用方法;④既往是否能坚持用药;⑤既往不能坚持用药的原因;⑥既往是否存在藏药行为。

2. **对治疗的依从性评估**　①对疾病的自知力;②对目前治疗药物的了解情况;③对药物不良反应是否存在担心或恐惧;④对药物治疗疾病重要性的认识;⑤对坚持用药重要性的认识。

3. **精神状况评估**　①病程;②住院次数,自愿住院还是强制住院;③既往及目前主要精神症状,是否存在影响用药依从性的症状如幻觉、被害妄想、木僵、行为紊乱等。

4. **躯体状况评估**　①既往躯体疾病史及诊治情况;②目前存在的躯体疾病及表现;③目前的营养、饮食、睡眠、排泄等情况;④自理生活能力情况。

5. **社会支持评估**　①患者的亲属对药物治疗重要性的理解;②患者的亲属对药物的作用及不良反应的认识和处理;③家庭成员对患者的支持程度和照顾能力;④家庭的经济能否承受患者药物治疗。

6. **药物不良反应评估**　①目前用药的常见不良反应;②患者用药后的不良反应症状表现及程度;③患者对药物不良反应承受力;④患者是否了解药物作用和不良反应之间的利弊关系;⑤患者是否知晓不良反应的自我处理方法。

(二) 护理措施

1. **建立良好的护患关系**　由于精神疾病的特殊性,大多数患者缺乏自知力,常常对工作人员和环境怀有敌意或恐惧心理。因此,良好护患关系的建立有利于消除患者的不良情绪和不信任感,提高药物治疗的依从性。

2. **掌握患者病情和药物特点**　根据护理评估,熟悉患者的病情、对治疗的依从性以及常用精神科药物的作用、不良反应和处理方法。

3. **选择合适的用药途径与方法**　对大脑有激活作用的药物不宜在晚上服用,最好在早上服。镇静作用强的药物宜在晚上服用,让患者在睡眠中度过药物不良反应的高峰时段,也有利于睡眠。对胃肠道刺激作用强的药物尽可能在饭后服用,以减少患者的不舒适感。对拒绝口服并劝说无效的患者不可强行灌药,可采取肌内注射或静脉注射等途径。

4. 密切观察及时处理不良反应　结合患者的精神症状和躯体情况,观察其用药的反应,特别是初次用药的第1周应注意患者的生命体征,重视患者的主诉,及时处理药物引起的不良反应。做好患者的解释和心理安抚,告知其缓解药物不良反应的自我处理方法。

5. 提高服药依从性的认知干预　①让患者了解精神疾病复发与服药的关系;②让患者找出自行停药的理由,如自认为病好了,上班服药不方便(同事不理解)、口干、便秘、发胖、易打瞌睡等;③与患者共同分析停药所带来的后果,如精神症状的复发,精神症状复发对生活、工作或学习的影响,可能导致再次住院,使疾病再次复发的概率大大增加等;④与患者共同讨论服药所带来的不便或不良反应的缓解措施;⑤让患者再次思考改善服药所致的不良反应或痛苦体验与停药导致的后果之间的利弊;⑥引导患者做出正确的选择。

6. 健康宣教　①了解药物知识:让家属或患者(根据病情许可)了解服用药物的作用、服法、可能出现的不良反应及处理方法;②坚持服药:告知患者和家属坚持服药的重要性,按时按量服用,不能随意减药或停药;③定期门诊随访:可根据病情遵医嘱适当调整药物,及时心理疏导,必要时做血药浓度或血常规复查;④家庭支持:家庭成员应关心患者病情和服药情况,并协助患者及时处理药物不良反应,有利提高患者服药依从性。

第二节　改良电抽搐治疗与护理

一、概述

电抽搐治疗(electric convulsive therapy,ECT),又称电休克治疗(electric shock therapy,EST),于1938年由意大利神经精神病学家Ugo Cerletti和Lucio Bini发明,是指在人体安全范围内使用适量的电流通过大脑,引起意识丧失和痉挛发作以治疗精神疾病的一种方法。这种方法作为治疗严重抑郁、兴奋躁动等症状的有效理疗手段一直沿用至今。

正如某些治疗方式一样,ECT也有其不良反应,除治疗后一段时间伴有头痛、恶心等躯体症状外,抽搐时肌肉收缩强烈容易发生骨折和脱臼。1941年,Bebbrtt首先在治疗前引用南美箭毒(curare)作为肌肉松弛剂,使原来电抽搐时发生的剧烈强直阵挛发作,变为松弛的肌纤维颤动发作,从而扩大了治疗适应证的范围。1944年,Liberson提出的短脉冲电流减少了ECT对患者记忆功能的影响。1951年,Holmberg应用更为安全的去极化类肌肉松弛剂氯琥珀胆碱代替南美箭毒。1955年,Saltzman将静脉诱导麻醉药硫喷妥钠引入ECT,以消除使用肌肉松弛剂后患者的窒息感及对ECT的恐惧感。至此ECT技术趋于安全、文明和完善,医生在治疗前先给予患者静脉麻醉剂和肌肉松弛剂,使其在进入治疗时较少或不产生全身性强直-阵挛发作,整个过程用多参数监护仪进行心电和血氧饱和度监测,血氧饱和度降低时立即给予患者人工呼吸和吸氧,直至自主呼吸恢复、意识清晰为止,即为改良电抽搐治疗(modified electric convulsive treatment,MECT)。这种新型治疗方式不仅大大减少了患者发生不良反应和并发症的可能性,更体现了一种人性化的原则,减轻了患者的恐惧感,使其能主动配合治疗。因此，MECT 自问世以来，已被广泛应用。

二、适应证与禁忌证

1. **适应证** MECT 的主要适应证是抑郁症（单向和双向型）、躁狂症和精神分裂症以及伴有兴奋冲动、烦躁不安、拒食、违拗和紧张性木僵症状的其他精神疾病。虽然通常被认为是药物治疗失败后的辅助治疗，但是在某些情况下，MECT 是一个合适的初始治疗。

（1）重性抑郁发作：研究已经发现，MECT 治疗抑郁症的敏感率为 80%～90%，重度抑郁发作患者一般经过 2～3 次治疗后，抑郁状态就有一定改善，经过 4～6 次治疗后抑郁症状消失。

（2）躁狂发作：MECT 对双向情感障碍狂躁阶段的治疗是非常有效的。MECT 治疗躁狂症比锂剂作用迅速且有效，在混合性或激动性狂躁状态下可能会更有效。目前专家的一致观点是躁狂发作的急性期用 MECT 来迅速控制躁狂状态，待获得疗效后改用锂剂来维持治疗。

（3）精神分裂症：MECT 适用于具有情感性特征、紧张症或之前对改良电休克敏感的一类精神分裂症患者，以及精神分裂症的幻觉、妄想、行为紊乱、躁动不安、有暴力倾向者；与抗精神病药物联合治疗难治性精神分裂症。

（4）其他适应证：精神药物治疗无效、对药物治疗不能耐受，如焦虑性神经症、人格解体神经症、强迫性神经症等；其他伴有兴奋冲动、烦躁不安、拒食、违拗和紧张性木僵症状的精神病患者。

2. **禁忌证** 虽然 MECT 还没有绝对的禁忌证，但还是有一些情况会增加治疗的风险，必须高度重视。美国精神协会工作小组 1990 年所作的报告中列出了 MECT 存在潜在风险的情况：①颅内占位性病变或其他情况所致的颅内压增高、近期有颅内出血；②严重心血管疾病，如原发性高血压、高血压性心脏病、主动脉瘤、严重的心律失常以及心脏功能不稳定等；③严重的肝脏疾患、严重营养不良等；④出血性或不稳定性动脉瘤或畸形；⑤严重的青光眼和视网膜脱落；⑥严重的肾脏疾病，如嗜铬细胞瘤；⑦严重的消化性溃疡；⑧新近或未愈的骨关节疾病；⑨各种导致麻醉风险的疾病，如严重的呼吸系统疾病等。

三、术前评估

（一）病史

医生应询问患者相关的病史（如高血压、肌肉骨骼创伤或关节炎）和既往药物使用情况（如利血平或 MAOI、锂盐、FCA、抗精神病药等）。利血平被视为使用 MECT 时的禁忌，因为曾有患者在治疗期间死亡的报道。治疗期间应用的抗精神病药或抗抑郁药或锂盐，应采用较低剂量。所有能够提高痉挛阈值的药物，如苯二氮䓬类、抗痉挛药，最好停用，若继续使用，治疗时需要更强的电流。

（二）躯体检查

进行全面的躯体检查，特别是神经系统检查。

（三）精神状态检查

询问相关的精神病史，并进行简易精神状态检查。

(四)实验室检查

包括心电图、血常规、生化常规和胸片检查。如怀疑有其他躯体疾病,应相应增加检查,如头部 CT 或者 MRI 扫描用来确认脑内占位性肿块或者颅内压增高。

(五)认知功能评估

治疗前应认真评估患者认知功能,对存在认知障碍的患者或主诉存在主观记忆障碍的患者,认知功能评估可以用来对比治疗期间出现的认知功能受损的程度。

四、相关技术

(一)静脉麻醉药、肌肉松弛剂和抗胆碱药的应用

1. 静脉麻醉用药　MECT 治疗中应用短时间的全身麻醉可以使患者在治疗过程中无疼痛,并且对治疗无记忆。目前一般常用的为硫喷妥钠、丙泊酚和依托咪酯。

(1)硫喷妥钠:作用持续时间比较长,并且抗惊厥作用比较强,但是很容易造成患者心律失常。一般以 1% 硫喷妥钠按照患者体重 0.6mg/kg 静脉推注。

(2)丙泊酚:是一种新型、快速、短效的静脉麻醉药,具有起效快、苏醒迅速、苏醒后无任何不适等优点,但对心血管有抑制作用,具有内在的降压和心率控制特性。诱导剂量的丙泊酚可致动脉压显著下降,应用时应严密监测生命体征。一般情况下,丙泊酚的诱导麻醉用量按患者的体重 1~2 mg/kg 静脉注射。

(3)依托咪酯:具有令人满意的抗惊厥特性,是 MECT 静脉麻醉剂的良好选择。依托咪酯对循环系统几乎无不良影响,很少引起血压和心率的变化,对呼吸系统无明显抑制,易保持心血管系统稳定是依托咪酯的突出优点之一。但是依托咪酯对肾上腺皮质功能有抑制作用,适合单次注射或短时间应用。依托咪酯术后躁动发生率高于丙泊酚。一般情况下,依托咪酯的诱导麻醉用量按患者的体重 0.2~0.3 mg/kg 静脉注射。

2. 肌肉松弛剂　MECT 治疗中使用肌肉松弛剂不仅能消除对患者肌肉、骨骼的损伤,同时还对术中呼吸的管理有所帮助。首选的去极化肌肉松弛剂是琥珀酰胆碱,因为它起效快而且持续时间短,一般剂量按患者的体重 0.8~1.0 mg/kg 静脉注射,肌肉松弛全身起效时间一般为 0~120 s。患者的气道必须在给予琥珀酰胆碱前打开,因为该药会麻痹膈肌。

3. 抗胆碱药　术前常规使用抗胆碱药以防止 MECT 期间迷走神经性心动过缓(心率>100 次/分不用),减少心血管系统并发症,减少分泌物,以防阻塞呼吸道,同时可减少喉痉挛和支气管痉挛。一般常用的是硫酸阿托品,用法为:在 MECT 过程中,0.4~1.0 mg 静脉给药或在术前 30 分钟 0.2~0.6 mg 肌内注射给药。

(二)电极安置和电量

1. 电极放置方法　①双侧法:电极对称放置在额头两侧,具体位置正好处在外眼眶至外耳道连线的中点之上,这种放置又称为双侧额颞放置法;②右单侧法:右侧电极的位置和双侧法电抽搐治疗一致,而另一个电极的位置为电极的中部位于颅骨前后中线与双侧外耳道垂直连线的交叉点。

2. 电量　目前 MECT 常用脉通电抽搐治疗仪,把交流电转换为直流电,根据患者年龄调整能量百分比,一般成人的治疗电量在 100~300 mA,通电 2~3 s。

(三) 牙垫放置与氧气供给

1. **牙垫放置** 当患者准备接受电刺激前,必须将牙垫放置在患者的上、下排牙齿之间,并使患者下颌固定,紧咬牙垫。在通电过程中必须固定下巴并用力上推,使下颌关节因通电形成的屈曲力得到缓解,通电结束后牙垫则被移除。

2. **氧气供给** 整个治疗过程中必须通过面罩给予患者足够的氧气。使用肌肉松弛剂后,自主呼吸停止 4~5 min,这段时间必须通过面罩给氧,让患者头部尽量后仰,托起下颌,并让下颌兜住上颌,以保持呼吸道通畅,确保氧气进入肺内。此时可见胸部起伏运动,一直持续到患者恢复自主呼吸。

(四) 生理监测

1. **生命体征** 治疗前应记录基础血压和脉搏,电刺激后每 3~5 min 记录生命体征一次,直到生命体征平稳(通常大约 10 min),之后每 10 min 记录一次。

2. **血氧饱和度** 在治疗期间和治疗结束后恢复阶段,通过心电监护仪来监测患者的血氧饱和度,这种简单、无创的监测提供了患者呼吸情况的重要信息。患者的血氧饱和度应达到或接近 100%。

3. **脑电图(EEG)** MECT 治疗中 EEG 监测常用两导联,以确认发作是否已经开始和是否及时终止,当 EEG 成一直线时就是发作结束时。

(五) 观察发作

绝大部分电抽搐发作时间在 25~70 s 之间。但是需要注意以下 3 种情况:

1. **无发作** 即给予电刺激后未出现肌肉运动。大多数无发作的情况发生在首次治疗时刺激量微调的时候,之后电刺激量会在连续的治疗中被调到最合适的剂量,无发作情况非常罕见。

2. **短发作** 即发作时肌肉运动持续时间<20 s,这种情况相当常见,特别是对老年患者的治疗。短发作的疗效可能会降低,所以试着将发作时长增加到一个"可以接受"的范围是合理的方法。

3. **延长发作** 即发作时肌肉或者 EEG 发作时间持续超过 180 s。延长发作可能会造成不利影响,特别是认知功能损害。应注意引起延长发作的因素,包括过量的电刺激、合并使用会引起惊厥的药物、代谢干扰和患者有大脑器质性疾病。

五、MECT 的护理

(一) 治疗前护理

1. **患者的准备**

(1) 对接受治疗的患者及其家属进行宣教,包括治疗目的、过程、效果、疗程,以解除或减轻他们的紧张恐惧,争取主动配合治疗。

(2) 进行详细的体格检查和必要的实验室检查,如血常规、生化常规、EEG 电图、脑电图及胸部 X 线片,仔细核对患者的各项检查结果是否符合治疗要求。了解患者术前是否使用抗癫痫药及苯二氮䓬类镇静催眠药。

(3) 治疗前一天协助患者清洗头发,以免油垢影响通电效果,去除指甲油,以免影响血氧饱和度监测。

(4) 每次治疗前常规测量体温、脉搏、血压、呼吸,首次治疗测量体重。若患者体温≥38℃,脉搏≥130次/分或血压≥160/110mmHg,应及时向医生报告,暂停治疗。

(5) 治疗前6小时禁食、禁水,避免在治疗过程中发生呛咳、误吸、窒息等意外事故。禁用抗癫痫药及各种强、弱安定剂。临近治疗前保证患者排空大小便,取下活动义齿、发卡和各种装饰物品,解开领扣及腰带。

2. 环境和物品准备

(1) 环境的准备:治疗室环境安静、整齐,温度湿度适宜,等候室、治疗室、复苏室应尽量分开,以免患者紧张恐惧,如不能分开,要用屏风遮挡。

(2) 物品的准备:电休克治疗机、人工呼吸机、心电监护仪、牙垫、手套、中单、导电膏、电极、简易呼吸器、氧气设备;必要的抢救器械及抢救用药如尼可刹米、肾上腺素、洛贝林、50%葡萄糖注射液等;静脉麻醉用药如25%葡萄糖、硫酸阿托品、丙泊酚或依托咪酯、琥珀酰胆碱等。

(二) 治疗中护理

(1) 治疗时给予患者心理安慰,减轻其对治疗的恐惧,严格执行"三查八对"。让患者仰卧治疗台上,四肢自然伸直,松解领口腰带。嘱患者闭眼做深呼吸,以缓解紧张情绪。连接心电监护仪及血氧饱和度监测仪。

(2) 开放静脉,护士作为医师助手做好诱导麻醉,遵医嘱按顺序给药。

(3) 待患者睫毛反射迟钝或消失、呼之不应、推之不动、自主呼吸停止时,放置牙垫,开始通电治疗。

(4) 痉挛发作时,患者的面部及四肢肢端出现细微的抽动,此时注意观察患者生命体征及血氧饱和度的变化,随时使用面罩加压给氧,使血氧饱和度保持在95%以上。

(5) 痉挛发作后,取出牙垫,使患者的头后仰,保持呼吸道通畅,直至患者自主呼吸恢复、呼吸频率均匀、睫毛反射恢复、血氧饱和度平稳,将患者转运至复苏室继续观察。

(三) 治疗后护理

(1) 将患者安置在有床栏的床上,专人看护,防止坠床和摔伤,保证安全。

(2) 严密监测患者血氧饱和度及自主呼吸恢复情况,包括呼吸的节律和频率,是否有异常呼吸,外周循环有无发绀,直至自主呼吸恢复平稳后停止人工呼吸及吸氧。如出现意识模糊、烦躁不安等症状时,应给予保护,并通知医生。

(3) 严密观察患者血压、心率变化,每10 min记录一次,如有异常及时报告医生。

(4) 保持呼吸道通畅,将患者头偏向一侧,观察患者呼吸道分泌物情况,若分泌物过多及时吸出,舌后坠要给予及时解除。

(5) 保持环境安静,注意给患者保暖,防止受凉。

(6) 待患者完全清醒后方可离开复苏室,护送回病室继续卧床休息。

(7) 待患者意识恢复,能正确回答问题并认识周围环境后,才能起床活动,协助其进食进水。

(8) 观察患者治疗后的不良反应,如有无头疼、呕吐、四肢疼痛、谵妄等,如有不适立即报告医生处理。

(9) 询问患者的体验,是否对治疗有恐惧心理,及时向患者做好解释工作,以防影响以后的治疗。

六、不良反应与处理

1. **自主呼吸恢复时间延长** 与麻醉药及肌松剂的代谢有关。护士必须保持患者呼吸道通畅,提高吸入氧浓度,必要时根据医嘱注射呼吸兴奋剂,直至恢复自主呼吸。

2. **呼吸道梗阻** 护士应及时托起患者下颌,去枕平卧,头偏向一侧,分泌物过多可用吸引器吸除。

3. **头痛、头晕** 可能与治疗中颞肌和咬肌收缩或大脑血流动力学的变化有关。这种情况通常很短暂,护士应嘱患者多休息,不要过分紧张,勿进行剧烈运动,特别是头部运动,必要时可使用镇痛剂和扩血管药物。

4. **记忆障碍** 主要为近事记忆障碍,可能与治疗中大脑缺氧有关,也有可能与治疗后神经递质改变有关。护士应做好患者的心理护理和解释工作,记忆障碍是暂时的,多在停止治疗后数天恢复。

5. **肌肉痛** 常见于首次治疗后,并在后续治疗中减弱。这些症状可能是由琥珀酰胆碱所致的肌束震颤造成。通常持续短暂,应嘱患者多休息,勿进行剧烈运动。

6. **恶心、呕吐** 少数患者在治疗后出现恶心、呕吐,可能是麻醉药、癫痫发作本身或者机械通气时胃部充气造成,轻者无须处理,术前给予抗胆碱类药物可以预防恶心、呕吐的发生。

第三节　重复经颅磁刺激治疗与护理

一、概述

经颅磁刺激治疗(transcranial magnetic stimulation,TMS)是一种在脑的特定部位给予磁刺激的技术,1985 年由 Barker 等首创。其作用原理是把一绝缘线圈放在患者特定部位的头皮上,当围绕线圈的强烈电流通过时,就会产生强度为 1.5~2.5 特斯拉(tesla,磁场强度单位)的局部磁场,局部磁场会以与线圈垂直的方向透过头皮和颅骨,进入皮质表层的一定深度。初始电流强度快速波动会导致磁场的波动,磁场的波动又会导致在皮质表层产生继发性电流(大约仅为初始电流强度的 1/10 万),产生的感应电流可影响神经细胞的功能。在某一特定皮质部位给予重复磁刺激的过程,称为重复经颅磁刺激治疗(repetitive transcranial magnetic stimulation,rTMS)。

rTMS 根据不同刺激频率分为低频和高频。刺激频率在 1Hz 或以下为低频(慢速)rTMS,1 Hz 以上为高频(快速)rTMS。不同频率的 rTMS 对运动皮质的调节作用不同:高频 rTMS 使刺激部位大脑皮质的兴奋性增加,低频 rTMS 则降低皮质的兴奋性。TMS 的刺激线圈有多种,大的圆线圈穿透性较强,作用面积也比较大;小型 8 字线圈作用面积小,空间局限性较好,刺激运动皮质的空间分辨率可以达到 0.5~1.0 cm,但穿透性较弱,只能达到脑内 3 cm 深度。

磁刺激较电刺激而言,定位更精确,因为磁刺激可以通透颅骨,并且不像电场的产生需要阳极和阴极,磁场的产生只需单极。因而磁刺激可局限在直径为 5mm 的范围内,而源于 TMS 的电流可以集中在某个区域。

二、适应证

目前用 rTMS 进行治疗的精神科疾病主要包括抑郁症、精神分裂症、躁狂发作、焦虑症、创伤后应激障碍、强迫症、孤独症等。

三、禁忌证

(1) 严重躯体疾病患者。
(2) 有癫痫发作史或强阳性癫痫家族史者。
(3) 严重酒精滥用者。
(4) 有颅脑手术史者，脑内有金属植入物者，植入心脏起搏器者。
(5) 孕期妇女。

四、不良反应与处理

1. 头痛　rTMS 所致头痛的性质类似紧张性头痛，是由于头皮肌肉反复刺激收缩所致。处理方法：头皮按摩，或服用阿司匹林等解热镇痛药对症治疗。
2. 癫痫发作　TMS 可诱发癫痫，故治疗前应做好严格筛查。

第四节　心理治疗与护理

一、心理治疗的概念

心理治疗是指以临床心理学的理论为指导，在建立良好的医患关系的基础上，运用临床心理学的技术与方法治疗患者的心理、情绪、认知与行为问题的过程。心理治疗的目的在于激发和调动患者改善现状的动机和潜能，以消除或缓解患者的心理问题与障碍，促进患者人格的成熟和发展。

二、心理治疗的原则

1. 帮助患者自立的原则　心理治疗的目的是促进患者的心理成长，而不是使患者在生活中对治疗师产生心理依赖，避免治疗师扮演患者人生指导者的角色。
2. 客观中立的原则　在治疗过程中治疗师必须保持客观中立的态度，不替患者做出选择和决定。
3. 尊重患者的原则　治疗师应尊重每一位患者，尊重他们的人格和权利，以真实、真诚的态度帮助患者。
4. 保密原则　应尊重患者的个人隐私权，保证患者的各种信息不被泄露。
5. 时间限定原则　在心理治疗过程中应遵守治疗时间的规定，无特殊情况不得随意延长和更改会谈时间。
6. 关系限定原则　在心理治疗过程中治疗师应遵守职业道德规范，与患者建立良好的治疗关系，不得利用患者对自己的信任或依赖牟取私利，不得与患者发展治疗关系以外的社会关系。

三、临床常用的心理治疗

1. **精神分析治疗** 精神分析治疗是运用精神分析的理论为依据,运用精神分析的技术,如分析阻抗、移情、反移情、梦等,对患者潜意识的心理冲突和不成熟的防御方式进行理解和调整,达到缓解症状,促进人格成熟的治疗目标。精神分析治疗是现代西方心理治疗的主要流派之一,形成于19世纪末,由奥地利心理学家弗洛伊德(Freud)广泛总结前人研究成果的基础上提出并逐渐形成。

2. **行为治疗(behaviour therapy)** 行为治疗是基于实验心理学的成果,用于帮助患者消除或建立某些行为,从而达到治疗目的的医学技术。行为治疗的理论来源主要有3个方面:巴甫洛夫提出的经典条件反射理论、华生提出的学习理论和斯金纳提出的操作性条件反射理论。临床常用的行为疗法如下:

(1) 放松训练(relaxation training):放松训练又称松弛训练,是按一定的练习程序,学习有意识地控制或调节自身的心理生理活动,以达到降低机体唤醒水平,调整因紧张刺激而导致的紊乱功能。

(2) 系统脱敏法:系统脱敏法是吸取了免疫学中"脱敏"的思想,针对那些引起患者紧张、焦虑甚至恐惧的某些客体,采用逐渐接近,在处于全身松弛状态下的患者面前分级暴露,最后使该客体逐渐失去引起焦虑的作用。

(3) 厌恶疗法(aversion therapy):厌恶疗法是一种帮助人们(包括患者)将所要戒除的靶行为(或症状)同某种使人厌恶的或惩罚性的刺激结合起来,通过厌恶性条件作用,从而达到戒除或减少靶行为出现的目的。在临床上多用于戒除露阴症、恋物症等各种性行为异常和吸烟、吸毒、酗酒等适应不良性行为,也可以用于治疗某些强迫症。

(4) 冲击疗法(flooding implosive therapy):冲击疗法又称满灌疗法,治疗的原则并不是让患者按轻重程度逐渐面对所惧怕的情况,而是让患者一下子面对惧怕的客体,甚至大量地与惧怕的客体接触。在治疗师陪伴的情况下,患者面对惧怕的客体,出现恐惧、焦虑反应,通过放松训练予以交互抑制,症状逐渐减轻,最终缓解。暴露于引起焦虑恐惧的刺激之下直至患者习惯为止,从而达到消退焦虑恐惧的目的。

(5) 阳性强化法:与厌恶疗法相反,阳性强化法是通过奖励来训练某种行为的出现或增加出现频度。首先确定需要改变的是什么行为;随之确定这一行为的直接后果是什么;再设计一个新的结果取代原来的结果。强化物可以是钱物,或患者喜欢的某种活动、权利或赞扬。

3. **认知治疗** 认知治疗是根据个体的认知过程直接影响其情绪和行为的理论假设,通过认知和行为干预技术来改变当事人的不合理的想法和观念,即从不良认知着手,以改变认知结构,逐步达到消除其不良情绪和行为的一类心理治疗方法。认知治疗真正用于临床主要归功于20世纪60年代的Aaron Beck和Albert Ellis的工作。

4. **森田疗法** 森田疗法是日本医学博士森田正马于1920年创立的,是一种以"顺应自然、为所当为"为治疗原则的心理治疗方法。治疗过程分4个时期:①绝对卧床期(约1周):要求患者一个人在一个房间内,除吃饭、大小便、洗漱外,其余时间均卧床,禁止与外界接触、看书、娱乐等;②轻微工作期(约1周):此间除可轻微劳动外仍然不能做其他事情,但开始让患者写日记;③重作业期(约2周):让患者做一些较重的体力活,开始读书,以体验全心投入工作以及完成工作后的喜悦；④社会康复期（1~2周）：允许患者外出进行一些有目的的活动，巩固前3期获得的体验，为出院做准备。

5. 家庭治疗　家庭治疗（family therapy）是以整个家庭为对象来规划和进行治疗，治疗对象不只是患者本人，而是通过在家庭成员内部促进谅解、增进情感交流和相互关心的做法，使每个家庭成员了解家庭的病态性情感结构，以纠正其共有的心理病态，改善家庭功能，产生治疗性的影响，达到和睦相处、向正常发展的目的。家庭治疗起源于20世纪50年代，Minuchin提出了"结构式家庭治疗"，而M. S. Palazoli创立了"系统式家庭治疗"。

6. 催眠治疗　所谓催眠，是指催眠师诱导受试者进入一种特殊的意识状态的技术。在催眠状态中，被试者可以随着催眠师的指令产生感觉缺失或感觉增强，产生幻觉或对事物视而不见、充耳不闻的负性幻觉，甚至去从事某种并非自己愿意或对自己有害的活动。通过催眠治疗以达到激活想象、改变生理过程、改变感觉和时间观念、打破习惯的模式、离合联想、转移等目的。致力于催眠研究的著名治疗师有奥地利学者麦斯默（Mesmer）和英国学者布雷德（J. Braid）。

四、心理治疗过程中的护理

（一）心理治疗前的护理

1. 环境准备　心理治疗室的环境应安静、温馨、整洁，不受外人干扰，以稳定患者的情绪，使患者很好地放松。治疗室的色彩宜淡雅，光线适中。室内应配有沙发、茶几、桌椅、衣帽架，摆放一些鲜花或盆景；根据心理治疗的特点播放轻音乐，提供茶水和有关心理卫生宣传资料等，使患者感觉亲切，有利于解除顾虑，积极参与治疗。

2. 患者准备　①应充分了解求治者的心理问题、性格、家庭、职业、生活习惯、对求治的期望等，有的放矢地接触患者和建立良好的护患关系；同时应充分了解治疗师的特长和个人风格，为患者与治疗师之间的匹配以及良好治疗性人际关系的建立提供帮助。②在求治的患者中有相当一部分人缺乏心理卫生知识，对心理治疗不了解或了解很少，他们往往错误地认为治疗师能为其提供现成的解决心理问题的方法，自己却不主动参与、配合，其实这种心理状态对心理治疗效果有极其不良的影响。因此，护士要根据患者的不同心理状态给予健康指导，适时讲解心理治疗的基本概念和一般步骤方法，鼓励患者积极配合治疗师，走出心理误区或改变不良行为模式。③让预约好的患者在心理治疗前半小时到达治疗预备室，以便让患者休息放松，初步了解患者的情况，并做好必要的登记工作。

（二）心理治疗过程中的护理

心理治疗一般在无第三人干扰的环境中进行，护士在治疗过程中主要是做好治疗师的助手，保持周围环境的安静、做好资料的收集、提供患者需要的帮助，以及某些特殊治疗场合（如催眠治疗）的见证人。

（三）心理治疗后的护理

治疗师结束治疗后，护理人员要陪同患者离开治疗室，询问患者有哪些需求，预约下一次的治疗时间；对治疗效果不满意的患者应耐心听取他们的意见，仔细分析原因，将信息及时反馈给治疗师，与治疗师共同商讨适当的解决办法，保持与患者的联系。

第五节 康复治疗与护理

一、概述

精神疾病的康复治疗是运用一切可采取的手段,尽量纠正患者精神障碍的病态表现,最大限度地恢复其适应社会生活的精神功能。目的是提高患者适应社会的能力,改善其职业能力水平,提高生活质量。由于精神疾病容易复发,病程迁延,使患者的躯体功能和神经功能发生退行性变化,从而影响患者各方面的功能。精神疾病的康复工作对于减轻患者精神残疾、提高生活质量具有非常重要的意义。

精神疾病康复治疗的基本原则包括:①功能训练,是康复的方法和手段;②全面康复,是康复的准则和方针;③回归社会,是康复的目标和方向。

在康复训练前先要对患者的疾病症状、社会功能水平、兴趣爱好等进行评估,制订适合患者的训练方案。在训练过程中应有必要的安全和监护措施,避免意外事件的发生。定期对患者的康复训练效果进行评定。

二、常用康复治疗的方法及护理

(一)生活技能训练

1. 日常生活技能训练　主要是针对精神疾病病程较长的慢性衰退患者。护士指导患者制订一天的生活安排,在护士的督导下让患者完成每天的生活活动,并根据完成的情况给予一定的语言或物质强化,如不完成则不予强化。也可采用代币强化法,让患者用代币可获取一定的生活用品,以激励患者的进步。

2. 文体娱乐活动训练　应根据患者的个性爱好选择具体内容,丰富患者的住院生活。文体娱乐活动能唤起患者的愉悦和满足感,这种轻松愉快的气氛可稳定患者的情绪,减轻敌意和攻击性,对缓解病情和促进康复非常有利。如歌咏、舞蹈、书画、乐器演奏、体操、球类比赛等,也可举行智力竞赛、音乐欣赏等活动。

(二)社会技能训练

1. 社会角色技能训练　慢性精神疾病往往导致患者社会功能缺陷,不能完成自己的社会角色功能,从而使患者的社交和人际关系技能发生障碍。常用心理剧来完成这方面的训练。在角色扮演过程中通常先设计一个情景,与社交方面需要解决的问题有关,让患者通过扮演适当的角色,使之能胜任社会中的真正角色。扮演过程中护士应给予患者一些人际关系技巧的示范,同时应予以鼓励和指导。

2. 人际交往技能训练　目的在于帮助患者如同正常人那样在社会人群中生活交往。从简单的社交训练开始,如教会患者怎样主动与亲戚、朋友打招呼,如何称呼对方等;教会患者交谈技巧,如语言表达、语调、目光、姿态等;教会患者如何适当利用交通设施参加各种娱乐活动等。

(三)学习技能训练

1. 一般性教育活动　如卫生常识教育、科技知识教育。以提高其常识水平,及培养学习新事物和新知识的习惯,以免过分脱离社会现实。

2. 学习班形式训练　如治疗药物的自我管理训练。目的是通过向患者讲授药物治疗的重要性、药物的作用、不良反应和自我处理方法,使患者自觉接受药物治疗,提高治疗依从性。

(四) 职业技能训练

职业技能训练是指劳动作业与职业活动方面的技能训练,包括以下方面:

1. 简单作业训练　工种较简单易做,如贴信封、糊纸袋、拆纱团等,内容适合大多数患者。

2. 工艺制作训练　内容包括编织、绘画、书法、摄影、园艺种植等,有一定的艺术性和技术性,可根据不同病程及患者要求指导其参加训练。工艺训练可激发患者的创造力,增加才能,提高情趣,稳定情绪。

3. 回归社会前职业训练　这是回归社会就业前对患者的职业训练活动,一般在患者就业前或在庇护性或过渡机构中进行。在此期间仍有工作人员照料,工作时间较短,劳动性质和数量与一般工厂接近,以利于患者恢复工作。

(施忠英)

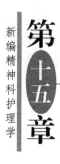

第十五章 精神障碍患者的家庭及社区护理

第一节 精神障碍患者的家庭护理

家庭护理是以家庭系统为单位,把家庭看作一个整体,并在特殊环境下进行心理治疗及护理的一种方法。其宗旨是借助家庭内沟通与互动方式的改变,以护理人员为主体,直接实施和指导,帮助患者的家庭成员对患者实施护理,以协助患者对生存空间有更好的适应。精神障碍容易复发,并且有相当一部分疾病会迁延为慢性,因此家庭护理对精神障碍患者巩固疗效、防止疾病复发、恢复社会适应力、提高生活质量有着非常重要的意义。

一、护理评估

包括对患者自身和家庭系统两个方面的评估。

(一)患者评估

(1) 在收集评估资料时,应了解患者患病前在家庭中的情况,以便与现状进行比较,包括情感方面、人格和行为方面、家庭角色、与家庭其他成员的关系、在家庭结构中的位置等方面,患病后这些方面有何改变。

(2) 评估患者的精神症状,尤其是阴性症状,如社会性退缩、懒散、不修边幅、不讲卫生等。

(3) 评估患者生活技能、心理社会功能等,如对压力的应对能力、人际交往能力以及对自身所患疾病的认识能力等。

(4) 评估患者文化背景、职业角色、工作经历、娱乐活动、宗教信仰等。

(5) 评估总体状况,有无急性或慢性躯体疾病、精神疾病史、意识状态、用药情况、营养状况、排泄状况、卫生状况、睡眠情况、日常生活活动及生命体征情况。

(二)家庭评估

1. **家庭结构** 家庭结构是否健全,每位家庭成员在家庭中的位置、角色、承担的责任与权利,家庭系统运转的规则和价值观等。

2. **家庭功能** 家庭功能是否健全,能否提供患者生存、成长等生理、心理、社会方面的需要。

3. **家庭情感氛围与家庭环境** 家庭成员对疾病的态度,对疾病治疗、护理的理解程度,对疾病知识的掌握程度。

4. 家庭文化背景与知识水平　对病情的观察和判断能力，能否向医护人员提供全面、可靠的资料。

5. 家庭的社会支持系统和家庭成员的精神健康水平

二、护理目标

(1) 家庭成员能提供适合患者病情需要的生活环境。

(2) 家庭成员能掌握疾病的有关知识，识别疾病的变化，如疾病复发等。

(3) 家庭成员能协同医护人员共同制订康复计划，并能督促实施。

(4) 家庭成员能掌握药物治疗的相关知识，掌握药物治疗过程中的注意事项，能及时识别药物治疗过程中的不良反应并予以正确的处理。

(5) 家庭成员能根据患者的情况，为患者安排合理的作息时间和家务劳动，恢复患者独立生活能力，减缓衰退。

(6) 患者的精神症状基本消失或稳定，自知力全部或部分恢复。

(7) 患者在家庭中逐步恢复自我照顾能力，能承担正常的家庭角色。

三、护理措施

(一) 一般原则

(1) 护理人员要做好与家庭成员之间的联系工作，做到耐心、准确地回答和讲解他们提出的问题和想法，并协助缓解家庭成员在照顾患者过程中的焦虑和心理压力。

(2) 与家庭成员及患者共同讨论患者的病情和所需的康复护理计划，执行评价，修改计划。

(3) 督促治疗计划的执行，进行康复技能训练、行为训练及应对压力训练等。

(4) 组织以康复患者组成的集会及提供活动场地，主持协调会议，以增进患者之间相互关怀及分享康复过程中的成功经验。

(5) 进行家庭精神卫生健康教育，提高患者家庭支持系统的效应。

(二) 主要护理措施

1. 日常生活护理　照顾好患者的生活是家庭护理中的一项重要基础工作，主要是督促、帮助或直接料理患者生活，如患者的卫生、饮食、睡眠等情况。

(1) 个人卫生：多数患者能进行卫生料理，部分患者需要他人督促或协助才能完成。少数患者由于精神症状的支配或药物不良反应的影响，不能自行料理生活，而需要他人帮助完成。因此，护理人员要指导家属做好患者生活护理，对患者加强训练和教育，逐步提高患者生活自理能力。不要过度照顾患者，以免加速患者社会功能的减退。对康复期患者，家庭应给予支持和鼓励，使患者调整心态，尽快摆脱患者角色。制订合理的作息时间，有规律的生活，参加一些力所能及的劳动，如做些轻微的家务、阅读书报、参加各种集体活动等。

(2) 饮食方面：患者的饮食应有规律，每天进食适量蔬菜和水果，注意饮食卫生。在进食过程中应注意安全，吞咽困难的患者应缓慢进食，以防止食物塞满口腔造成窒息。家属不要随意给患者进补，避免让患者吃易引起兴奋的食物，如咖啡、烟、酒等。对老年患者做好一日三餐的调配,以清淡易消化的食物为主,如软饭、面食之类,少食油腻、辛辣、生冷及坚硬的食物。患儿处在生长发育期,需要足够的营养和热量,以促进正常发育及增强对疾病的抵抗力。做好色香味形的调配,以增加患者的食欲,同时注意防止患者偏食及挑食。

(3) 睡眠:精神障碍患者的睡眠与病情有密切的关系,为保证患者有充足的睡眠,应为患者提供良好的睡眠环境,安排患者住在安静、清洁、空气清新、避免强光刺激的房间。合理安排休息时间,引导患者学会自我调整,按时起床,白天参加一些力所能及的劳动;睡前禁喝浓茶、咖啡等兴奋性饮料,同时避免参加引起情绪剧烈变化的活动,如看情节紧张的电视、电影、小说等。

(4) 居室的布置与安全:患者的居室布置应力求安全、简单、整洁、大方。对病情稳定、无攻击行为的患者,最好与家人住在一起,避免独居或关锁,因独居或关锁会增加患者的精神压力,使患者易产生猜疑、妒忌,甚至产生各种妄想(如被害妄想和关系妄想),以致出现攻击或出走行为,造成不良后果。患者与家人一起生活,保持密切接触,有利于缓和病情及精神康复,防止精神衰退。另外应注意患者居室的安全性,室内不要放有可能造成患者自伤或伤人的危险品,如热水瓶、剪刀、药品等。居室宜安静,避免亲友频繁探视。

2. 维持用药护理　精神障碍患者服药依从性的好坏直接影响到治疗效果。一些重性精神障碍患者,如精神分裂症,需长期维持用药。因此,对维持用药的护理是精神障碍患者家庭护理中的一项重要内容。有些患者出院后不久病情又复发,主要原因是患者自知力还没有完全恢复,不认为自己有病而不愿意服药以致病情复发;有的患者因药物不良反应使其感觉疲乏无力,动作迟钝,无法坚持工作而不愿意服药;还有的患者和家属认为长期服药会中毒,或因经济困难或购药不方便而擅自停药。因此,护士应针对这些原因进行有效的护理。

(1) 向家属和患者讲解药物的作用与不良反应,了解维持用药的重要性。指导家属监督患者按时服药,并做好服药记录。

(2) 指导家属妥善保管药品,防止药品受潮失效;还应防止患者一次性大量吞服药物,造成严重后果。

(3) 对不合作的患者,护士要亲自教会家属一些应对的方法。

(4) 密切观察药物疗效及不良反应,并做相应处理。发生严重的药物不良反应时,应及时报告医生或陪同患者及时就诊。

3. 心理护理

(1) 正确认识精神障碍:帮助患者及家属产生对精神障碍的正确认识,以及去除社会对精神障碍的一些错误认识,避免疾病发作后因害怕遭受社会歧视或对现代医学的不信任而延误治疗,失去治疗的有效时机。

(2) 加强心理支持:家属可与心理医生共同参与心理治疗过程,要以平等的心态关心鼓励患者,不能讨厌、嫌弃、指责患者,更不能讽刺讥笑、歧视患者,否则会增加患者的精神压力以致病情复发。

(3) 指导、鼓励患者增加与社会的接触:鼓励患者主动融入正常社会人群中去,参加一些力所能及的劳动。要经常分析患者在社会接触交往中存在的问题,并帮助他们克服困难,解决问题,延缓精神衰退,重建社会功能。

(4) 学习应对技巧:指导患者学习有效的心理应对技巧,提升应对能力,同时帮助患者解决在生活、工作、学习中遇到的实际问题,降低或避免社会-心理因素引起的各种精神压力,从而减少疾病复发的诱因。

4. 病情观察　病情观察是家庭护理中的重要环节,因此要注意观察患者在家庭生活中的表现,如患者出现以下病情变化,可能预示疾病复发的先兆应及时就医。

(1) 睡眠方面的改变:睡眠规律发生变化和睡眠质量下降,预示疾病的复发,应高度警惕。

(2) 情绪方面的改变:最常见的有易激惹、兴奋、焦虑、抑郁等。如果患者近期频繁出现这些症状,应及时就医。抑郁的表现有时不易被周围的人察觉,因此护理过程中应定期评估。

(3) 自知力的变化:自知力的恢复是判断精神障碍治愈的重要标志之一,自知力下降,常是精神障碍复发的征兆表现。自知力下降或缺乏时,患者不认为自己有病,而拒绝治疗,尤其是药物治疗,以致停药。所以,是否主动服药也可作为观察自知力的指标之一。

(4) 整体功能下降:如患者的生活自理能力减退,生活变得被动、懒散,不注意个人卫生,生活失去规律,工作效率降低,工作不负责任,漫不经心,对批评和处罚无动于衷,与人交往减少,对亲人疏远,兴趣减少等。

(5) 精神症状复现:如出现幻觉、妄想、言行异常等,患者复现的精神症状大多与以往发病时的症状类似,一旦发现应及时求医复诊。

5. 家庭健康教育　家庭护理的实施者除了护士外,还应包括家庭成员。因此,对家属的健康教育是家庭护理的重要内容。

(1) 为患者及家属定期举办专题讲座或系统培训,帮助学习精神卫生知识,加强对精神障碍的特征和演变过程、精神疾病的常见症状以及用药的目的、方法与不良反应等方面的认识和了解。

(2) 定期举办患者及家属座谈会,让患者和家属表达感受,分享看护的成功经验;还可共同商讨家庭的有效应对措施,提升家庭的照护能力。

(3) 提高患者及家属对家庭内部沟通重要性的认识,只有不断地沟通,才能促进患者康复,以及提高其社会交往能力。

(4) 为家庭成员提供在应激情况下可利用的资源,如社区服务、热线电话、自助小组、心理咨询门诊等,提供生理、心理健康等咨询报刊和健康教育手册等。

第二节　精神障碍患者的社区护理

一、概述

社区是指一定的地理区域,如城市的街道、农村的乡,是一个基层行政单位,有一定的地域分界,是该区域居民政治、经济、文化生活中心。每个社区有其特定的行为规范和生活方式。精神障碍患者的社区防治,是应用社会精神病学、护理学、预防医学与其他行为科学的理论和技术,通过相应的组织形式和可能采取的措施来开展精神卫生服务,对一定地域或行政区域内人群进行精神障碍预防、护理、康复的指导及管理。

社区精神卫生是在20世纪50年代发展起来的。社区精神卫生的形成,既是医院精神卫生服务的延伸,也是当代精神医学发展的必然趋势。许多经济发达国家在精神卫生立法中都有着特殊规定。我国2013年5月1日实施的《精神卫生法》中也包括了社区精神障碍的防治内容。

(一) 国外社区精神卫生服务的发展

英国是开展社区精神卫生工作较早、较好的国家之一,很早就主张在社区照料精神障碍患者。1975年发表的《更好地为精神障碍患者服务》白皮书,提出将精神卫生服务从隔离性精神病医院转移到社会。1981年颁布的卫生法中提出促进精神障碍社区服务,要求每个社区都有地方行政管理和支持社区精神卫生服务,建立精神障碍患者居住中心、日间治疗中心,包括日间医院、工疗中心、职疗中心、福利工厂。美国于20世纪60年代开展了著名的"精神科去住院化运动",撤除了大量的精神病院,将医院资源转移至社区卫生服务机构,大量长期住院的患者也因此从隔离性的医院转移到社区中,从而促进了社区精神卫生服务的开展。1963年,美国政府颁布了《社区精神卫生中心法案》(Community Mental Health Centers Act),呼吁重视精神障碍的防治,要求全国建立社区精神卫生中心(community mental health centre, CMHC),开展住院、门诊和预防工作。至1980年,美国大的精神病院病床数急剧减少,社区精神卫生及其他院外服务形式迅猛发展。1981年又颁布了《精神卫生法》把促进社区精神卫生服务列为优先发展项目。1984年,美国国立精神卫生研究中心推出了《儿童青少年服务系统项目》(Child and Adolescent Service System Program, CASSP),该项目主要是为有严重情绪障碍的儿童青少年及其家属提供连续性全程服务。

(二) 我国社区精神卫生服务的发展

我国的社区精神卫生工作始于1958年,当时在南京召开了全国第一次精神病防治会议,制定了"积极防治、就地管理、重点收容、开放治疗"的工作方针,提出了药疗、工疗、娱疗及教育疗法相结合的工作方法。1986年10月,全国第二次精神卫生工作会议在上海召开,进一步促进了我国精神障碍社区防治工作的发展。1990年以来,在我国较为广泛地开展了社会-心理康复、家庭治疗、对患者及家属的心理教育等方面的工作。1996年"九五"规划提出,对120万重性精神障碍患者进行社会化、开放式、综合性的康复工作。通过心理保健知识教育、开设心理咨询服务、对社区康复精神障碍患者及慢性精神障碍患者进行治疗、管理、预防复发及康复的全方位服务,社区精神卫生服务工作在广度和深度上有了新的拓展。

二、精神障碍患者的社区护理

(一) 社区中精神障碍患者的特点

(1) 社区中轻症精神障碍患者多,如神经症、人格障碍、适应障碍及智力发育障碍等。

(2) 社区中慢性精神障碍患者、精神残疾和智能衰退的患者较多。这些患者往往表现为日常生活不能自理、人际关系交往障碍、心理应变能力低下等。他们最重要的问题是社会功能障碍或缺陷,不能完成应有的社会角色。

(二) 精神障碍患者的社区护理

精神障碍社区防治的工作目标是预防精神障碍的发生,减轻患者的精神残疾和社会功能缺损。精神障碍的预防包括3个层次:①减少精神障碍危险因素,增强精神健康保护因素,预防精神障碍的发生,称为一级预防;②早发现,早诊断,早治疗,降低精神障碍危害,称为二级预防;③对精神障碍患者进行生活自理能力、社会适应能力和职业技能训练,减少精神障碍残疾和社会功能损害,称为三级预防。

1. 一级预防中的护理工作内容

(1) 有计划地开展精神卫生知识的宣教,重视各年龄段的心理卫生教育,提高个体的应变及适应能力,提高人们对精神健康的自我保健。

(2) 及时提供正确的心理咨询服务,接受各种健康咨询,如婚姻、优生优育、精神卫生知识等。

(3) 对一些具有易患精神障碍的高危人群,应采取特殊的心理干预措施,提供心理宣泄的途径,预防和减少精神障碍的发生。

(4) 定期进行精神障碍的流行病学调查,研究精神障碍在人群中的发生率、发病规律、影响因素和分布情况,结合地区人口构成特征,为相关部门制订规划、进行决策,从宏观上预防精神障碍的发生提供依据。

2. 二级预防中的护理工作内容

二级预防的重点是早期发现、早期诊断、早期治疗,并争取疾病缓解后有良好的预后,防止复发。由于许多精神障碍具有慢性或亚急性起病、症状隐匿、临床表现缺乏明确特征等特点,患者往往失去及时干预的机会。因此,二级预防是精神障碍防治工作中极为重要的环节。

(1) 早期发现精神障碍患者:定期对社区居民进行精神健康调查,尽早发现精神异常者。

(2) 早诊断、早治疗,减少复燃和复发:对确认或可疑的精神障碍者,指导患者及家属及时就诊,明确诊断,积极治疗,使疾病达到完全治愈或症状缓解。同时积极进行随访与巩固治疗,减少复燃和复发。

(3) 做好会诊—联络工作:发现精神异常者,通过与医生等人协作,联系会诊。

3. 三级预防中的护理工作内容

三级预防的要点是做好精神残疾者的康复训练,最大限度地促进患者社会功能的恢复,减少功能残疾,延缓疾病衰退的进程,提高患者的生活质量。主要工作内容如下:

(1) 普及精神卫生法律知识,积极谋求各级政府部门对精神病的重视和支持,协调各相关部门工作,构成精神障碍防治康复体系,减少精神残疾,提高患者的生活质量。

(2) 建立各种工娱治疗站、作业站、娱乐站,对患者进行各种康复训练,同时进行健康教育和疾病咨询,使患者早日恢复家庭生活和社会功能。

(3) 做好出院患者的定期随访工作,使患者能够接受及时而有针对性的医疗指导和服务。调整出院患者的生活环境,动员家庭成员支持和参与患者的康复活动,指导家庭成员为患者制订生活计划,努力解决患者的心理健康问题和日常生活中的实际困难。

(4) 关心和满足精神障碍患者的合理要求。重视心理、社会环境对疾病预后、复发的影响。妥善协助精神障碍患者及精神残疾者恢复工作或重新就业。

(施忠英)

思 考 题

新编精神科护理学

以下有3种类型的思考题,即 A_1 型题、A_2 型题和 A_3 型题,请分别根据以下各题型要求,选择一个最佳答案。

【A_1 型题】 每道考题下面有 A、B、C、D、E 5个备选答案,请从中选择一个最佳答案。

【A_2 型题】 每道考题以一个小病例出现,其下面有 A、B、C、D、E 5个备选答案,请从中选择一个最佳答案。

【A_3 型题】 每道考题提供若干个病例,每个病例下设2~4个考题,请根据病例所提供的信息,在每道题下面的 A、B、C、D、E 5个备选答案中选择一个最佳答案。

第一章

【A_1 型题】

1. 精神病是精神障碍中的重性部分,包括以下疾病,但需除外的是_____。
   A. 器质性精神障碍 B. 精神分裂症
   C. 应激相关障碍 D. 精神病性抑郁
   E. 精神活性物质所致精神障碍
2. 下列伟大的医学家中被称为"精神医学之父"的是_____。
   A. 皮尼尔 B. 弗洛伊德 C. 诺格契 D. 希波克拉底 E. 焦瑞克
3. 精神医学第4次革新的标志是_____。
   A. 治疗性社区的发展 B. 电抽搐治疗的发展
   C. 描述性精神医学的发展 D. 精神病器质性病因论的提出
   E. 生物精神医学的发展
4. 在精神科护理发展中最早确立精神科护理基础模式的是_____。
   A. 琳达·理查兹 B. 南丁格尔 C. 普普金
   D. 罗伊 E. 奥瑞姆
5. 护士伦理守则说明了护士的基本任务但_____除外。
   A. 增进健康 B. 预防疾病 C. 恢复健康 D. 研究病因 E. 减轻痛苦
6. 《中华人民共和国精神卫生法》正式实施于_____。
   A. 2013年1月1日 B. 2013年5月1日
   C. 2013年5月12日 D. 2013年6月21日
   E. 2014年1月1日

7. 精神科患者知情同意能力的评定标准不包括_____。
　　A．患者能否理解自己的病情及医生所建议的治疗方案
　　B．能否推断做出选择的利益和风险
　　C．能否推断自己病情的预后
　　D．能否评价自身的病情及选择的后果
　　E．能否表达自己的选择

【A₂型题】

1. 下列是护士小周对精神科护理工作任务的理解，其中_____不妥。
　　A．研究和实施接触、观察精神病患者的有效途径
　　B．研究精神疾病的病因、诊断、治疗和康复
　　C．研究与实施在患者与家庭、社区中开展精神卫生宣传教育工作
　　D．研究对精神病患者实施科学护理的理论和方法并及时运用于临床
　　E．研究与实施如何密切观察有关精神方面的病情变化、详细记录、协助诊断及防止意外事件的发生

2. 护生小李在精神科临床实习，带教老师告诉她要成为一名合格的精神科护士必须具备良好的素质，但以下_____不包括。
　　A．良好的职业道德和同情心　　B．敏锐的观察力
　　C．良好的音乐和绘画技能　　　D．积极而又稳定的情绪
　　E．慎独的精神

3. 张护士参加了护理伦理知识的培训后，掌握了护士伦理守则内容，以下_____不包括。
　　A．护士与职业　　B．护士与社会　　C．护士与合作者
　　D．护士与理论　　E．护士与人

4. 通过学习《精神卫生法》，精神科周医生对精神障碍患者住院治疗理解正确的是_____。
　　A．自愿原则　　B．强制医疗原则　　C．监护人同意原则
　　D．单位同意原则　　E．医疗鉴定原则

5. 有位精神病患者家属询问护士，精神障碍患者出现以下_____情况时，其监护人应当同意对患者实行非自愿治疗。
　　A．有损坏家里财物危险　　B．已经有损坏家里财物
　　C．已经发生伤害自身的行为　　D．有伤害自身的危险
　　E．已经发生危害他人安全的行为，或者有危害他人安全的风险

6. 张护士在为学生带教时进行了病例分析，根据《精神卫生法》下列_____可以在分析的案例中保留。
　　A．性别　　B．姓名　　C．住址　　D．肖像　　E．工作单位

7. 下列是责任护士小高根据《精神卫生法》对非自愿住院精神分裂症患者的通讯和会客权利的理解，其中_____不对。
　　A．患者可以给家人打电话　　B．患者可以与家人会面
　　C．患者可以给朋友写信　　　D．患者不宜使用移动电话
　　E．患者宜使用移动电话

8. 关于约束,责任护士小李理解当住院精神病患者出现了暴力攻击行为的先兆症状,下列处理错误的是_____。
　　A．当患者发生或将要发生伤害自身、危害他人安全、扰乱医疗秩序的行为时,医务人员在没有其他可替代措施的情况下,可以实施约束、隔离等保护性医疗措施
　　B．实施约束应当遵循诊断标准和治疗规范,并在实施后告之患者的监护人
　　C．一般情况下护士根据医嘱执行约束
　　D．在紧急情况下,护士可先实施约束,但需立即通知医生在半小时内补开医嘱
　　E．禁止利用约束、隔离等保护性医疗措施惩罚患者

第二章

【A_1型题】

1. 内脏性幻觉属于_____。
　　A．知觉障碍　　　　B．感觉障碍　　　　C．思维云集
　　D．失真感　　　　　E．内感性不适
2. 对客观事物歪曲的知觉是_____。
　　A．感觉障碍　B．感觉倒错　C．幻觉　　D．错觉　　E．失真感
3. 不属于知觉障碍的_____。
　　A．内感性不适　　　　B．错觉
　　C．触幻觉　　　　　　D．看到不存在的景象或事物
　　E．幻听
4. 思维活动量明显增多是指_____。
　　A．思维奔逸　B．思维贫乏　C．思维迟缓　D．思维中断　E．思维增强
5. 患者对他人所提要求不做反应,称之为_____。
　　A．精神运动性兴奋　　B．被动性违拗　　C．持续动作
　　D．离奇动作　　　　　E．木僵
6. 患者将一面镜子看成是一幅画,这可能是_____。
　　A．错觉　　　　　　　B．幻觉　　　　　　C．视物变形症
　　D．空间感知综合障碍　E．以上都不是
7. 感觉自己离悬挂着的路灯很近是_____。
　　A．视物显大症　　　　B．空间感知综合障碍　C．幻觉
　　D．错觉　　　　　　　E．自身感知综合障碍
8. 对疾病发生后一段时间的经历不能回忆,称为_____。
　　A．近事遗忘　　　　　B．顺行性遗忘　　　　C．逆行性遗忘
　　D．远事遗忘　　　　　E．阶段性遗忘
9. 关于幻觉的定义,下列正确的是_____。
　　A．对客观事物的错误感受
　　B．对客观事物的胡思乱想

C．缺乏相应的客观刺激时的感知体验
D．客观刺激作用于感觉器官的感知体验
E．缺乏客观刺激时的思维过程

10. 最常见的幻觉是_____。
    A．幻视　　　B．幻触　　　C．幻听　　　D．幻味　　　E．幻嗅

11. 错觉的常见因素是_____。
    A．感觉条件差　　　B．情绪因素　　　C．疲劳、注意力不集中
    D．意识障碍　　　E．以上都对

12. 下列说法正确的是_____。
    A．部分或全部不能再现以往的经验称为记忆错误
    B．由于再现的失真而引起的记忆障碍称为遗忘
    C．患者以想象的、未曾亲身经历过的事件来填补亲身经历的记忆称为错构
    D．将过去经历过的事物在具体时间、具体人物或具体地点上搞错称为错构
    E．患者把从未见过的人当作熟人、朋友认识称为虚构

13. 下列不属于思维形式障碍的是_____。
    A．思维散漫　　　B．赘述症　　　C．持续言语　　　D．思维中断　　　E．妄想

14. 关于思维迟缓，下列说法较正确的是_____。
    A．是强迫症的典型症状　　　B．是精神分裂症的典型症状
    C．是抑郁症的典型症状　　　D．是癔症的典型症状
    E．是癫痫的典型症状

15. 关于妄想，下列说法不正确的是_____。
    A．内容不符合事实　　　B．是一种病态的信念
    C．患者坚信不疑　　　D．是一种可以通过摆事实、讲道理说服的信念
    E．都是内容荒谬、结构松散的

16. 蜡样屈曲常在_____的基础上发生。
    A．木僵　　　B．意志增强　　　C．情感淡漠　　　D．情绪不稳　　　E．意志倒错

17. 随境转移主要见于_____。
    A．精神分裂症　　　B．神经衰弱　　　C．疑病症
    D．躁狂症　　　E．精神发育不全

18. 关于虚构，下列说法正确的是_____。
    A．虚构的内容固定不变　　　B．虚构的内容经常改变
    C．虚构是病理性谎言　　　D．虚构没有记忆缺陷
    E．虚构就是错构

19. 中度精神发育迟滞患者的智商为_____。
    A．50～70　　B．35～49　　C．20～34　　D．<20　　E．70～89

20. 情感障碍通常表现3种形式，即情感性质的改变、情感波动性的改变以及情感协调性的改变，下列属于情感性质改变的是_____。
    A．焦虑　　　B．情感不稳　　　C．易激惹性
    D．情感淡漠　　　E．情感不协调

【A₂型题】

1. 患者坚决要砸烂黑板,因为"黑色代表反动",此精神症状是_____。
   A．影响妄想　　　　　　B．思维破裂　　　　　　C．思维奔逸
   D．病理性象征性思维　　E．被控制感

2. 患者自认为罪大恶极,对不起同事,对不起领导,不配活在世上,唯有一死,此症状称为_____。
   A．消极情绪　　B．被控制感　　C．迫害妄想　　D．自罪妄想　　E．关系妄想

3. 患者最近数月一直耳闻人语声,非常害怕,称"家中有窃听器、摄像机,马路上有人跟踪,要抓他"。此症状是_____。
   A．思维散漫　　B．被害妄想　　C．被控制感　　D．错觉　　E．关系妄想

4. 问患者几岁时,患者答道:"三十三,三月初三生,三月桃花开,开花结果给猴吃,我是属猴的。"此症状是_____。
   A．思维贫乏　　　　　　B．病理性象征性思维　　C．音联意联
   D．强制性思维　　　　　E．虚构

5. 患者坚信同事都在背后议论自己,并暗中加害,故意让其工作出错。因此,坚持写信上访,2年来写了不少于100封信给市长、公安局长、法院院长,要求为她"平反"。此症状是_____。
   A．思维散漫　　B．情感增强　　C．意志增强　　D．注意增强　　E．强迫观念

6. 患者在查房时不断向医生表示"我有罪,我有罪"。医生询问她有什么罪,她答道:"我一有什么想法,所有的人就都知道了,你们医生其实都明白,何必故意来问我。"此症状是_____。
   A．强迫思维　　B．思维奔逸　　C．自罪妄想　　D．思维播散　　E．思维贫乏

7. 医生问:"您平时几点钟上班?"患者答:"我早上6:00起床,然后洗脸、刷牙,6:30出门,我家住在12楼,到6楼时我会叫上同事一起走。在路上,我们经常在一家小店吃早餐,那里的饺子特别好吃,我们还可以顺便买一点东西。到单位一般是7:40分,我们单位规定进门要刷卡的,然后换上工作服准备上班,我们8:00上班。"此症状是_____。
   A．强迫思维　　B．病理性赘述　　C．思维散漫　　D．思维播散　　E．情感高涨

8. 护士问患者:"您贵姓?"患者答:"我姓李。"护士又问:"您多大年龄?"答:"我姓李。"护士再问:"您知道这里是什么地方吗?"答:"我姓李。"此症状可能是_____。
   A．思维破裂　　B．病理性赘述　　C．思维中断　　D．持续语言　　E．强迫语言

【A₃型题】

【1~4题共用题干】患者,男性,19岁。1周前,发现患者动作显著缓慢,整天卧床,不吃饭,也不上厕所,呼之不应,推他也无反应。入院后,一直卧床不动、不语、不回答问题,表情呆板,对周围刺激无任何反应。住院第20天,患者突然起床,在屋内不断来回走动,反复高声喊叫"冲"、"冲",表情紧张,出现无目的地撞门、摔东西等冲动行为,整日整夜高声喊叫,内容片段、刻板。3天后突然恢复平静。

1. 该患者最突出的精神症状是_____。

A．思维迟缓　　B．情感淡漠　　C．违拗　　D．木僵　　E．意识障碍

2．该患者的诊断可能是_____。

A．神经衰弱　　B．抑郁症　　C．焦虑症　　D．精神分裂症　　E．癔症

3．该患者目前最主要的护理问题为_____。

A．社交障碍　　　　　　　　B．有冲动、暴力行为的风险

C．思维过程改变　　　　　　D．穿着或修饰自理缺陷

E．睡眠型态紊乱

4．该患者的护理重点是_____。

A．个人清洁　　B．保证安全　　C．心理护理　　D．防逃跑　　E．防自杀

【5~8题共用题干】患者,女,21岁,经常感到人们都在注意她的行动,并对她有敌意,屋子里被安装了摄像头,监视她的一举一动,有时自言自语,独自发笑,不吃家人做的饭,说饭里有毒。对亲人漠不关心,自己母亲在其面前摔倒,患者都无动于衷。

5．该患者情感突出表现为_____。

A．焦虑　　　　　　B．情感淡漠　　　　　　C．恐惧

D．情感低落　　　　E．情感不稳定

6．该患者思维属于_____。

A．影响妄想　　B．被控制感　　C．被害妄想　　D．自罪妄想　　E．牵连妄想

7．该患者可能患有_____。

A．癔症　　B．神经症　　C．强迫症　　D．精神分裂症　　E．躁狂症

8．该患者目前最突出的护理问题为_____。

A．社交孤立　　　　　B．生活自理能力降低　　　　　C．思维过程改变

D．个人应对无效　　　E．预感性悲哀

第三章

【A₁型题】

1．下列饮食护理中应避免的是_____。

A．餐具应每位患者一套并自行保管

B．饮食的种类要按医嘱执行

C．安排固定座位

D．护士应全程观察患者的进餐过程

E．抢食、暴食患者应安排单独进餐

2．对被害妄想、怀疑饭菜有毒的精神病患者,正确的饮食护理措施是_____。

A．采取单独进餐　　　　B．将饭菜拌杂　　　　C．给予特殊饮食

D．可让其挑选饭菜　　　E．用鼻饲灌注流汁

3．下列接待新入院患者错误的护理是_____。

A．给患者做全面的护理评估　　　B．护士应签收患者带入病室的所有物品

C．给患者做好入院宣教　　　　　D．正确填写(录入)患者的身份信息

E．测量患者的生命体征

4. 为了确保安全,规范的护理操作是_____。
    A．患者结束探视后可以直接返回病室
    B．一名工作人员可以护送多名患者
    C．危险物品应做到每日清点
    D．患者出入病房必须清点人数
    E．实施治疗时为了方便操作,器械或废物可随意放置

5. 在护送精神障碍患者过程中,不安全的护理是_____。
    A．护送途中工作人员思想要高度集中,不得与其他工作人员闲聊
    B．患者在外出途中若要去厕所,可以让患者自行前往
    C．对有严重出走企图或不合作者需1~2名专人护送
    D．患者离开病房时要穿病员服
    E．在分岔路口、转弯等处要站好岗位

6. 在约束规范操作中,_____是不正确的。
    A．必须有医嘱才能实施约束
    B．紧急约束时,须在约束后的3小时内请当班医师开出医嘱
    C．约束的松紧适度,以伸入1~2个手指为宜
    D．约束与非约束患者可安置在同一室
    E．约束的体位要舒适,肢体处于功能位

7. 为了达到有效沟通,与患者谈话时应避免_____。
    A．为了掌握时间可以不停地看手表
    B．得体的姿态与恰当的手势
    C．有目光接触
    D．适当地沉默
    E．用温和、通俗的语言

8. 进入病区的护士站应做到随手关门,其主要目的在于_____。
    A．利于清点、储存物品
    B．保持办公室、治疗室清洁
    C．防止患者擅自取用危险品、药品等
    D．减少人员接触,防止院内感染
    E．保护患者的隐私

9. 封闭管理中,不符合一级护理要求的是_____。
    A．做好护理记录及交班工作   B．患者应安置于Ⅰ级护理病室内
    C．可在医院内自由活动   D．活动不能离开护士视野
    E．患者外出检查、治疗须有工作人员看护

10. 建立良好的护患关系应注意以下几点,除外_____。
    A．全面了解患者的情况   B．有同理心和真诚、接纳的态度
    C．具备丰富的知识与经验   D．要善于批评和争辩
    E．有良好的沟通技巧

11. 在沟通中最具影响力的是_____。
   A．沟通的内容　　　　　B．沟通时的动作　　　　　C．沟通的方法
   D．说话的声音　　　　　E．沟通的时间

12. 符合直接观察法的是_____。
   A．查阅病史　　　　　　B．听交班
   C．查看患者的书信　　　D．向家属了解患者的社会关系
   E．观察患者的饮食

13. 不规范的发药护理为_____。
   A．发药期间护士必须看护好药盘(车)，做到药盘(车)不脱离工作人员的手
   B．发药前，先组织患者按固定位坐好，减少患者来回走动
   C．发药时除了常规的"查对"外，还应查对患者的面容
   D．为了发药工作的顺利进行，应先发合作者，再发不合作者
   E．发药中要做到确认把药发到患者手中即可

14. 测量体温时，以下_____为不安全的护理操作。
   A．测量体温前，按患者实数准备体温计数
   B．测量体温时患者必须在工作人员的视野内
   C．体温计收回后，必须立即清点体温计数目
   D．为了减少患者的猜疑，对新入院、消极、吞服异物等患者，应采用同样方法测量体温
   E．若患者不慎咬碎或吞服体温计，应立即检查患者的口腔、清除残留物，并遵医嘱处置

15. 规范的探视护理是_____。
   A．工作人员谁有空谁接待探视家属
   B．探视结束必须做安全检查
   C．探视家属可随时将物品交给患者
   D．探视者可以随意带患者离开病房
   E．为了保护患者的权力，在探视过程中不管发生什么情况都不能终止探视

16. 实施患者开放管理中，不恰当的护理是_____。
   A．护士每天须对每一位患者进行评估
   B．护士定时巡视
   C．患者可以自由支配经济
   D．病情稳定或康复期待出院的患者都必须实行全开放管理
   E．实施开放的患者应办理相关手续

17. 下列不规范的睡眠护理措施是_____。
   A．评估患者发生睡眠障碍的原因
   B．对早醒者，晚餐后要鼓励患者参与一些适宜的活动
   C．对入睡困难者，睡前禁忌服用易引起兴奋的药物、浓茶或饮料
   D．临睡前避免刺激、激动、兴奋的娱乐活动
   E．对有主观性失眠的患者，可以做反复的解释与说明

18. 下列不符合护理记录要求的是_____。
   A．发现病情变化和处理完毕后及时记录

B．因抢救不能及时记录的病例，应在抢救完毕后 10 小时内补上记录
C．记录时间以 24 小时制表示，并具体到分钟
D．语言要简练、结构紧凑、详略得当
E．书写记录不得缺项、涂改，字迹清晰，签全名

19．下列存在安全隐患的护理是_____。
A．护理评估内容只要听家属的介绍
B．发药时必须有 2～3 位工作人员参加
C．应定期检查病区中的各种设备如电器设备、门窗玻璃等物品
D．告知探视人不得将利器、玻璃瓷器、酒类、易燃物品等带入病区或擅自交予患者
E．患者进出病房时要认真清点患者人数

20．下列违反了约束护理常规的是_____。
A．实施约束治疗，必须遵医嘱
B．如遇到突发事件需采取紧急约束措施时，须在约束后的 3 小时内请医师开具医嘱
C．为了预防患者发生冲动、自伤、伤人等情况，可用约束性医疗措施来威胁、惩罚患者
D．患者被实施约束后应告知患者的监护人
E．做好约束记录和护理

【A_2 型题】

1．患者王某，男性，有一天在去检查的途中对护士（女）说"我想要上厕所"。面对此情况，护士合理的处置是_____。
A．让患者自己去
B．要求患者坚持到目的地
C．请同去护送的男性工作人员陪同患者去
D．叫另一患者陪同去
E．对患者说："你又出什么歪点子。"

2．夜班护士在巡视病房的过程中，观察患者睡眠时的姿势、呼吸等情况，属于下列观察方法中的_____。
A．直接观察　　　　B．间接观察　　　　C．直接与间接观察
D．全面观察　　　　E．主观判断

3．一位躁狂症患者在病房里整天忙碌不停，好管闲事，夸夸其谈，与其适宜的沟通方式为_____。
A．与患者互动　　　　B．用平和的语气对话并适时沉默
C．与其争辩　　　　D．沉默
E．批评或禁止其说话

4．患者何某向护士要一把指甲钳修剪指甲，护士正确的做法是_____。
A．给了指甲钳随后就离开
B．不予理睬
C．给了指甲钳并看护着患者完成修剪指甲
D．拒绝

E．以上都不妥
5. 有一位患者因出现伤害其他患者的行为,医嘱予以约束保护,下列不符合约束护理规范的是＿＿＿＿＿＿＿。
   A．做好大小便等生活基础护理　　B．每30分钟巡视一次
   C．每1～2小时松解一次　　　　　D．做到口头交班
   E．做好约束护理记录
6. 患者张某,独自站在窗户前,不停地说着话,并用手指指点点,一脸很生气的样子,如果护士试想询问患者,下列表述中较合适的方式是＿＿＿＿＿＿＿。
   A．"发生了什么事,使你这么生气"
   B．"是不是耳朵有声音"
   C．"跟谁吵架了"
   D．"不要理睬耳朵里的声音,这是幻听"
   E．"不要生气了,安心住院"
7. 某患者存有被害妄想,一直认为让他住院是害他的阴谋之一,因此拒绝治疗,甚至发生伤人、自杀、逃跑等现象,对于该患者下列护理措施欠妥的是＿＿＿＿＿＿＿。
   A．必要时遵医嘱给予约束
   B．耐心地倾听患者的诉说
   C．隔离患者,限制其活动范围,让其单独饮食
   D．满足患者的合理要求
   E．以宽容的态度接纳患者并逐步与其建立可信赖的护患关系

【A_3型题】

【1～2题共用题干】患者,女性,17岁,学生。半年前因父母离婚,出现哭泣,语言减少,上课思想不能集中。近1月余,因功课跟不上,自信心下降,悲观失望,觉得活着没意思,太累太痛苦,死了算了,曾2次割脉自杀未遂,入院诊断为抑郁症。

1. 下列护理措施不适用于该患者的是＿＿＿＿＿＿＿。
   A．创造舒适的环境,将患者安置于单人房间
   B．严禁危险物品携带入室,预防自杀行为的发生
   C．做到不定时地巡查,患者的活动区域应在工作人员视线范围内
   D．做好饮食和睡眠护理
   E．必要时请家人陪护
2. 对该患者不适宜的护理措施是＿＿＿＿＿＿＿。
   A．饮食护理,应选择患者平时喜爱的食物来促进患者的食欲
   B．交谈时应尽量鼓励和引导患者回忆以往愉快的经历和体验
   C．密切观察病情,正确评估患者自杀风险
   D．鼓励患者在白天从事多次短暂的工娱疗活动
   E．为了尽量能让患者休息,因此不要与患者多交谈

第四章

【A₁型题】

1. 精神病患者中自杀率最高的是_____。
   A．神经衰弱　　　　　B．精神分裂症　　　　C．抑郁症
   D．癔症　　　　　　　E．强迫症

2. 下列不属于精神科常见危急状态的是_____。
   A．暴力行为　　　　　B．缄默状态　　　　　C．吞食异物
   D．自伤、自杀行为　　E．出走行为

3. 下列不是精神病患者发生噎食的原因的是_____。
   A．服用抗精神病药出现锥体外系不良反应
   B．进食黏性较大的食物
   C．抢食食物　　　　　D．进食流质　　　　　E．暴食

4. 下列不是抑郁患者自杀行为高发倾向的是_____。
   A．有企图自杀的历史　B．情绪低落　　　　　C．失眠
   D．向同伴倾诉心中的不快　E．收集和储藏绳子、玻璃片

【A₂型题】

1. 患者,男性,18岁,诊断:精神分裂症。入院第2天患者主诉吞服了2枚硬币,首先应采取的措施是_____。
   A．X线摄片确认　　　B．服导泻药　　　　　C．进食粗纤维食物
   D．外科手术　　　　　E．测生命体征

2. 患者,男性,21岁,诊断:精神分裂症。入院第2天在外出检查途中欲出走,予及时制止。下列护理措施不正确的是_____。
   A．及时书写护理记录,做好交接班
   B．予出走风险评估,建立防出走警示标识
   C．了解出走的原因,满足患者的合理要求
   D．应严加批评
   E．安置在重病室由专人监护

3. 患者,男性,58岁,诊断:精神分裂症。入院后突发冲动,欲用椅子砸门。下列措施中错误的是_____。
   A．与患者保持一个手臂的距离,预留退路
   B．安抚患者,控制局面
   C．从患者正面夺下椅子
   D．通知其他工作人员协助
   E．疏散围观的患者

4. 患者,女性,23岁,诊断:抑郁症。主要表现失眠、焦虑,称活着没意思。下列护理措施不正确的是_____。
   A. 避免独处　　　　　　B. 加强安全检查　　　　C. 置于一级病室,加强监护
   D. 给予保护性约束　　　E. 加强危险品管理

【A₃型题】

【1～2题共用题干】患者,男性,77岁,诊断:阿尔茨海默病。入院第3天患者坐在椅子上吃荔枝时突然出现满头大汗,呼吸困难,面色、口唇发绀,意识模糊。

1. 根据临床表现,该患者可能发生了_____。
   A. 噎食　　　B. 脑梗死　　　C. 心肌梗死　　　D. 癫痫发作　　　E. 哮喘发作

2. 下列属于首要护理措施的是_____。
   A. 立即清除患者口中食物　　B. 吸氧　　　　　　C. 拍背
   D. 鼓励咳嗽　　　　　　　　E. 心肺复苏

【3～4题共用题干】患者,男性,30岁,诊断:精神分裂症。因猜疑、冲动伤人而入院治疗。入室后患者表现易激惹,态度敌对,称所有人都要害他。

3. 该患者目前主要的护理问题是_____。
   A. 对他人实施暴力行为的风险　　B. 对疾病缺乏自我认识
   C. 有受伤的危险　　　　　　　　D. 感知觉紊乱
   E. 应对无效

4. 目前预防该患者发生暴力行为的下列护理措施中不妥的是_____。
   A. 提供安静、舒适的休养环境　　B. 避免与患者发生正面冲突
   C. 鼓励患者以适当的方式表达　　D. 加强病房的巡视工作
   E. 帮助患者分析其异常表现

【5～7题共用题干】患者,女性,49岁,诊断:抑郁症。在病室常一人独处,整日沉默不语,愁眉苦脸,唉声叹气,觉得活在世上无意义,生不如死,食欲明显下降,睡眠较浅。

5. 该患者目前主要的护理问题是_____。
   A. 有自杀的风险　　　　　B. 睡眠型态紊乱　　　　C. 有受伤的风险
   D. 感知觉紊乱　　　　　　E. 应对无效

6. 针对上述病史,首先需对患者做好的护理措施是_____。
   A. 心理护理　　B. 睡眠护理　　C. 安全护理　　D. 饮食护理　　E. 生活护理

7. 如果患者一旦发生自缢行为,当班者应首先采取的措施是_____。
   A. 立即通知医生　　　　　　B. 立即通知护士长
   C. 立即通知家属　　　　　　D. 立即将患者托起,解松颈部绳索
   E. 及时准备抢救用物

【8～9题共用题干】患者,男性,16岁,诊断:精神分裂症。因猜疑、耳闻人语、吞食异物而送治入院。住院第3天,患者乘工作人员不注意吞咬体温表。

8. 对此情况,工作人员首先应采取的措施是_____。
   A. 及时通知医生
   B. 立即测量生命体征

C．立即检查并清理口腔,给予牛奶口服

D．立即给予X线摄片

E．立即给予洗胃

9. 为预防该患者再次发生吞咬体温表,下列护理措施不正确的是_____。

A．测量腋温,护士应体温表不离手　　B．使用电子体温计测量

C．了解吞咬体温表的原因　　D．再次测体温时给予约束保护

E．测体温时加强监护

第五章

【A_1型题】

1. 阿尔茨海默病最早出现的症状是_____。

A．近事记忆障碍　　B．远事记忆障碍　　C．幻觉妄想

D．社会生活功能减退　　E．情感失调

2. 痴呆综合征又称_____。

A．急性脑病综合征　　B．慢性脑病综合征　　C．遗忘综合征

D．精神发育迟滞　　E．老年性痴呆

3. 下列综合征中常具有昼轻夜重规律的是_____。

A．遗忘综合征　　B．痴呆综合征　　C．急性脑病综合征

D．精神自动症　　E．Capgras综合征

4. 下列不属于阿尔茨海默病病理改变的是_____。

A．皮质弥漫性萎缩　　B．老年斑　　C．神经元纤维缠结

D．Pick小体　　E．颗粒空泡变性

5. 麻痹性痴呆中最典型的类型是_____。

A．痴呆型　　B．偏执型　　C．夸大型　　D．抑郁型　　E．焦虑型

6. 有关遗忘综合征,下列说法正确的是_____。

A．一种广泛性认知功能障碍

B．一种选择性或局限性认知功能障碍

C．一种严重的思维障碍

D．常见原因为颅内感染

E．以远事记忆障碍为特征

7. 慢性脑病综合征一般不出现_____。

A．记忆障碍　　B．思维障碍　　C．人格障碍

D．意识障碍　　E．情绪障碍

8. 躯体疾病所致精神障碍的共同特点包括以下几项但应除外_____。

A．精神症状多发于躯体疾病高峰期

B．躯体疾病严重时,精神症状明显

C．精神症状随躯体疾病好转而减轻

D．精神症状多具有昼重夜轻的波动性
E．躯体和(或)神经系统有病理体征及实验室的阳性所见

9. 躯体感染性疾病所致精神障碍的临床特征以下错误的是_____。
A．起病较急,病程发展常起伏不定
B．精神症状通常与感染性躯体疾病消长平行
C．大多预后不良
D．及时发现原发感染性疾病是正确诊断的关键
E．处理上最重要的是治疗基础疾病

10. 躯体疾病所致的精神障碍的处理原则以下不正确的是_____。
A．首先必须治疗引起精神障碍的原发躯体疾病
B．支持疗法包括维持水电解质平衡、充足的营养供应等
C．护理包括安静、安全的环境和防止意外发生等
D．对精神症状的控制应遵从大剂量、足疗程的原则
E．要考虑治疗药物对患者的不良反应

11. 下列有关人类免疫缺陷病毒(HIV)感染伴发精神障碍不正确的是_____。
A．人类免疫缺陷病毒感染是一种慢性传染病
B．HIV直接侵犯中枢神经系统,而导致一系列的神经病理学改变
C．精神症状可表现为认知功能障碍、谵妄、精神病性症状和情感障碍
D．10%～20%的艾滋病患者可伴发痴呆
E．如能及时治疗,多数患者可以痊愈

12. 谵妄状态时最常出现的幻觉是_____。
A．听幻觉　　　B．味幻觉　　　C．视幻觉　　　D．本体幻觉　　　E．触幻觉

13. 下列不属于躯体疾病所致精神障碍的是_____。
A．散发性脑炎所致精神障碍　　　B．系统性红斑狼疮所致精神障碍
C．狂犬病所致精神障碍　　　D．HIV所致精神障碍
E．内分泌疾病所致精神障碍

14. 下列不应归于脑器质性精神障碍的是_____。
A．癫痫性精神障碍　　　B．肾性脑病　　　C．麻痹性痴呆
D．血管性痴呆　　　E．阿尔茨海默病

【A₂型题】

1. 患者,男性,78岁。因服用20片氯硝西泮(氯硝安定)欲自杀而入院,出现白天嗜睡,夜间兴奋躁动,胡言乱语,双手指天花板,说"打死他,打死他"。既往有30年精神分裂症病史。该患者目前最可能的诊断是_____。
A．精神分裂症后躁狂　　　B．精神分裂症后抑郁　　　C．阿尔茨海默病
D．谵妄　　　E．血管性痴呆

2. 患者,女性,70岁。3年来逐渐出现丢三落四,反复问同样的问题,有时迷路。因怀疑有人要害她而谩骂家人和邻居。头颅CT扫描提示脑萎缩。该患者最可能的诊断是_____。

A．精神分裂症　　　　　　B．谵妄　　　　　　　　C．阿尔茨海默病
　　D．抑郁性痴呆　　　　　　E．血管性痴呆

3．患者，男性，54岁。饮酒史30年，每天饮黄酒150 g左右。意识清晰，智能相对良好，但有近事记忆障碍和言谈虚构现象。该患者最可能的诊断是_____。
　　A．谵妄综合征　　　　　　B．慢性脑病综合征　　　　C．急性脑病综合征
　　D．遗忘综合征　　　　　　E．精神发育迟滞

4．患者，男性，22岁。一年来性格变得固执任性，放弃工作而一心钻研数学、哲学，有时突然变得茫然，乱翻床铺，持续时间短暂，过后否认是自己弄的，认为是别人搞得这样。患者4岁和16岁时有癫痫发作史。脑电图见阵发性棘慢波。该患者最可能的诊断是_____。
　　A．精神分裂症　　　　　　B．癫痫所致精神障碍　　　C．人格障碍
　　D．偏执性精神病　　　　　E．脑外伤性精神障碍

5．患者，女性，46岁。全身乏力、嗜睡、动作缓慢、体温低于正常，皮肤干燥，呈非凹陷性水肿；智力、记忆力减退、听觉减退、步态不稳、共济失调；有幻觉、妄想。该患者最可能的诊断是_____。
　　A．甲状腺功能低下所致精神障碍
　　B．甲状腺功能亢进所致精神障碍
　　C．肾上腺皮质功能减退所致精神障碍
　　D．肾上腺皮质功能亢进所致精神障碍
　　E．精神分裂症

6．患者，男性，50岁。因受凉后出现咳嗽、咳痰、高热2天，诊断为左下肺炎。住院当天上午出现情绪烦躁、言语减少，夜间突然惊恐不安，双手上举，自言自语，不配合医生体检，测体温39.8℃。根据患者临床症状应考虑的初步诊断是_____。
　　A．反应性精神病　　　　　B．焦虑性神经症　　　　　C．精神分裂症
　　D．躯体感染所致精神障碍　E．高热惊厥

【A₃型题】

【1～4题共用题干】患者，男性，65岁。3月前妻子亡故后不久即出现发脾气，骂人，手抖，不能使用筷子，步态不稳，近事记忆障碍明显，远事记忆尚可。既往高血压病史20年，糖尿病史10年。

1．该患者最可能的诊断是_____。
　　A．阿尔茨海默病　　　　　B．血管性痴呆　　　　　　C．老年抑郁症
　　D．老年躁狂症　　　　　　E．创伤后应激障碍

2．下列最有意义的检查是_____。
　　A．头颅CT检查　　　　　　B．EEG检查　　　　　　　C．CSF检查
　　D．智商测定　　　　　　　E．脑血流图检查

3．对该患者最有效治疗措施是_____。
　　A．抗抑郁治疗　　　　　　B．抗精神病治疗　　　　　C．心理治疗
　　D．生活技能训练　　　　　E．脑血管病治疗＋抗精神病治疗

4．本病记忆力障碍的初期表现为_____。
　　A．顺行性遗忘　　　　　　B．逆行性遗忘　　　　　　C．近事遗忘
　　D．远事遗忘　　　　　　　E．综合记忆障碍

【5~7题共用题干】患者,男,53岁。一个半月前开始出现终日兴高采烈,谈笑风生,扬言自己家中非常富有……既往史:23岁时有冶游史。神经系统检查:两侧瞳孔不等大,右侧瞳孔边缘不整齐,左侧瞳孔椭圆形,右侧瞳孔对光反射消失。

5. 下列检查中最有必要的是_____。
   A. 心理测验　　　　　B. EEG 检查　　　　　C. CSF 检查
   D. RPR 试验　　　　　E. 头部 CT 检查

6. 该患者最可能的诊断是_____。
   A. 麻痹性痴呆　　　　B. 早老性痴呆　　　　C. 精神分裂症
   D. 癔症　　　　　　　E. 脑肿瘤

7. 对该患者最有效治疗是_____。
   A. 脑手术　　　　　　B. 氯丙嗪　　　　　　C. 大脑代谢剂
   D. 心理治疗　　　　　E. 驱梅治疗

【8~11题共用题干】患者,女性,72岁,银行职员(退休),高中文化。3年前开始记忆力下降,逐渐加重,刚吃完饭就忘记,说没吃饭,记不住孙子的名字,把子女错认为别人;简单计算均可,复杂计算力差;在家乱翻东西,自己忘记存折放在什么地方,找不到便认为被女儿偷去了,显得很焦虑;躯体及神经系统检查无特殊。

8. 该患者最可能的诊断是_____。
   A. 老年性痴呆　　　　B. 脑肿瘤　　　　　　C. 脑血管病
   D. 人格改变　　　　　E. 抑郁症

9. 为改善认知功能,最适合该患者的药物是_____。
   A. 钙离子拮抗剂　　　B. 脑血管扩张药物　　C. 胆碱酯酶抑制剂
   D. 脑循环改善剂　　　E. 抗精神病药

10. 针对患者的精神症状,正确的护理措施是_____。
    A. 给予及时制止
    B. 让患者认识到其行为的异常
    C. 转移患者的注意力后耐心解释和疏导,帮助患者稳定情绪
    D. 不去理睬患者的行为
    E. 保护约束

11. 对该患者的家庭康复指导应为_____。
    A. 指导家庭成员认识患者的症状,掌握相关的训练方法
    B. 协助患者维持尊严
    C. 使患者尽快适应病后的生活方式
    D. 不要过多干预患者
    E. 对患者出现的症状及时给予纠正

【12~13题共用题干】患者,女性,69岁,既往有高血压史。4年前开始出现记忆力下降,近1年日益加重,出现难以胜任简单家务劳动,不能正确回答自己亲人的名字与年龄,饮食不知饥饱,外出找不到家门,举动幼稚,不知羞耻等表现。

12. 该患者最可能的诊断是_____。

A．血管性痴呆早期 B．血管性痴呆中期 C．阿尔茨海默病早期
D．阿尔茨海默病中期 E．正常老年衰退

13. 该老年患者如果到了痴呆晚期会出现下列症状中的_____。
A．丧失生活能力，需人照顾 B．幻觉
C．妄想 D．近事记忆障碍
E．注意力不集中

第六章

【A₁型题】

1. 下列不属于精神活性物质的是_____。
A．大麻 B．烟草 C．苯丙胺
D．碳酸锂 E．酒精

2. 关于戒断状态，下列说法错误的是_____。
A．停止使用药物或减少使用剂量或使用拮抗剂占据受体后出现
B．由于长期用药后，突然停药引起的适应性的反跳
C．一般表现为与所使用药物的药理作用相反的症状
D．是滥用的特征性表现之一
E．不同药物所致的戒断症状因其药理特性不同而不同

3. 下列对吸毒患者的社会心理干预不包括_____。
A．改变环境 B．适时用药 C．行为治疗
D．家庭治疗 E．个体或集体心理治疗

4. 下列属于最严重的酒精戒断综合征的是_____。
A．单纯性酒精戒断反应 B．酒精中毒性妄想症 C．酒精中毒性幻觉症
D．震颤谵妄 E．痴呆

5. 精神活性物质是指_____。
A．来自体外可影响精神活动，但不易成瘾的物质
B．来自体内可影响精神活动，并可导致成瘾的物质
C．来自体外可影响精神活动，并可导致成瘾的物质
D．来自体内可影响精神活动，但不易成瘾的物质
E．以上都不是

【A₂型题】

1. 某男，21岁。因出汗、腹痛、焦虑不安、打哈欠、流涕2小时入院。体查发现双上肢有很多针孔瘢痕，患者承认有吸毒史。患者目前的情况最可能是_____。
A．急性中毒 B．戒断状态 C．慢性中毒
D．药物所致快感 E．精神依赖

2. 某男,52岁,因阿片类物质过量使用导致昏迷入院。下列不属于阿片类物质中毒表现的是_____。
   A. 针尖样瞳孔 B. 昏迷 C. 呼吸抑制
   D. 肌肉松弛 E. 双侧瞳孔大小不等

3. 某女,51岁。因睡眠不好服用地西泮3个月,开始服药后睡眠情况改善,但逐渐效果欠佳,因此患者逐渐加大剂量,最大量达到每天12片,一旦减药或停药,患者出现睡眠差、心慌、烦躁不安。对该患者最适当的处理是_____。
   A. 继续服药,不用处理 B. 加用其他镇静催眠药物 C. 递减药物
   D. 加大药物剂量 E. 马上停止服药

【A₃型题】

【1~2题共用题干】某男,53岁。长期饮酒,每天饮高度数白酒400~500 g,大量吸烟,30~40支/天,清早起床就开始饮酒,一旦间隔一段时间不饮酒就出现烦躁,出汗,双手发抖。每天进食不多,体型消瘦。

1. 该患者最可能的诊断是_____。
   A. 酒精依赖 B. 焦虑症 C. 精神分裂症
   D. 抑郁症 E. 神经性厌食

2. 对该患者的治疗措施不包括_____。
   A. 逐渐停止饮酒 B. 使用苯二氮䓬类药物 C. 心理治疗
   D. 美沙酮替代治疗 E. 对症支持疗法

【3~4题共用题干】某男,21岁,兴奋异常,胡言乱语,说有人一直在辱骂他,并且要杀他,行为冲动6个小时入院。仔细追问病史,患者6小时前和朋友一起在歌厅唱歌时服用冰毒,具体剂量不详,服用后不久开始出现症状。患者既往没有类似发作,但经常服用此类物质超过半年。

3. 对该患者的诊断首先要考虑_____。
   A. 躁狂发作 B. 精神分裂症 C. 苯丙胺中毒
   D. 癔症 E. 焦虑症

4. 该患者一旦停止使用冰毒,最常出现的症状是_____。
   A. 抑郁 B. 精神症状 C. 癫痫发作
   D. 腹泻、腹痛 E. 全身骨骼、肌肉疼痛

第七章

【A₁型题】

1. 首次将"精神分裂症"这一术语引入精神病学的是_____。
   A. Bleuler B. Emil Kraepelin C. Sigmund Freud
   D. Hippocrates E. Pinel

2. 精神分裂症药物治疗应系统规范,强调治疗要_____。

A．早期、少量、短疗程　　　B．早期、足量、足疗程　　　C．早期、大量、长疗程

D．短期、足量、足疗程　　　E．短期、大量、长疗程

3. 木僵患者出现_____时,可有"空气枕头"的表现。

A．幻觉　　　　　　　　　B．妄想　　　　　　　　　C．违拗

D．蜡样屈曲　　　　　　　E．紧张综合征

4. 精神分裂症患者的主导症状是_____。

A．意识障碍　　B．情感障碍　　C．思维障碍　　D．行为障碍　　E．意志障碍

5. 关于精神分裂症的预后,下述错误的是_____。

A．病前性格外向者预后较好　　　　B．发病年龄越晚者预后越好

C．单纯型预后较好　　　　　　　　D．起病急性者预后较好

E．病程越长者预后越差

【A₂型题】

1. 患者,男性,35岁,诊断为精神分裂症。近2个月来耳边老是有声音重复自己的思想,只要自己一想到什么,耳朵里的声音就会重复什么,该患者最有可能出现的症状是_____。

A．命令性幻听　　　　　　B．思维云集　　　　　　　C．被害妄想

D．思维鸣响　　　　　　　E．被动体验

2. 患者,女性,28岁,诊断为精神分裂症。近半年来语量减少,缺乏自主言语,回答问题时异常简短,很少加以发挥。考虑该患者出现的症状是_____。

A．认知障碍　　B．意志减退　　C．思维贫乏　　D．情感淡漠　　E．社交缺乏

3. 患者,男性,42岁,诊断为精神分裂症。近3周来老是听见有人骂他的声音,故非常激惹,常常谩骂身边的人,甚至有伤人、毁物的行为出现。针对该患者,下述护理措施中错误的是_____。

A．安置在重点病室　　　　　　　　B．24小时在护理人员的视线范围内活动

C．必要时行保护性约束　　　　　　D．及时清除病房里的危险物品

E．满足患者的一切需求,避免其激惹

4. 患者,女性,30岁,诊断为精神分裂症。入院后情绪比较低落,孤僻离群,近1周来总是失眠,入睡困难。针对该患者,下述健康宣教中正确的是_____。

A．睡前忌用一切药物　　　　　　　B．睡前不喝任何饮料

C．睡前多与患者聊天　　　　　　　D．睡前不看刺激性电视

E．睡前增加运动

【A₃型题】

【1~3题共用题干】患者,男性,16岁,中学生。近1月来,常常独自外跑,去向不明;多次在家砸东西,不听劝说;言语零乱,时哭时笑,情绪紊乱,幻觉妄想丰富。诊断为精神分裂症而收治入院。

1. 该患者应属于_____。

A．偏执型　　B．单纯型　　C．青春型　　D．紧张型　　E．未分化型

2. 对于该患者,目前最佳的治疗方案是_____。
   A．药物治疗　　　　　　B．心理治疗　　　　　　C．认知行为治疗
   D．电抽搐治疗　　　　　E．康复治疗
3. 下列护理措施中,不妥的是_____。
   A．关心和了解患者的需求　　　　B．创造良好的治疗环境
   C．限制家属探视,避免激惹患者　　D．建立良好的护患关系
   E．密切观察药物的不良反应

第八章

【A_1 型题】

1. 抑郁状态常见的思维内容障碍是_____。
   A．关系妄想　　B．强迫思维　　C．罪恶妄想　　D．超价观念　　E．钟情妄想
2. 有关躁狂症的临床表现,下列正确的是_____。
   A．躁狂症患者没有幻觉、妄想和思维散漫
   B．躁狂症患者都有幻觉、妄想和思维散漫
   C．躁狂症患者可以有幻觉、妄想和思维散漫,但不随情感症状的好转而消失
   D．躁狂症患者可以有幻觉、妄想和思维散漫,但随着情感症状的好转而消失
   E．躁狂症患者不会有被害妄想
3. 躁狂症的睡眠障碍特点是_____。
   A．入睡困难　　　　　　B．多梦　　　　　　C．睡眠需要减少
   D．早醒　　　　　　　　E．睡眠过多
4. 躁狂发作最多见的注意障碍是_____。
   A．注意散漫　　B．注意增强　　C．注意狭窄　　D．注意转移　　E．注意减弱
5. 抑郁症睡眠障碍的特点是_____。
   A．入睡困难　　B．易惊醒　　　C．早醒　　　　D．梦多　　　　E．睡眠过多
6. 有严重消极自杀企图的抑郁症患者,最好采用_____。
   A．抗抑郁药　　B．抗精神病药　　C．抗躁狂药　　D．MECT　　E．安定类药

【A_2 型题】

1. 患者,男性,24岁。3周前无明显诱因出现兴奋话多,讲话滔滔不绝,精力充沛,早出晚归,自称"要做大生意";用钱挥霍,喜欢购物;爱管闲事,喜欢批评别人。因与人冲突,被家人送入医院。既往史无特殊,体检未发现异常。该患者最可能的诊断是_____。
   A．精神分裂症　　　　　B．躁狂症　　　　　　C．抑郁症
   D．神经症　　　　　　　E．环性心境障碍
2. 患者,女性,26岁,工人。自2个月前生1子,即开始总觉不痛快、情绪低落、话少、食欲缺乏、听到孩子哭就心烦、失眠伴头疼。对该患者首先考虑的诊断是_____。

A．躯体疾病所致精神障碍　　B．产生抑郁　　　　　　C．躯体形式障碍
D．神经衰弱　　　　　　　　E．精神分裂症

【A₃型题】

【1~2题共用题干】患者,男性,42岁,大学文化,已婚,工程师。近3个月来无明显诱因,自觉心情不好,脑子反应迟钝,勉强上班,但完不成任务,感觉自己没能力,没希望了,伴失眠早醒,食欲缺乏,在家人的劝说下到某医院门诊,服药不详,近10天突然表现话多,自觉心情特别愉悦,有使不完的劲,到处张罗事,夜里只睡1~2个小时,说不累,且易激动,和同事经常为一点小事争吵不休,家属考虑患者兴奋,睡眠不足,影响他人,遂劝说患者住院治疗。

1. 该患者最初的诊断是_____。
    A．心因性反应　　　　　B．心境障碍　　　　　　C．应激相关障碍
    D．精神分裂症　　　　　E．抑郁发作

2. 患者当前的精神状态属下列诊断中的_____。
    A．躁狂发作　　B．抑郁复发　　C．缓解状态　　D．癔症发作　　E．焦虑状态

【3~6题共用题干】患者,女性,30岁,工人。近2个月来出现情绪低落,对什么都没有兴趣,话少,感疲乏无力,不愿上班,在家多卧床,不思饮食,失眠,早醒。有时说自己得绝症了,活着没意思;有时又心烦,发脾气。

3. 对该患者首先考虑的诊断是_____。
    A．躯体疾病所致抑郁焦虑　　B．抑郁发作　　　　　　C．广泛性焦虑障碍
    D．偏执型精神分裂症　　　　E．精神分裂症

4. 对该患者首选的治疗是_____。
    A．氟西汀　　B．曲唑酮　　C．丁螺环酮　　D．齐拉西酮　　E．氯丙嗪

5. 该患者发生自杀、自伤最可能的时期是_____。
    A．疾病严重期　　　　　B．症状完全消除　　　　C．症状减轻时
    D．出院前期　　　　　　E．以上都不是

6. 如患者实施MECT,治疗前护士应做的准备是_____。
    A．为患者测量血糖
    B．服用当日的治疗药
    C．协助患者进食
    D．对极度紧张和恐惧的患者给予心理安慰
    E．以上都不是

第九章

【A₁型题】

1. 神经症性障碍性疼痛以_____部位最为常见。
    A．腰背部　　B．胸部　　C．头颈部　　D．四肢　　E．上腹部

2. 分离(转换)性障碍患者的性格特点是_____。
   A．固执　　　　　　　B．孤僻　　　　　　　C．敏感
   D．富于幻想　　　　　E．胆小怕事
3. 关于焦虑症,不正确的说法是_____。
   A．临床分为广泛性焦虑和惊恐发作
   B．对实际存在的威胁产生紧张、焦虑、恐慌
   C．紧张、焦虑、恐慌的程度与现实情况不相称
   D．常伴有自主神经功能紊乱症状和运动不安
   E．是对尚未发生的危险感到经常性的担心、害怕
4. 恐怖症中最常见的是_____。
   A．场所恐怖症　　　　B．单纯恐怖症　　　　C．社交恐怖症
   D．强迫性恐怖症　　　E．以上均不对
5. 关于惊恐发作正确的说法是_____。
   A．属于恐怖症　　　　　　　B．属于焦虑症
   C．属于广泛性焦虑　　　　　D．属于躯体疾病所致精神障碍
   E．以上都不对

【A₂型题】

1. 患者,女性,19岁,学生。近1年来经常脑内反复思考问题。如做数学题时,反复核对答案,明知不需要这样做,但又无法控制。该患者最可能的诊断是_____。
   A．神经衰弱　　B．焦虑症　　C．癔症　　D．强迫症　　E．恐怖症
2. 患者,男性,33岁。两天前突然收拾衣服从家出发,第2天发现自己已到离家不远的另一城镇,自己也不知道是怎么来的。此人可能出现的是_____。
   A．分离性遗忘　　　　B．分离性漫游症　　　C．癔症性精神病
   D．分离性恍惚状态　　E．分离性身份障碍
3. 患者,女性,32岁,初小文化,已婚。2年前行绝育术,手术顺利;但在术中,患者回忆说听到医生说了一句"夹断了"的话。之后即感到全身无力,出现双腿不能走路,曾经行针灸等治疗而有所好转,但某日听及另一医生说"半年不下床,好腿也会瘫的"后,病情又逐渐加重以至双腿不能活动。既往史、家族史及生长发育无特殊,病前性格争强好胜。神经系统检查未见深、浅反射异常,未引出病理征。实验室检查未见明显异常。该患者的诊断应考虑_____。
   A．多发性硬化　　　　　B．重症肌无力　　　　C．隐匿性抑郁症
   D．分离(转换)性障碍　　E．心因性精神障碍
4. 患者,女性,30岁,已婚,教师。10个月前行诊断性刮宫,术后有阴道出血。当听到同事说有癌症的可能时,感到紧张、心慌、气促。之后反复出现紧张、烦躁、坐立不安、心悸、气急、怕疯、怕死,且间歇期逐渐缩短。家族史、既往史、体检、实验室检查无特殊。病前性格多疑多虑、易急躁。自知力存在。该患者最可能的诊断是_____。
   A．强迫症　　　　　　B．焦虑症　　　　　　C．恐惧症
   D．疑病症　　　　　　E．心因性精神障碍

5. 患者,女性,14岁,中学生。外出旅游,夜间出室外解便时突感恐惧紧张,跑步回室途中不慎跌倒,双手着地,站立起来时发现双目失明。此后,不敢单独在家与出行。该患者最可能的诊断是_____。
    A. 恐怖性神经症性障碍　　B. 焦虑性神经症性障碍　　C. 疑病性神经症性障碍
    D. 分离(转换)障碍　　　　E. 双目外伤失明

【A₃型题】

【1~2题共用题干】王女士告诉护士,在她离家之前,她必须反复检查所有的灯26次,以确定它们已经关闭。她知道她的行为毫无意义,但她不能够停止。由于每次与朋友约会她都要晚到很长时间,朋友们已经厌烦了,所以她难以继续与朋友保持会面。为此,她一直感到忐忑不安。

1. 该患者最适宜的护理诊断是_____。
    A. 恐惧　　　　　　　B. 分散性活动缺乏　　C. 社交隔离
    D. 活动无耐力　　　　E. 焦虑

2. 当护士观察到患者处于仪式性行为时,护士采取的最佳行为是_____。
    A. 隔离患者以免干扰其他人
    B. 密切观察患者行为的显著反应
    C. 提醒患者希望她能够控制自己的行为
    D. 中止患者的仪式性行为
    E. 使患者继续完成以避免产生激越行为

【3~5题共用题干】患者,男性,45岁,经理。送来急诊,自述半小时前突然感到气紧、胸闷、心悸、头晕、出汗,认为生命垂危,要求紧急处理。近1个月来这种情况发生过3次,每次持续0.5~1小时,发病间隙期一切正常,发病与饮食无明显关系。

3. 该患者最可能的诊断是_____。
    A. 癔症发作　　　　　B. 低钾血症　　　　　C. 惊恐发作
    D. 心肌梗死　　　　　E. 内脏性癫痫

4. 有助于鉴别诊断的项目是_____。
    A. 心电图检查　　　　B. 脑电图检查　　　　C. 心肌酶谱
    D. 脑CT检查　　　　　E. 以上都是

5. 该患者最适宜的急诊处理是_____。
    A. 输入葡萄糖　　　　B. 输入氧气　　　　　C. 暗示治疗
    D. 给予抗癫痫药　　　E. 注射地西泮(安定)

【6~8题共同题干】患者,女性,35岁。近半年因焦虑障碍间断服用地西泮类药物,目前症状改善。

6. 目前对该患者不适宜的护理措施是_____。
    A. 告知患者遵医嘱服药,定期门诊随访
    B. 为了避免药物的不良反应,症状好转即可停药
    C. 让患者做些力所能及的或感兴趣的事情,转移患者的注意力,减低焦虑的程度
    D. 指导患者学会应对应激、应激反应和引起应激的情境
    E. 告知患者药物的剂量、预期疗效和不良反应

7. 为防症状反跳,停药过程不应短于_____。
   A．6周　　　　B．2周　　　　C．4周　　　　D．8周　　　　E．12周
8. 该患者如果长时间服用地西泮类药物,最常见的不良反应是_____。
   A．反应慢　　　B．成瘾性　　　C．嗜睡　　　D．头晕　　　E．记忆下降

【9～10题共同题干】患者,女性,32岁,初中文化,已婚。绝育手术后感双下肢无力,不能行走2年。入院后神经系统检查无定位体征。

9. 该患者最可能的诊断是_____。
   A．情感性精神病　　　B．分离(转换)性障碍　　　C．抑郁症
   D．周围神经疾病　　　E．脑器质性精神障碍
10. 该患者的治疗应首选_____。
    A．心理治疗　　　　B．抗焦虑药物治疗　　　C．抗抑郁药物治疗
    D．支持治疗　　　　E．神经营养药物治疗

第十章

【A₁型题】

1. 下列不是急性应激状态下的情绪特征的是_____。
   A．情绪不稳,易激惹　　　B．表情茫然　　　C．激情发作
   D．焦虑不安,慌张恐惧　　E．情感淡漠
2. 急性应激障碍的病程一般不超过_____。
   A．1周　　　　B．2周　　　　C．3周　　　　D．1个月　　　E．3个月
3. 适应障碍在应激源消失后症状一般不应持续超过_____。
   A．1个月　　　B．3个月　　　C．6个月　　　D．1年　　　E．2年
4. 下列不是急性心因性反应临床特点的是_____。
   A．不同程度的意识障碍　　B．强烈的情感体验　　　C．偶见妄想
   D．暗示性强　　　　　　　E．自主神经功能紊乱
5. 下列不是创伤后应激障碍核心症状的是_____。
   A．意识障碍　　　　B．警觉性增高症状　　　C．短暂"重演"性表现
   D．回避症状　　　　E．闯入性梦魇

【A₂型题】

1. 一位患者半年前因为亲眼目睹了母亲和姐姐被洪水卷走,后经常出现入睡困难和易醒,听到一些类似的事情就出现惊跳反应,这是_____的表现。
   A．谵妄状态　　　　B．闪回症状　　　　C．警觉性增高
   D．麻木表现　　　　E．兴奋状态
2. 一位患者因丈夫突然遭遇车祸,经医院抢救无效而死亡,患者当时表现表情木然,对丈夫的死感觉无动于衷,对亲人也不认识,对外界刺激毫无反应,此患者发生了_____。

  A．严重的抑郁状态   B．情感倒错   C．急性应激障碍
  D．创伤后应激障碍   E．适应障碍

3. 陈某，15岁，因为父母离异后开始逃学，不愿与其他同学一起上课，平时在家也不注意个人卫生，生活无规律，由其奶奶送入医院，并告知近来经常吸吮手指，夜间有尿床现象。该患者存在_____。

  A．焦虑型适应障碍   B．抑郁型适应障碍   C．品行障碍型适应障碍
  D．行为退缩型适应障碍   E．混合型适应障碍

【A_3型题】

【1～2题共用题干】患者，女性，52岁，小学教师，大专文化。2天前，其儿子在回家的路上遭车祸死亡。当晚，患者获知噩耗后，在儿子尸体旁当即晕厥。数分钟后醒来，出现言语不连贯，意识清晰度下降，不认识亲人，拒绝承认尸体是自己的孩子。给服镇静剂后，方安静下来。第2天醒来后，出现情绪波动明显，时常嚎啕大哭，反复责备自己，容易被激怒。

1. 该患者目前的疾病诊断是_____。

  A．精神分裂症   B．抑郁障碍   C．急性应激障碍
  D．创伤后应激障碍   E．适应障碍

2. 下列不属于该患者出现的症状是_____。

  A．意识障碍   B．自责表现   C．易激惹
  D．被害妄想   E．抑郁症状

【3～4题共用题干】蔡某，女，46岁。3个月前，因自家房屋拆建，请邻居帮忙时，亲眼看到邻居因为操作不当，从3楼掉下，经抢救无效死亡。经过两家人的协商，最终由蔡某家赔偿35万元给死者家属而了结。此事发生后，患者始终不能释怀，夜间经常做噩梦看到邻居从房顶掉下的场景，吓得从梦中跳起，醒后发现自己心跳加快，大汗淋漓，并有全身发抖现象。平时只要有一点声响就会出现惊跳，白天精神恍惚，做事无头绪，心里十分痛苦。

3. 下列不属于创伤后应激障碍核心症状的是_____。

  A．意识障碍   B．反复重演症状   C．回避性症状
  D．梦魇   E．警觉性增高症状

4. 该患者睡梦中经常看到3年前邻居从自家房屋3楼掉下的场景属于创伤后应激障碍临床表现中的_____。

  A．意识障碍   B．闯入性症状   C．回避性症状
  D．退缩症状   E．警觉性增高症状

【5～6题共用题干】患者刘某，女，33岁。去年10月份，因感情问题与丈夫离婚，儿子由前夫抚养。半年前因探望儿子时被前夫赶了出来，后一直闷闷不乐，自己觉得很窝囊，感觉他人都看不起自己。时有哭泣，感到很后悔，有时怨天尤人，对生活失去信心，请假休息在家，不愿上班也不愿与外界接触，但尚能料理家务。对家人态度冷淡，容易生气，存在消极言语。入院诊断：适应障碍抑郁型。

5. 对该患者首先的治疗措施是_____。

  A．药物治疗   B．心理治疗   C．环境治疗
  D．电休克治疗   E．药物＋电休克治疗

6. 目前对该患者最主要的护理诊断是_____。
  A．个人应对无效 B．睡眠障碍 C．有营养失调的风险
  D．有暴力行为的风险 E．感知改变

第十一章

【A_1 型题】

1. 非器质性睡眠障碍不包括_____。
  A．适应性失眠 B．矛盾性失眠 C．白天过度睡眠
  D．心理生理性失眠 E．其他疾病引起的失眠

2. 失眠可引起_____。
  A．糖尿病 B．高血压 C．冠心病 D．焦虑、抑郁 E．精神分裂症

3. 下列不适合失眠者的健康宣教是_____。
  A．有规律的起床 B．保证夜间睡眠时间
  C．控制在床上的时间 D．控制过度的烟、茶和咖啡
  E．白天有睡意时睡一会儿觉

4. 神经性厌食的临床核心症状是_____。
  A．体重减轻 10% 以上 B．病理性怕胖和对体像的过度关注
  C．内分泌紊乱 D．消瘦
  E．情感障碍

5. 患者,女性,17 岁。近半年来出现情绪不稳,焦虑,常发脾气,一次可进食汉堡 8 只,米饭 2 碗,冰激凌 6 支,进食后感腹胀痛、恐惧,即到卫生间自行诱发呕吐,该患者最可能的诊断是_____。
  A．焦虑症 B．精神分裂症 C．神经性厌食 D．神经性贪食 E．人格障碍

6. 进食障碍的共同特点是_____。
  A．均有发作性暴食行为 B．均以器质性病变为基础 C．均有体重明显下降
  D．均对治疗欠合作 E．进食行为异常

【A_2 型题】

1. 患者,女性,20 岁,白天总是竭力维持醒觉状态,但无能为力,在进餐、走路时也能入睡。该患者的症状是_____。
  A．猝倒症 B．嗜睡症 C．睡眠瘫痪
  D．发作性睡病 E．睡梦中呼吸停止

2. 患者,男性,35 岁,因工作压力大,近 2 月出现入睡困难、多梦、早醒,醒后疲乏,白天思睡,晚上焦虑紧张,担心睡不着。该患者可能的诊断是_____。
  A．失眠症 B．睡行症 C．嗜睡症
  D．抑郁症 E．醒觉与睡眠节律障碍

3. 患者,女性,16岁,学生。因被别人嘲笑是"胖猪"而开始节食,最初不食肉类食品,后拒食米饭和面食,最近只喝水果汁,体重下降至35 kg,经常感冒发烧,月经停止,因极度虚弱而被家长送入院。对该患者应最先采取的护理措施是_____。
   A．将患者安排在隔离病房卧床休息
   B．心理治疗
   C．指导和监督患者进食,必要时通过鼻饲或静脉补充
   D．安排舒适的病房环境
   E．输氧

4. 患者,男性,25岁,未婚。失眠近1年,自服了很多药,但症状都未好转,经检查,未发现器质性问题,最近1月病情又加重,因每天担心失眠睡不着,开始对床铺恐惧。护士评估患者病情时,应最先评估的是_____。
   A．引起失眠的主要原因   B．既往健康状况
   C．对失眠恐惧的程度   D．失眠时的伴随症状
   E．服用何种药物

【A₃型题】

【1~3题共用题干】患者,女性,16岁。1年前因过分担心发胖而开始节食,且饭后常自我催吐,最近每天只进食1个苹果,体重明显下降,月经停止。体重33 kg,虽已明显消瘦但仍认为自己太胖。

1. 该患者最主要的护理诊断是_____。
   A．有受伤的风险   B．活动无耐力   C．体液不足
   D．焦虑   E．营养失调:低于机体需要量

2. 对该患者进行饮食护理时,恰当的措施是_____。
   A．督促患者每餐按量进食流质
   B．督促患者每餐进食普食,否则施以惩罚性措施
   C．帮助患者制订进食计划,要求患者执行
   D．与患者共同制订进食计划,督导患者自觉按计划执行
   E．与患者共同制订进食计划,督导患者执行,达到目标体重给予奖励

3. 该患者总是对护士说"我太胖,太难看了"。针对患者的这一问题护士应首先_____。
   A．指导家属多关心患者
   B．稳定患者情绪
   C．帮助患者树立正确的审美观念
   D．告诉她她已经很瘦了
   E．指导患者养成正常的进食习惯

【4~5题共用题干】患者,女性,19岁。近半年来关注于自身体重,采取多种方法节食,导致体重明显减轻,比平均体重减轻15%以上。近3个月来闭经,体检可见严重营养不良。

4. 你认为该患者最可能患的疾病是_____。
   A．严重营养不良   B．人格障碍   C．神经性厌食
   D．原发性闭经   E．癔症

5. 对该患者最佳的治疗方案是_____。
   A．认知行为治疗＋躯体支持疗法＋抗抑郁剂
   B．输液或鼻饲补充营养
   C．心理治疗
   D．抗精神病药治疗
   E．精神分析

【6～8题共用题干】患者，女性，19岁，大学二年级学生。主诉反复发作的大量进食伴故意限食行为5个月入院。5个月以前患者与同学发生口角后出现进食量大增，进食速度非常快，常进食达到腹胀疼痛方结束进食。因担心发胖，在进食后常自行诱导呕吐。经常骗钱或偷钱购买食物。患者情绪易激动，焦虑不安，近期有过想死的念头，发生过1次自杀未遂行为。门诊检查未见有躯体异常。

6. 对该患者的干预首先应是_____。
   A．改变环境   B．住院采用综合治疗措施   C．说服解释
   D．门诊治疗和随访   E．不必干预

7. 该患者的诊断是_____。
   A．神经性厌食   B．精神分裂症   C．神经性贪食
   D．抑郁症   E．神经性呕吐

8. 该类患者常有下面_____疾病的既往史。
   A．神经性厌食   B．焦虑症   C．抑郁症
   D．神经性呕吐   E．精神分裂症

【9～10题共用题干】患者，女性，57岁。失眠10多年，经常处于入睡困难的状态，晚上躺下以后，无法入睡，即使入睡往往也只能睡两三个小时，或者睡着了以后有一点动静就会醒，整夜不停地做梦，似睡非睡，睡眠质量差。最严重的时候整夜不能入睡。白天容易疲劳，浑身没劲，头昏昏沉沉。

9. 该患者可能的诊断是_____。
   A．睡眠—觉醒节律障碍   B．嗜睡症   C．失眠症
   D．睡行症   E．夜惊

10. 该患者最主要的护理诊断是_____。
    A．睡眠型态紊乱   B．活动无耐力   C．体液不足
    D．焦虑   E．有受伤的危险

第十二章

【A₁型题】

1. 人格或个性取决于下列情况中的_____。
   A．先天的生理特征及后天的生活环境   B．先天决定
   C．后天习得   D．环境影响
   E．童年的生活经历

2. 下列人格障碍的共同特征不包括_____。
   A．人格显著偏离正常   B．没有明显的起病时间
   C．主要表现为情感和行为的异常   D．多数患者对自身人格缺陷有自知之明
   E．心理治疗效果欠佳
3. 猜疑与过于敏感主要见于_____。
   A．强迫型人格障碍   B．分裂样人格障碍   C．偏执型人格障碍
   D．边缘型人格障碍   E．冲动型人格障碍
4. 关于表演型人格障碍的特征,下列错误的是_____。
   A．感情用事,表情丰富但矫揉造作,爱发脾气
   B．暗示性强
   C．爱表现自己,行为夸张,做作,渴望被别人注意
   D．穷思竭虑,经常思考一些在旁人看来毫无意义的事情
   E．卖弄风情,喜爱挑逗,给人以轻浮的感觉
5. 关于人格障碍临床表现的描述,下列错误的是_____。
   A．社交紊乱型人格障碍:以行为不符合社会规范,经常违法乱纪,对人冷酷无情为特点
   B．强迫型人格障碍:以一贯感到紧张、提心吊胆、不安全感及自卑为特征
   C．分裂样人格障碍:以观念、行为和外貌服饰的奇特、情感冷漠及人际关系明显缺陷为特点
   D．表演型人格障碍:以过分的感情用事、夸张言行吸引他人注意为特点
   E．冲动型人格障碍:以情感爆发伴明显行为冲动为特征

【A₂ 型题】

1. 患者,男性,21 岁,初中文化。患者从小脾气暴躁,上学时经常欺负同学、不听老师和家长管教,学习成绩差,勉强毕业。小学 4、5 年级时开始出现小偷小摸行为,因违纪多次受到学校的警告。初中毕业后无所事事,最近 1 年常流连于各式网吧,因屡屡赖账和老板发生冲突,因打伤他人被刑事拘留。该患者可能属于下列情况中的_____。
   A．偏执型人格障碍   B．冲动型人格障碍   C．反社会型人格障碍
   D．分裂样人格障碍   E．焦虑型人格障碍
2. 患者,男性,30 岁。患者从小性格倔强,固执己见,易发脾气。25 岁结婚,婚后其妻在人工流产时,医生不经意说他的妻子宫颈口比较松弛,不像是第 1 胎。此后患者怀疑妻子婚前有作风问题,后来又不承认其妻所生的孩子是自己的。经常打骂妻子,不允许妻子与异性接触。患者自己知道对妻子的怀疑没有事实根据,孩子也是自己的,但就是控制不住自己的脾气,为此有懊悔情绪。该患者的表现最符合_____。
   A．边缘型人格障碍   B．冲动型人格障碍   C．分裂样人格障碍
   D．偏执型精神分裂症   E．偏执型人格障碍
3. 患者,男性,非常多疑,护士在与他说话时,他的目光四处巡视,不停地问护士这是什么意思,那是什么意思,对护士的动作、表情非常敏感,据此可判断该患者的表现是_____。
   A．古怪   B．高度警惕   C．刻板
   D．与现实扭曲   E．感情淡漠

4. 患者,女性,26岁,诊断为边缘型人格障碍。入院前曾先后15次试图割腕自杀。入院后护士与患者一起制订了一份《不自伤、不自杀协议书》,下列患者的回答中_____说明制订这项护理措施是有效的。
   A．"当我感觉焦虑时我尽量忍着"
   B．"当我焦虑时回到自己房间,闭门反思"
   C．"当我生气时要去找医生开药"
   D．"当我感觉焦虑到控制不了的时候,我会通知护士"
   E．"只要我保持愉快的心情,就再也不会出现焦虑"

5. 患者,男性,30岁。患者描述自幼很懂事,对自己要求极为严格,对一切都要求规整有序,结婚后甚至将抽屉贴上标签,按序分类存放物品,不允许丝毫错乱,对此其妻意见很大,为维持婚姻患者主动求医。该患者的诊断很可能是_____。
   A．表演型人格障碍　　　B．焦虑型人格障碍　　　C．分裂样人格障碍
   D．偏执型人格障碍　　　E．强迫型人格障碍

【A_3型题】

【1～2题共用题干】患者,男性,23岁,初中二年级文化。患者是其父母中年所得,对其溺爱纵容,上小学时常对同学、老师搞恶作剧。学习成绩差,经常扰乱课堂秩序,还经常与同学打架,在初二时被学校开除。在社会上经常偷盗、打群架,曾被劳动教养2年。

1. 该患者的临床表现最符合_____。
   A．表演型人格障碍　　　B．冲动型人格障碍　　　C．分裂样人格障碍
   D．偏执型人格障碍　　　E．反社会型人格障碍

2. 对该患者可采取的治疗方法,下列不正确的是_____。
   A．人格不可改变,没有治疗意义　　　B．少量抗精神病药物治疗
   C．进行教育和训练　　　　　　　　　D．帮助患者矫正不良习惯
   E．必要时开展家庭治疗

【3～4题共用题干】患者,男性,37岁,未婚,高校教师。患者28岁时从北方某高校调至南方某大学任教,因不满意岗位安排,在多次与校领导的谈话未果之后,遂对领导极端不满,不遵守单位的规章制度,声称是对现况的无声抗争。经常与同事们发生争吵,敏感多疑,只要听到有人议论他的情况就会与该人纠缠不休,报复心非常严重,曾发生雇佣他人伤害领导的事件。同时也常埋怨社会的不公平,辱骂国家领导人和现行制度。精神检查未发现精神病性症状,体格检查正常。

3. 在做诊断前此患者最需要完善的资料是_____。
   A．实验室检查　　B．脑电图检查　　C．个人史　　D．家族史　　E．量表检查

4. 护理人员护理该患者时,下列做法不妥的是_____。
   A．刚开始接触就应表明对患者错误观点和行为的否定态度
   B．与患者建立信任的护患关系,并与其交流情感
   C．与其他医务人员的说法保持一致
   D．鼓励患者积极主动地进行交友活动
   E．适时介绍其自身人格障碍的性质、特点、危害性及纠正方法

【5~6题共用题干】患者,女,19岁,在校大学生。同学反映患者喜欢与人聊天,但话题总是围绕周围同学的情感绯闻,内容浮浅。后来说有一个帅气的男生如何喜欢她,并有情敌与她争风吃醋,说到伤心处,趴在桌子上呜呜地哭,等别人来劝。容不得别人批评,即使是善意的和很婉转地表达,也不能接受。在大家都疏远她的时候,患者在上课间隙当众用小刀划伤自己的手腕。

5. 该患者的表现最可能是下列人格障碍中的_____。

　　A．偏执型人格障碍　　　　B．冲动型人格障碍
　　C．分裂样人格障碍　　　　D．表演型人格障碍
　　E．边缘型人格障碍

6. 对此患者的护理措施下列不妥的是_____。

　　A．与患者沟通时要求她语言尽量简短而理性
　　B．积极回应与迎合患者的诉求
　　C．当患者出现过分的情绪渲染时,应进行打断
　　D．预防患者出现自伤、自杀行为
　　E．帮助患者了解自己人格中的缺陷

【7~8题共用题干】患者,女性,22岁,诊断为边缘型人格障碍。患者近2年来,夜间失眠,觉得没人喜欢自己,时常感到生活非常艰辛与无奈。曾多次割伤自己的手臂,称这样心里好受一些,此次入院前有用香烟烫自己身体的举动。

7. 入院初期最适用于患者的护理诊断是_____。

　　A．皮肤完整性受损　　　　B．不合作
　　C．有暴力行为的风险(对自己)　　　　D．睡眠型态紊乱
　　E．社交孤立

8. 下述护理措施不当的是_____。

　　A．必须全程实施封闭式管理
　　B．护士应主动关心患者,帮助其适应新环境
　　C．给予患者明确的日常生活和治疗安排
　　D．进行一对一的护理访谈以增强患者的认同感和自尊感
　　E．应留意患者出现自伤、自杀举动的先兆

第十三章

【A₁型题】

1. 关于ADHD的特点,下列描述错误的是_____。

　　A．部分患儿存在明显注意力集中困难
　　B．与遗传因素有关
　　C．多有神经系统发育不成熟
　　D．女孩多于男孩
　　E．预后较好

2. 针对ADHD患儿存在精细协调动作笨拙的特点,护理上应注意_____。
   A．病室中的物品应简化防损伤
   B．防范患儿冲动行为
   C．组织患儿参加一些需要精力的活动
   D．家属会客尽量多带些所需物品
   E．与患儿建立良好的护患关系

3. 关于孤独症的描述下列不正确的是_____。
   A．孤独症患儿大部分存在智能障碍
   B．遗传因素在孤独症的发病中起重要的作用
   C．对于孤独症的治疗干预,教育训练和行为矫正是极其重要的一环
   D．孤独症在婴儿期即可进行诊断
   E．孤独症患儿存在社会交往能力障碍

4. 关于儿童分离性焦虑障碍的描述,下列错误的是_____。
   A．可表现为惶恐不安、不愿离开父母、哭泣、辗转不宁,可伴食欲缺乏等
   B．当与主要依恋之人分离时,如离家去上学时,反复出现躯体症状(头痛、恶心、呕吐等)
   C．儿童焦虑障碍可分为惊恐发作与广泛性焦虑症
   D．以心理治疗为主,严重患者可合并药物治疗
   E．治疗过程中,需进行家庭治疗,调整家庭关系

5. 对品行障碍患者的护理,下列不恰当的是_____。
   A．对于品行障碍患儿需态度温和,与患儿建立较为安全的关系
   B．品行障碍患儿往往有较为明显的家庭问题,因此需进行家庭治疗
   C．品行障碍患儿存在道德问题,因此需进行严格的训诫
   D．对于患儿需采取接纳理解的态度,循循善诱,逐渐获得患儿的信任,而不能采取排斥的态度
   E．对儿童的父母进行一定的教育,指导其与患儿有良好互动

【A₂型题】

1. 患儿,男性,9岁。在幼儿期就表现不安宁,过分哭闹,活动增多;长大入学后,上课不能安静听课,小动作多,好招惹他人,下课后如脱缰的野马,不顾危险地攀高或与别人打斗等。此患儿的可能诊断是_____。
   A．儿童情绪障碍   B．青少年品行障碍   C．精神发育迟滞
   D．ADHD   E．儿童孤独症

2. 4岁的君君一直不合群,奶奶带他到公园里玩的时候,他总是一个人玩耍,不加入其他小朋友。君君在家里的时候也很孤僻,和爷爷、奶奶、父母都不亲近。妈妈要亲他的时候,他还会把头扭过去,显出很不耐烦的样子。有时需要一样玩具,君君只会把手伸向他要的东西,而不会去和父母要。君君的爱好就是看广告,只要有广告就会一直看下去,对其他小朋友玩的玩具没有什么兴趣。下列对于君君症状的描述,错误的是_____。
   A．社交功能障碍   B．语言交流障碍   C．言语功能障碍
   D．情绪低落   E．兴趣狭窄

3. 小敏是个10岁的女孩,1个月前小敏在学校遇到不良少年的欺负,对其动手动脚,小敏很害怕,因而从此后一提起上学就哭,不敢再去上学,担心再次受到欺负。下列对小敏的问题描述错误的是_____。
   A. 小敏为恐怖性焦虑障碍
   B. 创伤性事件是诱因
   C. 小敏不愿上学是一种回避现象
   D. 使用抗抑郁药物治疗,首选三环类
   E. 心理治疗对症状缓解有重要的作用,可使用支持性心理治疗及认知心理治疗等

4. 患者,女性,15岁,在学校经常逃课、抽烟、欺骗老师说父亲生病,与社会上的不良少年结交,混迹歌厅娱乐场所,还经常不归。父母已经离异多年,由父亲抚养,父亲对患儿不理不管,放任自流。下列说法错误的是_____。
   A. 患者存在对立违抗行为
   B. 家庭环境、教养与目前的病情有关联
   C. 患者为品行障碍
   D. 还需全面了解患者的学校环境,家庭成员对疾病的认知等
   E. 患者目前需要心理辅导及教育

【A₃型题】

【1~2共用题干】乐乐是一名4岁的男孩,从乐乐1岁开始,家长就发现乐乐说话比其他孩子晚,到现在都不能说出一句完整的句子。和家长之间也缺乏亲密的关系,对拥抱反感,也不能参与到其他小朋友的游戏之中。

1. 关于乐乐的病情描述,下列错误的是_____。
   A. 乐乐是孤独症患儿　　　　B. 乐乐存在言语交流障碍
   C. 乐乐应尽早接受孤独症训练　　D. 乐乐的训练应在小学之后开始
   E. 乐乐存在社会交往能力缺陷问题

2. 关于乐乐的护理方面,下列错误的是_____。
   A. 训练的重点在于改善患者的智能
   B. 训练的重点在于改善患者的社会交往能力
   C. 对于孤独症患儿的家庭,需要给予足够的支持
   D. 孤独症的训练必须在医护人员和家长的共同参与下进行
   E. 对于某些患儿不恰当的行为,可以实施行为矫正进行干预

【3~4共用题干】儿童病房收治一名品行障碍患者。男性,15岁,在校顶撞老师,在外结交不良少年,有偷窃行为,并有外出不归。

3. 对于患者的护理干预,下列错误的是_____。
   A. 病房环境的整洁舒适,建立良好的护患关系
   B. 对患者进行隔离和约束
   C. 需对患者父母进行心理支持和干预
   D. 对患者的不良行为进行干预
   E. 实施认知治疗调整患儿的错误认知

4．患儿在病房内与其他病友发生争吵行为,下列护理方式错误的是＿＿＿＿＿＿。
   A．了解患儿出现冲动攻击行为的诱因
   B．使用温和的态度与患儿进行交谈
   C．首先对患儿进行约束保护
   D．对患儿的病情进行再评估
   E．立即制止冲动行为

【5~6题共用题干】小李是一名12岁的男孩,据父母反映,小李在上小学前就比较好动,幼儿园老师反映其动个不停。上学后成绩一直不好,在课堂里注意力不集中,还喜欢和同学讲话,破坏课堂纪律。患儿与同学之间相处不好,也经常有冲突和小矛盾,还有打架。家庭作业经常不能及时完成,总是有各种小错误。

5．下列护理不是患儿目前护理重点的是＿＿＿＿＿＿。
   A．患儿多动冲动明显,注意活动环境的安全性
   B．需帮助患儿培养自律、自主能力及计划能力
   C．老师布置的作业必须及时完成,养成自律的习惯
   D．环境中减少可以引起患儿注意力分散的物品,以保证患儿的注意集中
   E．患儿不能完成的作业,可以允许分批完成

6．对于小李的治疗及护理干预,下列正确的是＿＿＿＿＿＿。
   A．可使用抗精神病药物以控制患者的冲动行为
   B．对其错误行为进行及时的惩罚
   C．小李目前的病情并非十分严重,不需要干预
   D．随着小李年龄的增加,ADHD的症状不会自行缓解,预后较差
   E．应综合干预与治疗

【7~8共用题干】金金是一名品学兼优的学生,正在上小学5年级,金金的父母对她要求很高,每次考试都要达到95分以上,如果上述成绩要求未达到,父母就会对她进行严厉地责备。父母总是对金金说:"我们做的一切都是为了你,你不能让我们失望。"最近一次,金金的英文考砸了,父母又对她语重心长地谈话,并要求金金承诺以后不再出现类似的错误。此后,金金在学校里变得很紧张,每次考试都害怕考得不好,后来干脆不愿上学,宁愿待在家中。

7．对于金金的问题,下列描述错误的是＿＿＿＿＿＿。
   A．金金目前存在恐怖性焦虑症状
   B．金金的父母对她的要求过于苛刻
   C．金金目前有抑郁症
   D．护理方面应减轻金金的心理负担,帮助其建立正确的认知
   E．需要对金金的父母进行一定的心理健康教育

8．金金最近几天不愿意上学,总是躲在家里面,对于目前的问题,下列合理的干预是＿＿＿＿＿＿。
   A．目前最需要进行药物治疗
   B．必须使用强力手段,让患儿回到学校
   C．需要对患儿进行支持和鼓励,缓解患儿的焦虑情绪
   D．应向金金讲明不上学的后果
   E．应立即住院治疗

第十四章

【A₁ 型题】

1. 精神疾病康复治疗的准则和方针是_____。
   A．功能训练　　　　　B．回归社会　　　　　C．提高社会适应能力
   D．全面康复　　　　　E．纠正病态表现
2. 下列不属于心理治疗原则的是_____。
   A．帮助患者自立的原则　　B．尊重患者的原则　　C．时间自由原则
   D．关系限定原则　　　　E．客观中立原则
3. 下列属于传统抗精神病药物的是_____。
   A．氟哌啶醇　　B．利培酮　　C．齐拉西酮　　D．奥氮平　　E．喹硫平
4. 精神分裂症患者的维持期治疗时间一般为_____。
   A．3～6月　　B．6～12月　　C．1～2年　　D．2～5年　　E．5～6年
5. 下列不是 MECT 治疗前患者准备工作的是_____。
   A．清洗头发　　　　　B．去除指甲油　　　　C．剪短头发
   D．排空小便　　　　　E．取下义齿
6. 下列不是 MECT 治疗常见不良反应的是_____。
   A．头痛　　B．呼吸道梗阻　　C．记忆障碍　　D．肌肉痛　　E．腹泻
7. 对于精神科药物的给药途径与方法，下列正确的是_____。
   A．对拒绝口服的患者应强行灌药
   B．对胃肠道刺激作用强的药物应在饭前服用
   C．对大脑有激动作用的药物最好在早上服用
   D．镇静作用强的药物应在中午服用
   E．一般尽量采取肌内注射给药
8. 使用锂盐发生中毒反应后首要的措施是_____。
   A．给予生理盐水　　　B．给予葡萄糖　　　　C．使用抗胆碱药物
   D．立即停止锂盐摄入　　E．多喝纯净水
9. 以下不属于行为疗法的是_____。
   A．森田疗法　　B．放松训练　　C．系统脱敏法　　D．厌恶疗法　　E．冲击疗法
10. 锥体外系不良反应可能出现的表现是_____。
    A．头晕　　　　　　B．心动过缓　　　　　C．过度镇静
    D．肌张力降低　　　E．迟发性运动障碍

【A₂ 型题】

1. 患者，女性，40岁，精神分裂症恢复期，目前每天下午进行康复治疗，今天的训练主题是贴信封，此训练属于_____。

A．日常生活技能训练 B．社会角色技能训练
C．社会技能的训练 D．工艺制作训练
E．简单作业训练

2. 患者，男性，20岁，抑郁症恢复期，心理治疗师指导患者读书，全心投入工作，目前的治疗可能是森田治疗的_____。
   A．第1期 B．第2期 C．第3期
   D．第4期 E．第5期

3. 下列属于MECT常见不良反应的是_____。
   A．口干 B．记忆障碍 C．骨折
   D．腹泻 E．便秘

4. 患者，女性，46岁，最近因与邻居争吵后出现焦虑、紧张、入睡困难等问题，故来院就诊，医生给予服用抗焦虑药，护士告知患者常见不良反应，以下不包括的是_____。
   A．腹泻 B．乏力 C．口干 D．视物模糊 E．困倦

5. 某精神分裂症患者，服用氯丙嗪治疗，某日晨患者起床时感觉眼前发黑，晕倒在床边，护士即测血压90/56 mmHg，医生判断为直立性低血压反应，以下处理错误的是_____。
   A．静脉滴注去甲肾上腺素 B．静脉滴注肾上腺素 C．平卧
   D．头低脚高位 E．松解领扣和裤带

【A_3型题】

【1～3题共用题干】患者，女性，22岁，诊断为抑郁症，遵医嘱行MECT。某日在父母的陪同下行MECT，治疗后患者在看护室休息，患者清醒后显得很焦虑，询问护士"我为什么在这里，谁送我过来的啊，我怎么想不起来"，显得紧张不安。

1. 通过与患者的接触，该患者治疗后发生的不良反应属于_____。
   A．抑郁 B．智能障碍 C．近事记忆障碍
   D．痴呆 E．急性谵妄

2. 该患者此时的主要护理问题是_____。
   A．焦虑 B．营养失调 C．思维过程障
   D．感知改变 E．自我防护功能改变

3. 对该患者有效的护理措施是_____。
   A．给予药物处理 B．立即带回家休息 C．服用葡萄糖水
   D．做好生活护理 E．给予安慰，做好解释工作

【4～6题共用题干】患者，男性，40岁，诊断为精神分裂症，入院时检查报告：心率80次/分，血压120/80 mmHg，白细胞计数6.0×10^9/L，给予抗精神病药口服。3周后检查报告：心率72次/分、血压118/80 mmHg，白细胞计数2.8×10^9/L。

4. 该患者可能服用的抗精神病药物是_____。
   A．氯丙嗪 B．氯氮平 C．利培酮 D．奥氮平 E．喹硫平

5. 该患者主要的护理问题是_____。
   A．有感染的风险 B．焦虑 C．不合作
   D．营养失调 E．生活自理缺陷

6. 对该患者的处理不正确的是_____。
   A．定期监测血常规　　　　B．停药或减少服药量　　　C．服用盐酸苯海索(安坦)
   D．保护性隔离　　　　　　E．抗感染治疗

第十五章

【A_1 型题】

1. 精神障碍患者家庭护理的作用包括以下几项,除外_____。
   A．巩固疗效　　　　　　　B．防止疾病复发　　　　　C．恢复社会功能
   D．减少精神障碍的患病率　E．提高生活质量

2. 下列不属于一级预防中护理工作内容的是_____。
   A．健康教育　　　　　　　B．咨询　　　　　　　　　C．联系会诊、转诊
   D．流行病学调查　　　　　E．对高危人群的干预

3. 下列不视为观察精神障碍病情变化重要指标的是_____。
   A．睡眠规律变化　　　　　B．情绪的变化　　　　　　C．自知力的变化
   D．食欲的改变　　　　　　E．精神症状复现

4. 下列不是社区慢性精神障碍患者主要问题的是_____。
   A．人际关系交往障碍　　　B．心理应变能力低下　　　C．社会角色缺失
   D．日常生活自理能力差　　E．精神障碍症状波动明显

5. 我国的社区精神卫生工作始于_____。
   A．1958 年　　B．1968 年　　C．1978 年　　D．1988 年　　E．1998 年

6. 关于精神障碍三级预防说法错误的是_____。
   A．减少精神障碍危险因素,预防精神障碍的发生为一级预防
   B．早发现、早诊断、早治疗,降低精神障碍危害为二级预防
   C．减少精神障碍残疾和社会功能损害为二级预防
   D．对精神障碍患者进行生活自理能力训练为三级预防
   E．社会适应能力和职业技能训练为三级预防

7. 精神障碍患者治疗依从性的好坏直接关系到治疗效果,家庭护理中患者擅自停药常见的原因包括以下几项,除外_____。
   A．自知力未完全恢复　　　B．服药后的不良反应　　　C．认为长期服药会中毒
   D．经济困难,购药不方便　E．影响食欲

8. 以下不属于第三级预防中护理工作内容的是_____。
   A．普及精神卫生法律知识
   B．出院患者的定期随访工作
   C．建立各种工娱治疗站、作业站、娱乐站,对患者进行各种康复训练
   D．定期进行精神障碍的流行病学调查
   E．关心和满足精神障碍患者的合理要求

思考题参考答案

新编精神科护理学

第一章

A_1 型题:
1. C 2. D 3. E 4. A 5. D 6. B
7. C

A_2 型题:
1. B 2. C 3. D 4. A 5. E 6. A
7. E 8. D

第二章

A_1 型题:
1. A 2. D 3. A 4. A 5. B 6. A
7. B 8. B 9. C 10. C 11. E 12. D
13. E 14. C 15. D 16. A 17. D
18. B 19. B 20. A

A_2 型题:
1. D 2. D 3. B 4. C 5. C 6. D
7. B 8. D

A_3 型题:
1. D 2. D 3. B 4. B 5. B 6. C
7. D 8. C

第三章

A_1 型题:
1. A 2. D 3. B 4. D 5. B 6. D
7. A 8. C 9. C 10. D 11. B 12. E
13. E 14. D 15. B 16. D 17. E
18. B 19. A 20. C

A_2 型题:
1. C 2. A 3. B 4. C 5. D 6. A
7. C

A_3 型题:
1. A 2. E

第四章

A_1 型题:
1. C 2. B 3. D 4. D

A_2 型题:
1. A 2. D 3. C 4. D

A_3 型题:
1. A 2. A 3. A 4. E 5. A 6. C
7. D 8. C 9. D

第五章

A_1 型题:
1. A 2. D 3. C 4. D 5. C 6. A
7. D 8. D 9. C 10. D
11. E 12. C 13. A 14. B

A_2 型题:
1. D 2. C 3. D 4. B 5. C 6. D

A_3 型题:
1. B 2. A 3. E 4. C 5. D 6. A
7. E 8. A 9. C 10. C 11. A 12. B
13. A

第六章

A_1 型题:
1. D 2. D 3. B 4. D 5. C

A_2 型题:
1. B 2. E 3. C

A_3 型题:
1. A 2. D 3. C 4. A

第七章

A_1 型题：
1. A 2. B 3. D 4. C 5. C
A_2 型题：
1. D 2. C 3. E 4. D
A_3 型题：
1. C 2. A 3. C

第八章

A_1 型题：
1. C 2. D 3. C 4. D 5. C 6. D
A_2 型题：
1. B 2. B
A_3 型题：
1. E 2. A 3. B 4. A 5. C 6. D

第九章

A_1 型题：
1. C 2. D 3. B 4. A 5. B
A_2 型题：
1. D 2. B 3. D 4. B 5. A
A_3 型题：
1. A 2. E 3. C 4. E 5. E 6. B
7. B 8. B 9. B 10. A

第十章

A_1 型题：
1. E 2. A 3. C 4. D 5. A
A_2 型题：
1. C 2. C 3. D
A_3 型题：
1. C 2. D 3. A 4. B 5. B 6. A

第十一章

A_1 型题：
1. E 2. D 3. E 4. B 5. D 6. E

A_2 型题：
1. D 2. A 3. C 4. A
A_3 型题：
1. E 2. E 3. C 4. C 5. A 6. B
7. C 8. A 9. C 10. A

第十二章

A_1 型题：
1. A 2. D 3. C 4. D 5. B
A_2 型题：
1. C 2. E 3. B 4. D 5. E
A_3 型题：
1. E 2. A 3. C 4. A 5. D 6. B
7. C 8. A

第十三章

A_1 型题：
1. D 2. A 3. D 4. C 5. C
A_2 型题：
1. D 2. D 3. D 4. A
A_3 型题：
1. D 2. A 3. B 4. C 5. C 6. E
7. C 8. C

第十四章

A_1 型题：
1. D 2. C 3. A 4. D 5. C 6. E
7. C 8. D 9. A 10. E
A_2 型题：
1. E 2. C 3. E 4. A 5. B
A_3 型题：
1. C 2. A 3. E 4. B 5. A 6. C

第十五章

A_1 型题：
1. D 2. C 3. D 4. E 5. A 6. C
7. E 8. D

参考文献

[1] 马风杰. 精神科护理学. 第2版. 北京:人民卫生出版社,2007
[2] 王金爱. 精神科护士手册. 北京:人民卫生出版社,2013
[3] 王祖承,方贻儒. 精神病学. 上海:上海科技教育出版社,2011
[4] 刘哲宁. 精神科护理学. 第3版. 北京:人民卫生出版社,2012
[5] 江开达. 精神病学. 第2版. 北京:人民卫生出版社,2010
[6] 李小麟. 精神科护理技术. 北京:人民卫生出版社,2011
[7] 李乐之. 精神科护理学. 北京:人民卫生出版社,2003
[8] 李凌江. 精神科护理学. 第2版. 北京:人民卫生出版社,2009
[9] 吴建红,梅红彬,张春娇. 现代精神障碍护理学. 上海:科学技术文献出版社,2010
[10] 沈渔邨. 精神病学. 第5版. 北京:人民卫生出版社,2009
[11] 张明园. 精神科手册. 上海:上海科学技术出版社,1999
[12] 季建林. 医学心理学. 第4版. 上海:复旦大学出版社,2005
[13] 赵爱平. 护患沟通指导. 北京:科学出版社,2011
[14] 郝伟,于欣. 精神病学. 第7版. 北京:人民卫生出版社,2013
[15] 郭延庆. 精神障碍护理学. 第2版. 长沙:湖南科学技术出版社,2009
[16] 曹新妹. 实用精神科护理. 第2版. 上海:上海科学技术出版社,2013
[17] 曹新妹. 精神科护理学. 北京:人民卫生出版社,2009
[18] 编写组. 精神卫生法. 北京:中国法制出版社,2013
[19] 赫伟. 精神病学. 第5版. 北京:人民卫生出版社,2004

图书在版编目(CIP)数据

新编精神科护理学/施忠英,陶凤瑛主编. —上海:复旦大学出版社,2015.2(2019.7重印)
(复旦卓越·医学职业教育教材)
ISBN 978-7-309-11143-9

Ⅰ.新… Ⅱ.①施…②陶… Ⅲ.精神病学-护理学-高等职业教育-教材 Ⅳ.R473.74

中国版本图书馆 CIP 数据核字(2014)第 287779 号

新编精神科护理学
施忠英 陶凤瑛 主编
责任编辑/肖 芬

复旦大学出版社有限公司出版发行
上海市国权路 579 号 邮编:200433
网址:fupnet@fudanpress.com http://www.fudanpress.com
门市零售:86-21-65642857 团体订购:86-21-65118853
外埠邮购:86-21-65109143 出版部电话:86-21-65642845
大丰市科星印刷有限责任公司

开本 787×1092 1/16 印张 18 字数 416 千
2019 年 7 月第 1 版第 5 次印刷

ISBN 978-7-309-11143-9/R·1422
定价:68.00 元

如有印装质量问题,请向复旦大学出版社有限公司出版部调换。
版权所有 侵权必究